Helmut Schaaf

Morbus Menière

Schwindel – Hörverlust – Tinnitus

Eine psychosomatisch orientierte Darstellung

5., überarbeitete und aktualisierte Auflage

Helmut Schaaf

Morbus Menière

Schwindel – Hörverlust – Tinnitus
Eine psychosomatisch orientierte
Darstellung

5., überarbeitete und aktualisierte Auflage
Mit 30 Abbildungen und 3 Tabellen

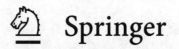

Dr. med. Helmut Schaaf
Psychosomatische Klinik Bad Arolsen
Tinnitus-Klinik
Große Allee 1–3
34454 Arolsen
www.drhschaaf.de

ISBN-10   3-540-36960-0
ISBN-13   978-3-540-36960-8

Springer Medizin Verlag Heidelberg

Bibliografische Information der Deutschen Bibliothek
Die Deutsche Bibliothek verzeichnet diese Publikation in der Deutschen Nationalbibliografie;
detaillierte bibliografische Daten sind im Internet über http://dnb.ddb.de abrufbar.

Dieses Werk ist urheberrechtlich geschützt. Die dadurch begründeten Rechte, insbesondere die der Übersetzung, des Nachdrucks, des Vortrags, der Entnahme von Abbildungen und Tabellen, der Funksendung, der Mikroverfilmung oder der Vervielfältigung auf anderen Wegen und der Speicherung in Datenverarbeitungsanlagen, bleiben, auch bei nur auszugsweiser Verwertung, vorbehalten. Eine Vervielfältigung dieses Werkes oder von Teilen dieses Werkes ist auch im Einzelfall nur in den Grenzen der gesetzlichen Bestimmungen des Urheberrechtsgesetzes der Bundesrepublik Deutschland vom 9. September 1965 in der jeweils geltenden Fassung zulässig. Sie ist grundsätzlich vergütungspflichtig. Zuwiderhandlungen unterliegen den Strafbestimmungen des Urheberrechtsgesetzes.

Springer Medizin Verlag

springer.com

© Springer Medizin Verlag Heidelberg 2007

Printed in Germany

Die Wiedergabe von Gebrauchsnamen, Handelsnamen, Warenbezeichnungen usw. in diesem Werk berechtigt auch ohne besondere Kennzeichnung nicht zu der Annahme, dass solche Namen im Sinne der Warenzeichen- und Markenschutz-Gesetzgebung als frei zu betrachten wären und daher von jedermann benutzt werden dürften.

Produkthaftung: Für Angaben über Dosierungsanweisungen und Applikationsformen kann vom Verlag keine Gewähr übernommen werden. Derartige Angaben müssen vom jeweiligen Anwender im Einzelfall anhand anderer Literaturstellen auf ihre Richtigkeit überprüft werden.

Planung: Renate Scheddin
Projektmanagement: Renate Schulz
Lektorat: Dr. Karen Strehlow, Berlin
Design: deblik Berlin
SPIN 11679868
Satz: medionet AG, Berlin
Druck: Stürtz AG, Würzburg
Gedruckt auf säurefreiem Papier   2126 – 5 4 3 2 1 0

Geleitwort zur 3. Auflage

Die Menière-Krankheit wird international zu den schwer behandelbaren Krankheiten gezählt. Dies liegt daran, dass ihre Ursachen auch heute noch nur unvollständig bekannt sind, der Verlauf sehr variabel sein kann und die einzelnen Stadien recht unterschiedliche Maßnahmen erfordern. Das Krankheitsbild ist durch Drehschwindelanfälle von wenigen Stunden Dauer charakterisiert, die mit einer einseitigen Innenohrschwerhörigkeit, Ohrgeräuschen und einem Druckgefühl in der Tiefe des Ohrs einhergehen. Es handelt sich um Funktionsstörungen des Innenohrs, wie der französische Ohrenarzt Prosper Menière 1861 als Erster angenommen hatte.

Dieses sehr nützliche Kompendium hat ein Arzt geschrieben, der selbst an der Menière-Krankheit und ihren Folgen leidet. Folglich schildert er allgemein verständlich und zugleich detailliert viele Facetten des Krankheitsbildes sowohl aus der Sicht des Patienten als auch aus der des behandelnden Arztes. Anatomische, physiologische und pathophysiologische Grundlagen werden abgehandelt. Besonders gründlich werden die psychosomatischen Aspekte dieses oft viele Jahre anhaltenden Krankheitsbildes dargestellt. Die wichtigsten klinischen Untersuchungsmethoden werden auch für den Laien in verständlicher Form detailliert beschrieben. Sonderformen und Differenzialdiagnosen werden kurz beleuchtet. Außerdem erhält der Leser nicht nur einen umfassenden Überblick über die aktuellen Therapieansätze, sondern er wird auch in einer sehr ausgewogenen und vernünftigen Weise über die Möglichkeiten zur Selbsthilfe aufgeklärt. Die unterschiedlichen Behandlungsmöglichkeiten werden kritisch dargestellt, aufgrund der eigenen ärztlichen Tätigkeit mit Schwerpunkt auf den konservativen und psychosomatischen Therapien.

Aus klinischer Erfahrung ist zu unterstreichen, dass dann, wenn die Drehschwindelanfälle durch konservative Maßnahmen nicht entscheidend beeinflusst werden können, eine stadienabhängige chirurgische Behandlung indiziert ist. Gerade in den späteren Stadien der Menière-Krankheit ist es die wichtigste Aufgabe des Arztes, bei weitgehender Schonung des Resthörvermögens, die Phase der unvermittelt auftretenden schweren Schwindelanfälle mit wenig belastenden operativen Eingriffen erheblich abzukürzen und damit die Lebensqualität der Patienten deutlich zu verbessern.

Dieses Büchlein sollte von jedem Arzt gelesen werden, der Menière-Patienten behandelt. Auch für gebildete Laien, die an der Menière-Krankheit leiden, kann die Lektüre ein großer Gewinn sein. Die teilweise subjektive Darstellung des Autors aufgrund seiner persönlichen Erfahrungen mit dieser Krankheit wird durch die engagierte Frische und differenzierte Schilderung um ein Vielfaches ausgeglichen. Letztlich bleibt, auf die zahlreich zitierten Anlaufstellen hinzuweisen und dem Leser eine äußerst bereichernde Lektüre zu wünschen.

Essen, im Februar 1998

Prof. Dr. med. K. Jahnke

Vorwort zur 5. Auflage

Die Menière-Erkrankung mit ihren meist unvorhersehbaren Schwindelanfällen kann Menschen an Leib und Seele durcheinander wirbeln. Wer sein Gleichgewicht, seine Orientierung im Raum verliert, verliert oft auch seine – bis dahin als selbstverständlich angenommene – Sicherheit und Zuversicht in Bestehendes.

Einige kommen danach trotzdem wieder »gut auf die Beine«, andere erleiden nur wenige Anfälle und viele können langfristig von den inzwischen möglichen Therapien profitieren, auch wenn sie oft nicht ohne Hör- und Gleichgewichtsfunktionsverluste bleiben. Manche Veränderungen können aber auch lange schmerzhafte Einschnitte nach sich ziehen.

Als ich 1987 begann, mich aus der eigenen Not heraus mit dem Morbus Menière zu beschäftigen, suchte ich weitestgehend vergeblich nach einem – für mich – brauchbaren Wissen, das mir Halt und Anknüpfungspunkte bei der für mich nur schwer durchschaubaren Erkrankung gab. Dabei fand ich damals sehr viel wissenschaftliche Literatur, aber wenig, das mir wirklich weiter half. Mir blieb in der Vielzahl der Einzelpublikationen der rote Faden nicht sichtbar, und so wendete ich mich wieder von dem Thema ab, da die Erkrankung zwischenzeitlich auch fast zur Ruhe kam.

Im Jahr 1993 kam dann »der Menière« so heftig über mich, dass mir gar keine andere Wahl mehr blieb, als das Thema, das ich mir – bewusst – nicht ausgesucht hatte, anzunehmen. So entstand in der Auseinandersetzung mit der Erkrankung bei erheblichen beruflichen Konsequenzen, die erste Auflage meines Buches über die Menière-Erkrankung, das damals noch den Untertitel »Krieg im Innenohr« trug.

Die Arbeit an diesem Buch hat mir geholfen, wenigstens auf der rationalen Ebene das Krankheitsbild und so auch einen Teil meines Schwindels besser zu verstehen. Darüber hinaus gab es 1985 keine allgemein zugängliche Darstellung in zusammenhängender Form, da selbst die wenigen wissenschaftlichen größeren Übersichten, wie etwa die von Morgenstern (1985) und Helms (1985), aus dem öffentlichen Zugriff in wenige medizinische Bibliotheken verschwunden waren.

Inzwischen erscheint mir persönlich nach über einem Jahrzehnt Arbeit in der psychosomatischen – und neurootologisch orientierten – Klinik Bad Arolsen vieles klarer. In der Volltagsbeschäftigung und im Dialog mit »Ohren- und Schwindelpatienten« habe ich einiges erfahren können. Dazu gehört die Entwicklung einer psychosomatischen Sichtweise und fachlich insbesondere die Beschäftigung mit endolymphatischen Prozessen – auch ohne Schwindel.

Auch allgemein hat sich diese Situation erfreulicherweise verändert. So gab es zwischenzeitlich auf dem wissenschaftlichen Sektor ein Buch von O. Michel (1998) zur Grundlagenforschung und zur HNO-ärztlichen Sicht der Dinge, das leider vergriffen ist und ohne erneute Firmenunterstützung nicht wieder aufgelegt wurde. Hingegen »frei« im Internet zugänglich ist seit 2005 ein Übersichtsartikel von L.E. Walther (2005), der – wenn auch deutlich konzentrierter – aus HNO-Sicht den M. Menière ausführlicher beleuchtet.

Darüber hinaus hat die Tinnitus-Liga das Thema Morbus Menière verstärkt und anhaltend aufgegriffen und die Selbsthilfegruppe K.I.M.M (Kommunikation und Information Morbus Menière) an Zuwachs gewonnen. Dadurch wird auch mehr in immer breiterer Form dargestellt, und Betroffene können sich – auch untereinander – verständigen. Auch in psychosomatischen Kliniken ist das Krankheitsbild des Morbus Menière nun keine große Unbekannte mehr.

Speziell in der Psychosomatischen Klinik Bad Arolsen konnten wir für inzwischen gut 600 Menière-Patienten ein Konzept anbieten, das nicht nur die rein medizinische Komponente des Erkrankungsbildes berücksichtigt, sondern auch die Auswirkungen auf Körper, Seele und Geist. Dies hat uns ermöglicht, mit den Patienten zu für sie lebbaren Bewältigungsversuchen zu kommen.

Hinzugekommen ist für mich eine intensive Beschäftigung mit den psychologischen und psychosomatischen Komponenten des Morbus Menière, die sich auch in dieser Neuauflage verstärkt wiederfindet. Dabei hat insbesondere der durch die Erkrankung mit ausgelöste seelische (reaktiv-psychogene) Dauerschwindel einen breiten Raum gefunden, zumal dieser meist gut behandelbar ist, und das ohne weitere Funktionsverluste, sondern im Gegenteil meist mit einem Zuwachs an eigener Kompetenz.

Der Ansatz des Buches bleibt, Betroffenen und ihren Mitmenschen allgemeinverständlich einen Einblick darüber zu geben, was an Grundlagen, Auswirkungen und Therapieversuchen dieser Krankheit bekannt ist. Darüber hinaus ist es mein Anliegen, dass hinter der Krankheit auch die vom Morbus Menière betroffenen Menschen sichtbar werden. Ihnen möchte ich Kriterien an die Hand geben, um das schwindelerregende Krankheitsbild für sich nachvollziehbar zu begreifen und mit dem, was trotz der Erkrankung auch noch möglich ist (!), strukturierter umgehen zu können.

Bedanken möchte ich mich weiter ganz herzlich bei allen, die mit dazu beigetragen haben, dass dieses Buch entstehen und weiter entwickelt werden konnte.

Die Grundlagen mit geschaffen hat noch in Köln Hanna Elskamp, der ich für die unschätzbare Unterstützung und Hilfe nicht nur bei der Entstehung des Buchprojektes weiter sehr danken möchte. Sie hat mit mir meine (bisher?) schlimmste Zeit mit der Erkrankung ausgehalten und getragen, was im erweiterten Sinne auch für Angelika Wuttke und Dr. Hans Helmut Brill aus meiner alten WG gilt. Ihnen bleibt mein herzlicher Dank ebenso wie Dr. Franjo Grothenhermen, einem alten Weggefährten, der das Manuskript der ersten Auflage durchgearbeitet hat.

Ohne die therapeutische Unterstützung von Irene Wielpütz aus Köln wäre das Buch so nie zustande gekommen, und die weiteren Auflagen wären möglicherweise noch in vielen psychologischen Anteilen ungeschrieben geblieben. Ihr und meinem psychotherapeutischen Ausbilder Dr. Volker Warnke aus Kiel verdanke ich viele Anstöße auch professioneller Art und die Hilfe bei der Strukturierung meines Schwindels. Damian Dölberg aus Eisenach hat mir dabei die Tür für psychiatrische Einblicke geöffnet.

Vorwort zur 5. Auflage

In Arolsen haben mir 1994 Dr. G. Hesse und M. Nelting in der Tinnitus-Klinik Bad Arolsen beruflich einen neuen Lebensabschnitt ermöglicht und mich in einer Zeit eingestellt, in der schon sehr viel Zuversicht nötig und wenig Sicherheit möglich war. Mit ermöglicht haben diese Chance meine Kollegen und Kolleginnen, auch ihnen einen herzlichen Dank.

Für die aktuelle Unterstützung und Begleitung bei der nun schon 5. Auflage möchte ich meiner Kollegin und Frau Hedwig Holtmann danken, die ich erst hier fernab von Köln und Berlin zusammen mit ihrer Tochter Jana Holtmann kennen lernen durfte.

Danken möchte ich aber auch den vielen hier unbenennbaren Menière-Betroffenen, die mir Rückmeldungen und Anregungen gegeben haben. Auf der »Institutionellen Selbsthilfe-Ebene« gilt dies für die Deutsche Tinnitus Liga und die K.I.M.M., auch ihnen vielen Dank.

Herrn Prof. Klaus Jahnke danke ich nicht nur für das Geleitwort, sondern auch für die kritische Durchsicht des Manuskripts zur 2. Auflage und für seine wertvollen Hinweise, die auch in dieser Auflage ihren Niederschlag gefunden haben. Gegen die Routine einer nun 5. Auflage hat Christiane Gerhard, die 2006 in Arolsen angefangen hat zu arbeiten, dieses Buch noch einmal mit »neuen Augen« gelesen und noch manche Anregungen gegeben und Korrekturen ermöglicht.

Nicht zuletzt möchte ich den internen und externen Mitarbeitern des Springer-Verlags danken, Renate Scheddin (Planung), Renate Schulz (Projektmanagement/Herstellung) und Dr. Karen Strehlow (Lektorat).

Ihre Routine und Sicherheit in der Nachfolge von Dr. Heike Berger, Gisela Zech-Willenbacher und Stefanie Zöller von Planung/Projektmanagement sowie Herrn Bernd Stoll und Meike Seeker von der Herstellung sind eine Herausforderung und eine Wohltat bei den Unstetigkeiten des Menière-Krankheitsbildes.

Arolsen, Herbst 2006

Helmut Schaaf

Vorwort zur 1. Auflage

Quälender, anfallsartiger Drehschwindel, Hörverlust und Ohrensausen sind die typischen Zeichen der Menière-Krankheit. Aber obwohl diese stark belastende Krankheit allen Medizinstudenten schon einmal in Prüfungen begegnet ist, ist der *Morbus Menière*[1] dennoch kaum in das engere Verständnis der Mediziner[2] eingedrungen.

Zwar wissen Ärzte im Notfall wirksam mit dem Schwindel und der Übelkeit umzugehen, aber in der Zeit zwischen den dramatischen Anfällen sind die Patienten meist sich selbst überlassen.

Auch fast 140 Jahre nach ihrer Erstbeschreibung durch den französischen Arzt Prosper Menière (1861) bleibt die nach ihm benannte Krankheit noch immer »mysteriös« (Huang 1991, S. 7). Weder sind die genauen Ursachen dieses Leidens, das zu beidseitiger Taubheit, Unsicherheit und Hilflosigkeit bis zu Berufsunfähigkeit führen kann, noch eine zuverlässige bewahrende oder gar heilende Behandlung bekannt. Ärzte schleusen ihre Patienten oft jahrelang durch die verschiedensten, sich häufig widersprechenden Therapien und/oder schicken sie von Pontius zu Pilatus, ehe nach Jahren eine oft verstümmelnde Maßnahme den Symptomen ein erstes Ende setzt oder die Menière-Krankheit – wie auch immer – von selbst »ausbrennt«.

Hinzu kommt das psychologische Problem: Selbst nie wissend, ob und wann ein nächster Anfall in welcher Stärke kommt, erscheinen die Betroffenen den meisten Mitmenschen zwischen den Anfällen zu gesund, als dass die Schwere der Belastung ernst genommen werden mag, und im Anfall glauben Außenstehende eher einen Trunkenbold denn einen ernsthaften Notfall vor sich zu haben, sodass nur selten Hilfe zu erwarten ist.

Aber auch viele Betroffenen wissen oft zu wenig über ihre Krankheit. So sind sie für einen möglichen Anfall nicht so gut gewappnet, wie sie es sein könnten. Eindrücke wie: »Das ist etwas, was über mich kommt« sind häufig. Nur selten werden psychische Begleitumstände verfolgt, was wohl auch mit der Furcht zusammenhängt, gleich als verrückt oder als »selbst schuld« abgestempelt zu werden.

Obwohl inzwischen unzählige wissenschaftliche Aufsätze über den M. Menière vorliegen, fehlt bisher ein deutschsprachiges Buch[3] oder gar ein Ratgeber für die Betroffenen selbst. Das ist bei der Anzahl der Patienten (das Vorkommen wird in Großbritannien auf 1:1.000, in Schweden

---

1 Kursiv geschriebene Fachbegriffe sind im Glossar (s. Anhang B) erläutert.
2 Im Springer-Verlag ist es üblich, aus sprachökonomischen Gründen für Personengruppen nur die maskuline Form zu verwenden.
3 Für Mediziner empfehlenswert ist der leider nur noch in Bibliotheken ausleihbare, da nicht mehr lieferbare, Verhandlungsbericht der Deutschen Gesellschaft für Hals-Nasen-Ohren-Heilkunde aus dem Jahre 1985, in dem Morgenstern und Helms einen sehr guten Überblick geben. Das Gleiche gilt leider auch schon für die Monographie von O. Michel, »M. Menière und verwandte Gleichgewichtsstörungen« im Thieme-Verlag (▶ s. Literaturverzeichnis)\

auf 1:2.174, in Frankreich auf 1:13.333 geschätzt; Pfaltz u. Thomsen in: Pfaltz 1986, S. 2f) und der Schwere der Erkrankung erstaunlich.

Der Autor, Arzt und selbst betroffen, will in der folgenden Abhandlung Betroffenen und ihren Mitmenschen einen Einblick darüber geben, was über diese Krankheit bekannt ist und was sie begleitet. Dabei bemüht er sich, Grundlagen, Auswirkungen und Therapieversuche allgemein verständlich darzustellen und gleichzeitig auch für die medizinischen Behandler interessant zu bleiben.

Bei dem Versuch, ein neues Gleichgewicht zu finden, will die Schrift, bei aller Hilflosigkeit, den Betroffenen eine Orientierungshilfe geben.

Den sie begleitenden Menschen und Therapeuten will sie einen Überblick geben, wie sie diese Bemühungen stützen und unterstützen können.

Obwohl die schulmedizinische Darstellung der Schrift sicher überwiegt, ist sie doch deutlich verschieden von sonstigen medizinischen Sichtweisen. Als Betroffener kann der Autor die Krankheit weder »hochinteressant« noch »spannend« finden, wie dies von forschenden Kollegen gerne getan wird. Auch werden Zustände von Beschwerdefreiheit oder -linderung nicht Heilung genannt und eine symptomfreie Zeit zwischen den Anfällen nicht als Gesundheit.

Aus Achtung vor Prosper Menière soll auch nicht schnodderig von »Menière« gesprochen werden, wenn die – nach seinem Tode – nach ihm benannte Krankheit gemeint ist. Dies wird der vielseitigen in mancherlei Hinsicht außergewöhnlichen Person nicht gerecht (Pappas 1993). Auch kann er nichts dafür, dass dieses Krankheitsbild nach ihm benannt wurde.

Danken für die unschätzbare Unterstützung und Hilfe – auch bei diesem Buch – will ich insbesondere meiner Freundin Hanna Elskamp. Mein herzlicher Dank gilt weiterhin Angelika Wuttke und Dr. Hans Helmut Brill aus meiner ehemaligen Wohngemeinschaft, Irene Wielpütz, ohne die dieses Buch so nie zustande gekommen wäre, sowie Franjo Grothenhermen, einem alten Weggefährten, Dr. Gerd Hesse und Manfred Nelting (Tinnitus-Klinik Arolsen) und Hans Knör (Deutsche Tinnitus-Liga), die konkret das Manuskript durchgesehen und mir Mut und manche Anregungen gegeben haben. Nicht zuletzt möchte ich den Mitarbeitern des Springer-Verlags danken, namentlich Heike Berger, Stefanie Zöller und Renate Schulz vom Lektorat sowie Bernd Stoll von der Herstellung.

Arolsen, im Frühjahr 1995

Helmut Schaaf

Inhaltsverzeichnis

1	**Klinik des Morbus Menière – Wie alles anfangen kann**	**1**
	Drehschwindel	2
	Wie alles anfangen kann – ein beispielhafter Fall – der klassische Fall	2
	Und dann?	4
	Hörverlust, Ohrensausen und	4
	Druck- und Völlegefühl im Ohr	5
	… Unsicherheit und Schwindel der Seele	5
	Ist der Morbus Menière eine psychosomatische Krankheit?	7
2	**(Physiologische und anatomische) Grundlagen – Ein Schaden im Innenohr**	**9**
2.1	Grundlagen des Gleichgewichtssystems	11
2.1.1	(Rolle der) Augen	16
2.1.2	Riechen	17
2.1.3	Schmecken und das »Bauchgefühl«	17
2.1.4	Gehöranteil	17
2.1.5	Rückenmarkbahnen	19
2.1.6	Körpereigenfühler	19
2.2	Schaltstelle im Gehirn	19
2.3	Seelisches Gleichgewicht	21
2.4	Wie schlagen sich die Funktionen in Strukturen nieder?	22
3	**Pathophysiologie des Morbus Menière – Wo liegt der Schaden? Der Druck im Innenohr macht …**	**25**
3.1	… Schwindel aus dem Innenohr	26
3.2	… Augenzittern (Nystagmus)	29
3.3	… Hörverlust	30
3.4	Fehlender Lautheitsausgleich (»recruitment«) und Geräuschempfindlichkeit	31
3.5	… Töne ohne Hören – der Tinnitus	32
3.6	… Druckgefühl in und hinter dem Ohr	33
3.7	… Sinnesmissempfindungen (Parästhesien)	34
3.8	Formen des Schwindels	34
3.8.1	Schwindel der Seele – psychogener Schwindel	34
3.8.2	Können Angst und Panik auch einen Menière-Schwindel verursachen?	41
4	**Sonderformen**	**47**
4.1	Lermoyez-Syndrom	48
4.2	Tumarkin-Anfall	48
4.3	Kochleäre Form des Morbus Menière	48
4.4	Vestibuläre Form des Morbus Menière	49

5	**Abgrenzung von anderen Krankheitsbildern (Differenzialdiagnose)**	**51**
5.1	Vom Körper zur Seele und zurück: eine Fehldiagnose und ihre Behandlung	53
5.2	Was es NICHT ist	56
5.2.1	Hörsturz	56
5.2.2	Schwankendes Hörvermögen mit Tieftontinnitus	58
5.2.3	Psychogener Schwindel – seelischer Schwindel	60
5.2.4	Gutartiger Lagerungsschwindel	66
5.2.5	Isolierte Otolithenfunktionsstörungen	67
5.2.6	Einflüsse des Luftdrucks auf das Ohr: Tullio-Phänomen	67
5.2.7	Hennebert-Symptom	68
5.2.8	Vestibularisparoxysmie	69
5.2.9	Akustikusneurinom	70
5.2.10	Akuter einseitiger Gleichgewichtsausfall (Labyrinthausfall)	70
5.2.11	Zervikale Hör- und Gleichgewichtsstörungen	72
5.2.12	Riss im runden Fenster am Übergang vom Mittel- zum Innenohr	73
5.2.13	Multiple Sklerose	73
5.2.14	Migräne	74
5.2.15	Syphilis	75
5.2.16	Nebenwirkungen von Medikamenten	75
5.2.17	Durchblutungsstörungen	77
5.2.18	Zentral-vestibuläre Schwindelsyndrome	77
5.2.19	Gestörtes Gleichgewicht im Alter	78
5.2.20	Das alles und noch viel mehr	80
6	**Untersuchungsmethoden**	**81**
6.1	Krankengeschichte (Anamnese)	82
6.2	Vestibularisprüfungen	82
6.3	Kalorische (thermische) Prüfung	84
6.4	Untersuchung der Otolithenorgane	85
6.5	Phasenaudiometrie des endolymphatischen Hydrops	87
6.6	Hör- und Sprachtests (Tonschwellen- und Sprachaudiogramm)	88
6.6.1	Knochenleitung	89
6.6.2	Sprachaudiogramm	90
6.7	Otoakustische Emissionen und Distorsionsprodukte	91
6.8	Brain-evoked-response-Audiometrie (BERA)	91
6.9	Glyzerolbelastungsprobe (Klockhoff-Test)	92
6.10	Elektrokochleographie	92
6.11	Bildgebende Verfahren	93
6.12	Manualtherapeutische Untersuchung	94
6.13	Psychologische Diagnostik	94
6.14	Fragebögen – Testdiagnostik	95
6.15	Schwindel in der therapeutischen Beziehung	96
6.15.1	Was macht der Schwindel mit den Therapeuten?	96
6.15.2	Appell auf der Beziehungsebene	97

7	**Therapie des Morbus Menière**	
	Was tut man gegen die Krankheit oder wie geht man damit um?	**99**
7.1	Aufklärung und Beratung	100
7.2	Akuttherapie	101
7.2.1	Medizinische Hilfe in der Not	101
7.2.2	Eigene Notfallvorbereitung	103
7.3	Therapie zwischen den Anfällen	106
7.4	Stadienorientierte Behandlung	107
7.4.1	Schwankendes Hörvermögen mit Schwindel – Stadien 1 und 2	110
7.4.2	Wenn der Schwindel öfter kommt – Stadien 2b und 3	133
7.4.3	Ausgebrannter oder austherapierter Morbus Menière – Stadium 4	147
7.5	Grundrisse einer stationären psychosomatischen Behandlung bei Morbus Menière	150
7.6	Wenn der Tinnitus im Vordergrund steht	153
7.7	Alternativen und Außenseiter – Chancen und Gefahren	153
8	**Beidseitige Erkrankung**	**159**
9	**Wie geht es weiter?**	**163**
9.1	Arbeitsfähigkeit und -unfähigkeit	164
9.2	Schwerbehinderung und Minderung der Erwerbsfähigkeit	166
9.3	Verkehrstauglichkeit	169
9.4	Angehörige	170
9.4.1	Gemeinsame depressive Verarbeitung	170
9.4.2	Verdrängender Umgang mit der Erkrankung	171
9.4.3	Sich gegenseitig unterstützende und – im Idealfall – fördernde Verarbeitung der Erkrankung	171
9.4.4	Fazit	171
10	**Resümee – Rückblick – Ausblick**	**173**
11	**Kurze Antworten auf häufig gestellte Fragen – Für eilige Leser**	**179**
Anhang		**185**
A	Leitlinie der Arbeitsgemeinschaft Deutschsprachiger Audiologen und Neurootologen (ADANO)	187
	Leitlinie M. Menière	187
B	Selbsthilfegruppen	189
	Auflösung des Rätsels von S. 127	191
C	Glossar	193
D	Präparateübersicht über erwähnte Arzneimittel	
Literatur		**201**
Sachverzeichnis		**209**

Klinik des Morbus Menière

Wie alles anfangen kann

Drehschwindel

Im Vordergrund der Menière-Erkrankung steht akut der meist anfallsartige Schwindel. Dieser geht beim Morbus Menière mit einem schwankenden Hörverlust und einem meist tiefklingenden Ohrgeräusch (Tinnitus) einher. Die Häufigkeit des Morbus Menière wird in Industrienationen auf 1:1.000 (0,1%) geschätzt. Ebenfalls geschätzt wird, dass in Deutschland pro Jahr 3.200–9.000 Neuerkrankungen auftreten (Jahnke 1999).

Der Schwindel kann von mindestens 10-, eher 20-minütigen Anfällen bis zu stundenlangen schweren Drehschwindelattacken mit unstillbarem Erbrechen variieren. Kürzere und längere Anfälle haben wahrscheinlich andere Ursachen.

gutartig, peripher

Diese »an sich« – im Gegensatz zu bösartigen Tumorerkrankungen – gutartige und – in Abgrenzung von Erkrankungen des zentralen Nervensystems – periphere Erkrankung von Gleichgewichts- und Hörorgan kann im günstigen Fall einen leichten Verlauf nehmen. Dann bleiben die Schwindelanfälle überschaubar, der Hörverlust gering und einseitig und das Ohrgeräusch ohne weitere Folgen.

Im ungünstigen Fall kann die Menière-Erkrankung aber auch führen zu:
- Schwerhörigkeit,
- einem Leiden am Tinnitus,
- im Gefolge der Schwindelanfälle zu länger anhaltender Unsicherheit, Hilflosigkeit, Angst und Panik sowie
- zu depressiven Entwicklungen.

reaktiv auch psychogen

Stellt sich das in vielen Fällen als existenziell bedrohlich erlebte Schwindelereignis öfter ein, so kann die Angst vor dem Schwindel so groß werden, dass sie selbst als Unsicherheit und Schwindel empfunden und zu einer eigenen Krankheitskomponente wird. Oft macht sich dann ein »ständiges« Schwindelgefühl, ein »psychogener Schwindel« bemerkbar. Diese meist stufenlosen Übergänge zwischen organisch bedingtem und (reaktivem) psychogenem Schwindel machen die Menière-Erkrankung zu einem der vielgestaltigsten Schwindelphänomene, das einer besonderen Beachtung sowohl hinsichtlich der Diagnose als auch der Therapie bedarf.

Das hat auch dazu geführt, dass das japanische Gesundheitsministerium den Morbus Menière 1974 auf die Liste der insgesamt 43 schwer behandelbaren Krankheiten gesetzt hat, deren Ursprung unklar und deren Behandlung nicht etabliert ist.

Im Folgenden soll dargestellt werden, was über die Erkrankung bekannt ist und was den Umgang mit der Erkrankung verbessern kann.

Wie alles anfangen kann – ein beispielhafter Fall – der klassische Fall

Beispiel

> Ein kräftiger junger Mann wird plötzlich, ohne erkennbare Ursache, von Schwindel, Übelkeit und Erbrechen befallen; eine unaussprechliche Angst lässt seine Kräfte schwinden; sein Gesicht, blass und in Schweiß gebadet, kündigt eine nahe Ohnmacht an. Oft fühlt sich der Kranke zunächst

1 Klinik des Morbus Menière

> schwankend und betäubt, stürzt dann zu Boden, ohne sich wieder erheben zu können. Auf dem Rücken liegend, kann er dann nicht die Augen heben, ohne die Dinge im Raum umherschwirren zu sehen, die kleinste, dem Kopf mitgeteilte Bewegung vermehrt Schwindel und Übelkeit; das Erbrechen tritt erneut auf, sobald der Kranke versucht, seine Lage zu ändern. Der Patient kann weder den Kopf heben noch sich nach rechts oder links drehen, ohne das Gleichgewicht zu verlieren; sein Gang wird unsicher, er neigt sich, ohne es zu wollen, nach einer Seite, oft ist er sogar gezwungen, sich gegen eine Wand zu lehnen. Der Boden scheint ihm uneben, er stößt sich an den kleinsten Hindernissen, die beiden Beine sind nicht mehr gleich geschickt, eine Treppe hinaufzugehen. Anders ausgedrückt: Die Steh- und Gehmuskeln arbeiten nicht mehr mit der gewohnten Regelmäßigkeit. Jede etwas heftige Bewegung ruft Funktionsstörungen derselben Art hervor. Lässt sich der Kranke beim Hinlegen plötzlich in die waagerechte Lage fallen, so gerät das Bett nebst allen Dingen in der Umgebung in gewaltig kreisende Bewegung, er glaubt sich auf der Brücke eines Schiffes, von mächtigem Schlingern geschaukelt, und alsbald tritt Übelkeit auf, genau wie im Beginn einer Seekrankheit. Nimmt der Kranke dagegen beim Aufstehen plötzlich senkrechte Haltung an, so treten dieselben Erscheinungen ein, und will er sich in Bewegung setzen, so dreht er sich um sich selbst und fällt augenblicklich um. Wie man alsdann beobachten kann, ist sein Gesicht blass, es droht eine Ohnmacht, der Körper bedeckt sich mit kaltem Schweiß und alles deutet auf eine tiefe Angst hin. Doch es dauert nicht lange, so meldet der aufmerksame Patient, es seien bestimmte Phänomene aufgetreten, so z. B. oft starke, andauernde Geräusche in den Ohren, und dann pflegt das Gehör auf einer, manchmal auch auf beiden Seiten merklich schwächer zu werden.

Diese eindrucksvolle Beschreibung stammt aus dem Jahre 1861 von dem französischen Arzt Prosper Menière selbst (in der Übersetzung von L. Blumenbach 1955).

Der dabei beschriebene, für die Erkrankung typische Drehschwindel tritt in der Regel anfallsweise und wiederholt auf. Dies kann zu allen Tageszeiten geschehen, auch nachts aus dem tiefen Schlaf heraus. Zuweilen kommt es vorher zur Verstärkung der Ohrgeräusche, zu einer – ggf. weiteren – Verminderung der Hörleistung, zu einem Druckgefühl im Ohr oder zu Kopfschmerzen.

> Meine eigenen großen Anfälle begannen meist morgens. Klatschnass geschwitzt, aus bösen Träumen erwachend, drehte sich das ganze Zimmer um mich herum nach rechts, mir war übel, ich musste erbrechen und wäre am liebsten aus einem der vielen Fenster, die sich da um mich drehten, herausgesprungen, wenn ich nur die paar Meter vom Bett aus dahingekommen wäre und dann noch gewusst hätte, welches der sich drehenden Fenster das Richtige war. Oft genug habe ich mir gewünscht, Bewusstlosigkeit wäre eingetreten. Aber das typische beim Menière-Anfall ist gerade, dass keine Bewusstlosigkeit eintritt; damit unterscheidet er sich deutlich von vielen anderen Formen des Schocks oder von Anfällen, wie etwa dem epileptischen Anfall. Mein Glück war, dass ich meist nicht allein in der

Wohnung war und mir meine Mitmenschen und Mitmediziner akut helfen konnten, wenn ich sie denn, wie auch immer, erreicht habe.

Übelkeit, Erbrechen, Blässe

Beim einem großen Schwindelanfall treten meist Übelkeit und Erbrechen auf. Die Betroffenen sind blass, kaltschweißig und sehen so schockig aus, dass beim ersten Anfall selbst erfahrene Notärzte dies auch schon einmal als Kreislaufkollaps oder möglichen Herzinfarkt deuten können. Bei weiteren Anfällen wird der Patient, wenn er um die Krankheit weiß, selbst sehr genau sagen können, was vorliegt und die ersten Maßnahmen mit einem Zäpfchen, das die Übelkeit dämpft, eigenständig einleiten können.

Die Dauer der Anfälle variiert stark von Anfällen um 20–30 min bis zu schweren Drehschwindelattacken mit unstillbarem Erbrechen, das mehrere Stunden anhält.

Und dann?

Nach dem Anfall fühlen sich die meisten Betroffenen längere Zeit unsicher, schlapp und zerschlagen. Trotz Hörminderung ist das Ohr vorübergehend – scheinbar paradox – oft gegen laute Geräusche meist besonders empfindlich. Danach scheint bei den meisten Betroffenen erst einmal wieder alles so wie vorher zu sein. Was bleiben kann, sind sich verstärkende Ohrgeräusche (Tinnitus), ein Hörverlust … und die Hoffnung, dass dies ein einmaliges Ereignis war.

Ausschlussdiagnose

Tatsächlich gilt es, das Krankheitsbild im Rahmen der Diagnostik von anderen Erkrankungen zu unterscheiden. Dies ist nicht einfach und so ist der Morbus Menière gerade in seinem Anfangsstadium oft eine Ausschlussdiagnose, d. h. das, was nach Abwägung aller anderen möglichen Ursachen übrig bleibt. Der Abstand bis zum nächsten Schwindelanfall ist sehr unterschiedlich – er kann Jahre betragen; ein Patient hat sogar von 17 Jahren berichtet. Leider sind aber auch sehr viel kürzere Abstände zwischen den Anfällen möglich. Dies können Monate, Wochen oder auch nur Tage sein.

Allerdings nehmen Stärke und Länge der Anfälle meist mit der Zeit ab. Ohne (chirurgische) Behandlung, so legen lang angelegte Studien nahe, scheint die Menière-Krankheit ein Plateau zu erreichen, bei dem bei mehr als 75% der Patienten die Anzahl der Schwindelanfälle abnimmt und ihre Intensität schwächer wird oder sie sogar ganz verschwinden. Dies scheint irgendwo zwischen dem ersten Auftreten und der Neun-Jahres-Grenze zu liegen (Stahle et al. u. Kitahara in: Huang 1991).

Dies kann objektive Gründen haben, weil das Gleichgewichtsorgan mit der Zeit immer mehr an Funktion verliert; subjektive Gründe können darin zu sehen sein, dass man bei guten Verarbeitungsmöglichkeiten und -kapazitäten doch Wege gefunden hat, damit umzugehen.

Manchmal sind es dann kleinere, aber unberechenbare Gleichgewichtsstörungen, die zu Taumeln, Schwanken und einem deutlichen Unsicherheitsgefühl führen können.

Hörverlust, Ohrensausen und …

Außer dem Schwindel finden sich mit einem Hörverlust, typischerweise im Tieftonbereich, und einem meist tieffrequenten Ohrgeräusch zwei weitere wichtige Symptome des Morbus Menière. Beide Symptome können im anfallsfreien Intervall eine bleibende Erinnerung an ein heftiges Ereignis sein.

Die Hörstörung wird v. a. im Bereich der Sprache unangenehm wahrgenommen. Töne können verzerrt und Musik dissonant gehört werden (Dysakusis). Meist schwankt (fluktuiert) der Hörverlust in seiner Ausprägung um ein mittleres Niveau. Allerdings können sich diese Schwankungen des Hörvermögens im Laufe der Erkrankung oft doch auf einem immer tieferen Niveau abspielen. Dann kann sich der Verlust des Hörvermögens vom Tieftonbereich auf die höheren Frequenzen ausdehnen; der Trend geht hier in Richtung Schwerhörigkeit. Hinzu kann eine Einschränkung des Richtungshörens kommen, das nur mit beiden Ohren möglich ist.

Dysakusis

In aller Regel bleiben allerdings meist Hörreste erhalten (Morgenstern 1985 und eigene Patienten; s. auch Dissertation Kolbe 2000; Schaaf et al. 2000), die für eine Hörgeräteversorgung genutzt werden können. Die Schnelligkeit und die Schwere des Verlaufs sind dabei aber individuell sehr unterschiedlich.

Der Tinnitus wird typischerweise als tieffrequentes Rauschen, etwa als Sausen und Brausen wahrgenommen. Es können sich aber im weiteren Verlauf, v. a. bei Ausfällen im Hochtonbereich, ein Pfeifen und Zischen einstellen. Charakter und Intensität können – auch das ist typisch bei Morbus Menière – wechseln. Meist ist aber das Leiden am Schwindel größer. Etwas Schlimmes wird durch noch Schlimmeres verdrängt. Dennoch kann das Ohrgeräusch ungemein störend sein, wenn es – dann meist in der anfallsfreien Zeit – in den Vordergrund der Beschwerden tritt, oft noch vor dem Hörverlust.

tieffrequentes Rauschen

Druck- und Völlegefühl im Ohr

Viele Menière-Betroffene empfinden zusätzlich ein Druck- oder Völlegefühl im kranken Ohr oder im Bereich des direkt hinter dem Ohrläppchen tastbaren Warzenfortsatzes. Dieses fühlt sich an wie bei einer Mittelohrentzündung, manchmal sogar verbunden mit einem Stechen, das bis in die betroffene Gesichtshälfte ausstrahlen kann.

... Unsicherheit und Schwindel der Seele

Kaum zu beschreiben sind die Folgen für das normale Leben, wenn der Schwindel anfallsartig, unvorhersehbar und vor allem öfters auftritt. Dann kann die Menière-Erkrankung zu erheblichen Lebensbeeinträchtigungen führen.

Auch wenn vom M. Menière betroffene Patienten zu den meisten Zeiten ihres Lebens keinen organisch bedingten Schwindel oder Schwindelanfall haben, können sie sich oft nicht mehr ihrer selbst sicher sein. Ohne festen Stand besteht die Gefahr, aus der Bahn geworfen zu werden. Das hat Auswirkungen auf das Zusammenleben mit der Partnerin oder dem Partner und dem Freundes- und Bekanntenkreis und auf viele sonst selbstverständliche Dinge des Alltags, vom Zähneputzen bis zum Einkaufen. Dazu kommt der Verlust der Fahr- und oft auch der Berufssicherheit.

Dabei erscheinen die Betroffenen den meisten Bekannten in der Zwischenzeit zu gesund, als dass die Schwere der Belastung ernst genommen werden mag. Im Anfall hingegen glauben Außenstehende eher einen Trunkenbold denn einen ernsthaften Notfall vor sich zu haben, sodass auch dann nur selten Hilfe zu erwarten ist.

»ständiges« Schwindelgefühl

Häufige Folgen sind Angst, Isolierung und Depressionen, die durch das Unverständnis der Umwelt verstärkt werden können. Stellt sich das als existenziell bedrohlich erlebte Schwindelereignis öfter ein, so wächst verständlicherweise auch die Angst vor der Wiederholung. Dabei kann die Angst so groß werden, dass sie selbst als Unsicherheit und Schwindel bis hin zu einem Gefühl des Drehschwindels empfunden und zu einer eigenen Krankheitskomponente wird. Über die reinen Anfälle hinaus kann sich dann ein »ständiges« Schwindelgefühl bemerkbar machen. Medizinisch und psychologisch wird dies als »psychogener Schwindel« bezeichnet. Wenn zuerst die Menière-Erkrankung und dann der psychogene Schwindel auftritt, wird dieser als »reaktiv« bezeichnet.

Betroffene schildern dies oft so: Man sei taumelig, nicht standfest, wackelig, aneckend, wirr im Kopf, hätte ein dröhnendes Gefühl und Angst, oft sehr viel Angst. Ganze Tage seien nun »Menière-Tage«. In bestimmten Situationen kann dieses Gefühl, verbunden mit Angst und Panik, dann erlebt werden wie ein innenohrbedingter Menière-Anfall.

Ist der Arbeitsplatz in Gefahr oder verloren, zerbrechen oder zermürben Beziehungen, stellt sich oft genug die Frage nach dem Sinn auch des eigenen Daseins.

Beispiel

> «Heute Morgen schon, gleich als ich den Fuß auf den Boden vor dem Bett stellte, merkte ich, es wird wieder so ein Tag. Da kommt zuerst der Gedanke an Flucht«, schildert eine Menière-Betroffene im Tinnitus-Forum eindrucksvoll. »Ich komme mir vor wie ein Storch im Salat. Mit staksigen, hölzernen Beinen schiebe ich mich ins Bad … All die alltäglichen Dinge der morgendlichen Körperpflege werden zur Quälerei – Heute kann ich nicht aus dem Fenster schauen, weil die Schritte zum Fenster zu schwierig sind. Ich mag nicht daran denken, krank zu sein. Ich fühle mich auch nicht krank. Meine Welt ist einfach anders geworden. Und dann gibt es Tage, die mich schon am Morgen grausam an mein neues Leben erinnern. Dann ist auch der Gedanke wieder da, wie schön war das alles, was ich einmal konnte. Wie schön es war, eine in der Familie, bei den Freunden und Nachbarn Bekannte zu sein. Eine, die sich nicht von ihnen unterschied« (Kraft 1992, S. 8f.).

Ich selbst habe über meine Menière-Krankheit u. a. meine Arbeit als Anästhesist verloren. Nach 2 heftigen Attacken innerhalb eines halben Jahres während meiner Assistenzarztzeit habe ich zunächst geglaubt, die üblichen Tabletten und autogenes Training allein reichten aus, um dem Elend Rechnung zu tragen. Nach 7 Jahren wurde ich so oft und heftig geschüttelt, dass ich zunächst nicht mehr das normale Pensum schaffen konnte. Monate später, als dann – wie ich (erst) heute (!) weiß – ein zunehmend psychogener Schwindel und eine depressive Erschöpfung hinzukamen, ging dann überhaupt nichts mehr.

Nach einem halben Jahr Arbeitsunfähigkeit kündigte mir mein Arbeitgeber. Ich dachte, auf dieser Welt nichts mehr zu suchen zu haben. Ein Jahr mit intensiver therapeutischer Unterstützung in einem mich tragenden Umfeld habe ich gebraucht, um u. a. nach einer – letztlich doch noch nötigen – Ausschaltung des Innenohres wieder auf die Beine zu kommen. Ich habe Jahre gebraucht, um für mich zu sehen, dass all dies letztlich aber auch eine für mich positive Wende eingeleitet hat, auch wenn ich mir eine weniger Schwindel erregende Dramatik gewünscht hätte.

Prominente Opfer dieser Erkrankung sind Martin Luther und wohl auch Vincent van Gogh.

> Martin Luther sah 1530 in seiner — noch nicht so erkannten und benennbaren Menière-Erkrankung das Wirken Satans: »Ich dacht, es sei der schwarze zotticht Geselle aus der Hölle gewest, der mich in seinem Reich auf Erden wohl nicht leiden mag ...« ... »Niemand glaubt mir, wie viel Qual mir der Schwindel, das Klingen und Sausen der Ohren verursacht. Ich wage nicht, eine Stunde ununterbrochen zu lesen, auch nicht etwas klar zu durchdenken oder zu betrachten, sogleich ist nämlich das Klingen da, und ich sinke der Länge nach hin" (aus Feldmann et al. 1998).

Beispiel

Auch wenn weiter bei Vincent van Gogh ein Stück Unklarheit bleibt, so litt der berühmte holländische Maler wohl nicht unter Epilepsie, wie lange angenommen wurde, sondern unter der unerkannten und Ende des 19. Jahrhunderts auch noch nicht überall bekannten Menière-Krankheit (Arenberg et al. in: Huang 1991, S. 84–103). Unbehandelt und sicher ohne zu wissen, was ihn quälte, schnitt er sich das betroffene Ohr ab. Es trieb ihn in den Wahnsinn und zuletzt in den Selbstmord.

Ein solch tragischer Krankheitsverlauf ist zum Glück selten und bei entsprechender Unterstützung auch aufhaltbar.

Eine große Hilfe, anders damit umzugehen, ist es schon, nachvollziehbar zu wissen, was eigentlich geschieht und dass das unheilvolle Geschehen auf einer Krankheit und nicht auf Einbildung beruht.

Ungemein stützend ist ein Freundeskreis, der sich jetzt als tragfähig erweisen oder sehr klein werden kann. Günstig sind auch Selbsthilfegruppen, zu denen über die Deutsche Tinnitus-Liga (www.tinnitus-liga.de) und die K.I.M.M (www.kimm-ev.de) Kontakt aufgenommen werden sollte!

Selbsthilfegruppen

Allerdings scheint der Schritt in die Selbsthilfegruppen noch schwerer als etwa bei »reinen« Tinnituserkrankungen. Dies liegt sicher auch am Wesen der Krankheit: In der Not bekommt man kein Bein vor die Tür, und wenn es einem gut geht, ist die Tendenz, bloß in Ruhe gelassen werden zu wollen, groß. So kann sich die Unsicherheit durch die Krankheit auch in der zwischenmenschlichen und organisatorischen Kontaktaufnahme fortsetzen.

Ist der Morbus Menière eine psychosomatische Krankheit?

Wenn man mit Lamparter (1995) unter einem psychosomatischen Schwindel Phänomene zusammenfasst, bei denen das Symptom Schwindel zwar unmittelbar »organisch« bedingt ist, bei denen aber psychische Faktoren bei der Entstehung, Verschlimmerung oder Aufrechterhaltung des zugrunde liegenden Krankheitsbildes in erheblicher Weise wirksam werden, so handelt es sich beim Morbus Menière um eine psychosomatische Schwindelerkrankung.

gestörte Innenohrprozesse, Bewältigungsmöglichkeiten

Die Menière-Erkrankung ist eindeutig durch gestörte Prozesse im Innenohr erklärlich. Offensichtlich hängen aber das Ausmaß und die Art des Krankheitserlebens und -leidens nicht nur von der Anzahl und der Dauer der Menière-Attacken ab, sondern auch in wesentlichen Anteilen von den Bewältigungsmöglichkeiten des Betroffenen.

So gibt es:
- Menière-Kranke, die nach dem Anfall und einer relativ kurzen Ruhepause wieder schnell auf den Beinen sind und den Anfall abhaken;
- Menière-Kranke, die noch lange danach verzweifelt sind und das Ereignis depressiv nacherleben;
- nicht wenige Menière-Kranke, die mit Sorge dem nächsten Anfall entgegenbangen, sodass nun die psychogene Angst- und Schwindelkomponente zum entscheidenden Anteil der Menière-Erkrankung wird.

Zu den ausgleichbaren Folgen gehören:
- die Schwerhörigkeit,
- das Erleben der Erkrankung,
- die sozialen Auswirkungen,
- die zwischenmenschlichen Einbrüche und Herausforderungen.

Zu den beeinflussbaren Faktoren gehören:
- psychologisch therapierbare Konstellationen, die zu Schwindel und – vielleicht auch über eine sich nicht auflösende Spannung – zu Veränderungen im Innenohr führen;
- die Ausweitung des aus dem Innenohr kommenden Schwindels zum psychogenen Schwindel mit seinen – möglichen – Rückwirkungen auf das Innenohrgeschehen;
- die Vermischung mit anderen Schwindelformen (Blutdruck, Angst, Sehfehler usw.).

Verstehen ist wichtig

Wichtig für jeden Einzelnen und jeweils unterschiedlich betroffenen Menière-Patienten ist es, möglichst viele Anteile seines sicher immer komplexen »Menière-Geschehens« zu verstehen, um das Änderbare oder wenigstens Ausgleichbare und Verbesserbare anzugehen und das Nichtänderbare, auch wenn es oft sehr schmerzhaft und schwierig ist, zu akzeptieren.

Dann können die nötigen Hilfen angefordert und angenommen werden und vielleicht einige Umwege vermieden werden.

So ist, wer dieses Buch gelesen hat, zwar – leider – nicht geheilt, aber er weiß zumindest, worunter er leidet und braucht zu der vollkommen berechtigten und verständlichen Angst nicht noch mehr Angst und Verzweiflung als nötig zu haben.

(Physiologische und anatomische) Grundlagen

Ein Schaden im Innenohr

2.1 Grundlagen des Gleichgewichtssystems – 11
2.1.1 (Rolle der) Augen – 16
2.1.2 Riechen – 17
2.1.3 Schmecken und das »Bauchgefühl« – 17
2.1.4 Gehöranteil – 17
2.1.5 Rückenmarkbahnen – 19
2.1.6 Körpereigenfühler – 19

2.2 Schaltstelle im Gehirn – 21

2.3 Seelisches Gleichgewicht – 22

2.4 Wie schlagen sich die Funktionen in Strukturen nieder? – 22

In den nächsten Kapiteln werden die medizinischen und psychologischen Grundlagen des Gleichgewichtssystems und des Hörens beschrieben.

Im Wesentlichen genügt es, für den Umgang mit der Menière-Erkrankung zu wissen, dass sich Gleichgewichts- und Hörvorgänge in einem fein ausgeklügelten System im Innenohr abspielen. Für das Funktionieren dieses Systems sind konstante Verhältnisse der winzigen Flüssigkeitsmengen in (Endolymphe) und um (Perilymphe) die Gleichgewichts- und Hörgänge vonnöten, damit die sensiblen Organe mit ihren feinen Sinneshärchen Raum- und Höreindrücke in sinnvolle elektrische Impulse umwandeln können (◘ Abb. 2.1a, b).

endolymphatischer Hydrops

Bei Menière-Betroffenen hat sich im Innenohr die (Endolymph-)Flüssigkeit in den Gehör- und Gleichgewichtsschläuchelchen gestaut. Medizinisch wird dieser Flüssigkeitsstau »endolymphatischer Hydrops« genannt. Dieser entsteht vermutlich als Folge eines Missverhältnisses von Produktion und Abtransport der Flüssigkeit in den Innenohrschläuchelchen. Dafür scheint v. a. eine verminderte Leistung des für den Abtransport zuständigen endolymphatischen Sacks verantwortlich zu sein. Dadurch kann das fein ausgeklügelte System der Sinneswahrnehmung gestört werden, und es kann zu einem regelrechten Chaos im Gleichgewichtsorgan sowie zu Störungen und Ausfällen im Hörorgan kommen. Diese äußern sich in typischerweise unvorhersehbarem, attackenweisem Schwindel, in Hörverlust und in Ohrgeräuschen sowie als Druckempfindung im oder auch hinter dem Ohr. Dies hat – wie Sie schon gelesen haben – Auswirkungen auf den ganzen Menschen (◘ Abb. 2.2).

Wenn Ihnen diese kurze Erklärung als vielleicht zunächst einmal erste Orientierung genügt, können Sie, ohne etwas Grundlegendes versäumt zu haben, im ▶ Kap. 3 weiterlesen.

Für viele ist aber auch das möglichst genaue Verständnis des bisher organisch Bekannten wichtig, um so viel Klarheit wie möglich zu bekommen. Für diese und diejenigen, die vielleicht später noch Genaueres wissen

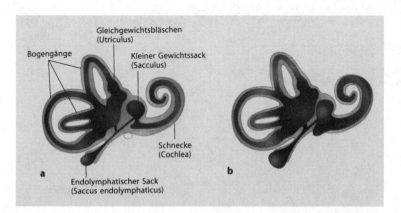

◘ **Abb. 2.1.a,b.** Schematische Darstellung der Endolymphsituation. a Unauffällige Situation mit normal weiten Endolymphgängen, b Hydrops mit ausgeweiteten Endolymphgängen

2.1 Grundlagen des Gleichgewichtssystems

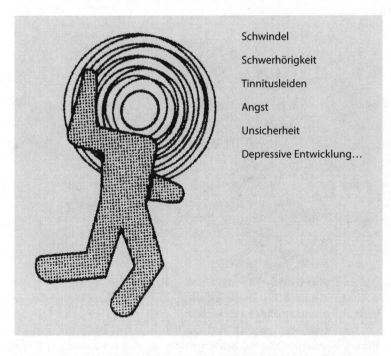

Abb. 2.2. Der ganze, schwindelnde Mensch

wollen, sollen die Grundlagen des Gleichgewichtssystems, der Aufbau und die Arbeitsweise des Innenohrs in seinen Grundzügen dargestellt werden.

Dies führt zu einem – trotz gegenteiliger Bemühungen teilweise nicht so einfachen – Gang bis in das »Labyrinth«, wie die Innenohrstrukturen auch genannt werden.

Dabei können kleine Änderungen im Innenohr große Veränderungen beim betroffenen Menschen auslösen (Abb. 2.1 und 2.2).

2.1 Grundlagen des Gleichgewichtssystems

Wer sich im Raum orientieren will, ist darauf angewiesen, sich »einen Eindruck« (von der Schwerkraft) und möglichst auch ein Bild von der unmittelbaren (Tastorgane) und der näheren Umgebung (Augen, Ohren) zu machen.

Dabei haben (evolutionär) schon früh einige einzellige Meeresbewohner – zunächst sicherlich zufällig – Kalksteinchen in ihren Organismus aufgenommen. Dies machte sie zwar schwerer beweglich, ermöglichte ihnen aber eine Orientierung über »unten« und – damit automatisch – auch »oben«.

Hier erwies sich, wie so oft im Leben, ein zunächst offensichtlicher Nachteil gegenüber den anderen, in diesem Falle den besser beweglichen, dann später doch als Vorteil: Zu den wahrscheinlich schon vorher entwickelten Wahrnehmungsmöglichkeiten für chemische Stoffe, aus dem sich dann der Geruchssinn entwickeln konnte, kam nun die Wahrnehmung der Schwerkraft hinzu (Abb. 2.3).

Dies war ein erster Schritt in der Entwicklung zu einem immer komplexer werdenden Gleichgewichtssystem. Nachdem sich Wahrnehmungs-

Abb. 2.3. Bild eines Hohltieres vor etwa 600 Mio. Jahren. Ein Kalkkörper in der Mitte einer gallertartigen Masse zeigt Verbindungen zu einfachen Sinneszellen. (Aus Scherer 1997)

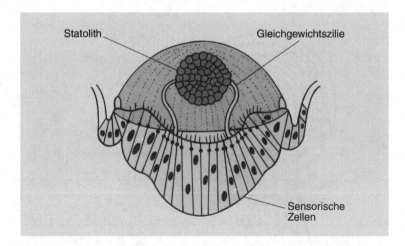

flächen (med.: Maculae) für oben und unten etabliert hatten, war es nur noch ein kleinerer Schritt, die gleichen sensiblen Wahrnehmungsflächen auch für links und rechts zu entwickeln.

Wie heute noch an einfachen Quallen zu sehen ist, haben sich aus Bewegungshärchen (Zilien) lichtempfindliche Sensoren entwickelt. Damit war es dann nicht nur möglich, oben und unten festzustellen, sondern auch aktiv – etwa in Richtung Sonnenstrahlung – zu gelangen und dort bessere Nahrungsquellen aufzusuchen.

Das an sich einfache Prinzip zur Auslotung von oben und unten sowie von links und rechts hat sich so bewährt, dass sich dieses Grundelement der Kalksteinchen auch in den hoch komplexen, verschiedene Sinnesorgane umfassenden Gleichgewichtssystemen der Säugetiere und Vögel findet (Abb. 2.4).

Otolithen

In den beiden Gleichgewichtssäckchen finden sich in eine gallertartige Wand eingelagert – wie oben beschrieben – feine Kalkkristalle (Otolithen). Durch diese Kristalle ist die Dichte der Membran beträchtlich höher als die Dichte der darin befindlichen Flüssigkeit (Endolymphe), die die Innenräume der beiden »Säckchen« ausfüllt.

Die »Schwere« der Erdanziehung wird dabei als Grundinformation vermittelt. Auch wenn sich der Körper in Ruhe befindet, wenn also eigentlich »nichts geschieht«, werden Informationen über diesen Zustand an das Zentralnervensystem, das Gehirn, geschickt.

> Wenn es zu geradlinigen Veränderungen der Lage im Raum kommt, dann rutscht die mit den Kalkkristallen gefüllte Membran ein winziges Stück über die feinen Sinneszellen. Dadurch werden die Sinneszellen »ausgelenkt«; dies wird als Information zum Zentralnervensystem, also an das Gehirn gesandt (Abb. 2.4a, b).

Makulaorgane, Bogengänge

Weil die einzelnen Wahrnehmungsstationen (Makulaorgane) in den beiden Säckchen senkrecht aufeinander stehen, ergibt sich aus jeder denkbaren

2.1 Grundlagen des Gleichgewichtssystems

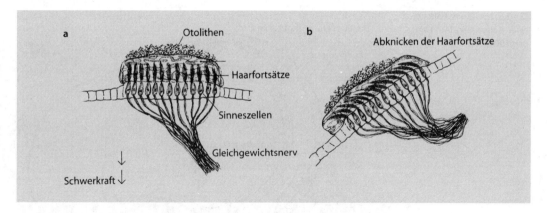

Abb. 2.4a,b. Funktion der Otolithenorgane. **a** Otolithenorgan in Ruhe, **b** Otolithenorgan bei Änderung der Raumlage mit Abknicken der Haarfortsätze. (Aus Lempert 1994)

Stellung im Raum ein unterschiedliches Reizmuster. Dieses wird im Gehirn als Raumeindruck ausgewertet.

Es ist in diesem System aber nicht möglich, Beschleunigungen und Drehbewegungen zu erfassen. Dazu hat sich im Laufe der Evolution eine Konstruktion aus drei flüssigkeitgefüllten Schläuchen etabliert. Diese sind beim Menschen als »Bogengänge« angelegt, die direkt den beiden Gleichgewichtssäckchen aufsitzen. Diese kann man sich vereinfacht als drei in alle Richtungen des Raumes ausgerichtete Wasserwaagen vorstellen.

Tatsächlich findet sich in allen drei Bogengängen ein häutiger Schlauch, der mit insgesamt 3–5 µl Flüssigkeit, der Endolymphe (Lymphe=Flüssigkeit; Innen=endo), gefüllt ist (Michel 1998). Die Endolymphflüssigkeit ist reich an Kalium (etwa 145 mmol/l) und ähnelt der Flüssigkeit in Zellen. Die den häutigen Schlauch umgebende Flüssigkeit heißt Perilymphe und hat immerhin ein Volumen von 12–16 µl. Sie ist ähnlich zusammengesetzt wie die Flüssigkeit in den Blutgefäßen und enthält viel Natrium (etwa 140 mmol/l).

Endolymphe

Die Sinneszellen, die auf die Veränderungen durch Beschleunigung reagieren, befinden sich im Bereich einer kolbigen Erweiterung, den sog. Ampullen (■ Abb. 2.5).

In diesen Ampullen ragen die Sinneszellhaare in eine gallertartige Kuppel hinein. Diese besitzt aber keine Kalkkristalle. So gibt es – im Gegensatz zu den Gleichgewichtssäckchen – keinen Dichteunterschied zwischen der Flüssigkeit und der gallertartigen Masse. Die Folge ist, dass bei geradlinigen Bewegungen die Sinneszellen unbeeinflusst bleiben.

Wird aber der Kopf z. B. aus der Ruhelage in Drehung versetzt, so werden die im Schädel fest verankerten Bogengänge mitgedreht. Die Flüssigkeit in den Bogengängen bleibt aber wegen ihrer Trägheit zunächst in Ruhe. Dadurch werden die Sinneszellen, die an die Kanalwand fest angeheftet sind, wie eine gespannte Membran in die Gegenrichtung ausgerichtet.

Die Bewegungen der Sinneszellen erzeugen entsprechende Nervenimpulse, die in Richtung Gehirn gesendet werden. Dies geschieht gleichzeitig in den drei Bogengängen, die in die Hauptrichtungen des Raumes aufgestellt sind.

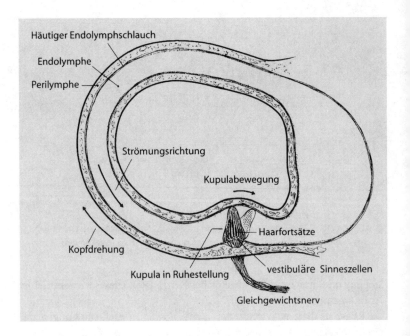

Abb. 2.5. Querschnitt durch einen Bogengang. (Aus Lempert 1994)

Dabei scheint es sich für die genaue Information bewährt zu haben, dass die Gleichgewichtssäckchen nur die Informationen über oben und unten, links und rechts liefern, ohne sich von Drehbewegungen irritieren zu lassen.

Das Gleiche gilt auch für die Bogengänge: Sie sollen Informationen über Drehbewegungen liefern, ohne von der Schwerkraft weiter abgelenkt zu werden.

Beim Menschen wurden etwa 33.000 Sinneszellen in der Macula utriculi und etwa 18.000 Sinneszellen in den Macula sacculi gezählt. Dabei enthält das vestibuläre Sinnesepithel nicht nur afferente Nervenbahnen, d. h. Bahnen, die die Außeneindrücke nach »oben« melden, sondern auch eine efferente Innervation. Das Verhältnis der afferenten zu efferenten Fasern beträgt 500 zu 10.000; dies entspricht einem Verhältnis 1:20 (Rasmussen u. Gacek 1958; Scholz u. Schrott-Fischer 2001; Lang 2003). Das heißt: auch diese Sinnesorgane unterliegen einer Steuerung aus dem Zentralnervensystem und sicher auch dem »limbischen System«.

Das menschliche Gleichgewichtsorgan liegt zu seinem Schutz beidseitig mit dem Hörorgan im härtesten Knochen des Menschen, dem Felsenbeinknochen der Schädelbasis (Abb. 2.6).

Das Gleichgewichtsorgan im Innenohr besteht also aus zwei Anteilen mit unterschiedlichen Aufgaben: den beiden (evolutionär sehr alten) Gleichgewichtssäckchen mit den lateinischen Namen »utriculus« und »sacculus« und den später hinzugekommenen drei Bogengängen (Abb. 2.7).

Nun spielen die Gleichgewichtsorgane im Innenohr zwar eine sehr bedeutende Rolle für das menschliche Gleichgewichtssystem, darüber hinaus stützt es sich aber auch noch auf vielfältige Nervenverschaltungen mit:
- den Augen (vestibulookulärer Reflex),

2.1 Grundlagen des Gleichgewichtssystems

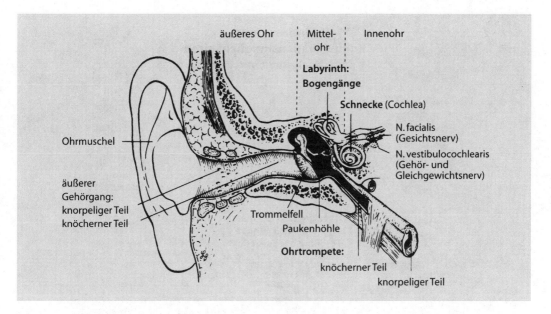

Abb. 2.6. Das Ohr – Übersicht. (Aus Boenninghaus 1990)

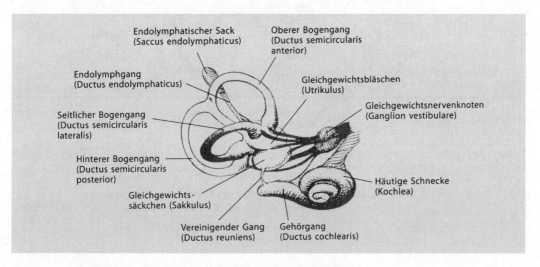

Abb. 2.7. Rechtes häutiges Labyrinth. (Aus Voss u. Herlinger 1976)

- den Rückenmarkbahnen (vestibulospinale Bahnen),
- und den »Körpereigenfühlern«. Zu den Körpereigenfühlern gehören der Tiefensinn in Muskeln, Sehnen und Gelenken und der Tastsinn.

Nicht zuletzt sind wir Menschen in der Lage, uns einige der vielen Gleichgewichtseindrücke bewusst zu machen, zu erleben und – manchmal sogar vorausschauend zu ändern (Abb. 2.8).

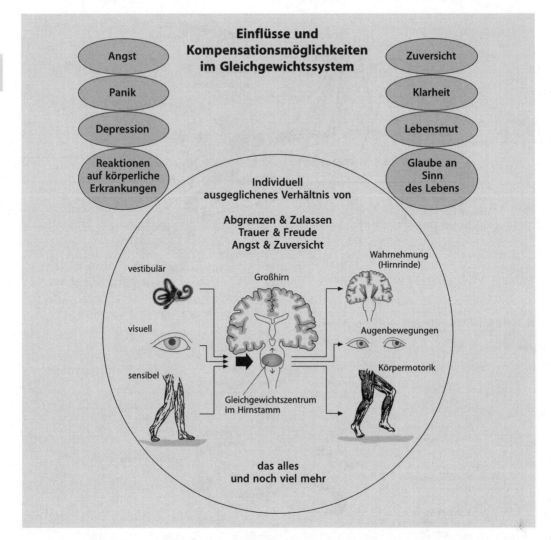

Abb. 2.8. Das Gleichgewichtssystem. Eingehende Informationen, Verrechnung im Gleichgewichtszentrum, ausgehende Informationen. (Mod. nach Lempert 1994 in Schaaf et al. 1999a)

2.1.1 (Rolle der) Augen

Wichtig für den Menschen ist aber nicht nur die Wahrnehmung im Raum, sondern auch und besonders das gezielte Hinsehen, etwa um zu erfahren, wohin die Bewegung geht oder woher eine Gefahr droht. Wie schon bei den einfachen Quallen gibt es auch beim Menschen eine enge Verbindung des Gleichgewichtsorgans mit dem Sehorgan. Beim Menschen sorgt diese dafür, dass der Blick normalerweise geradeaus gerichtet ist.

Dabei spielen fest gebahnte (sog. vestibulookuläre) Reflexe eine große Rolle. Diese sorgen z. B. dafür, dass über schnelle, fein abgestimmte Ner-

Reflexe zwischen Innenohr und Augenbewegungen

venmuster selbst bei schnellen Bewegungen der Blick immer gut ausgerichtet ist, ohne dass Schwindel empfunden wird. Man kann dies bei sich selbst ausprobieren, wenn man während einer Eisenbahnfahrt aus dem Fenster schaut. Dann kommt es zu den schnellen »Rückstellbewegungen« der Augen. In der Eisenbahn sind sie »normal« und nützlich; beobachtet man aber die gleichen Augenbewegungen bei einem Menschen im Ruhezustand, wäre dies ein deutliches Zeichen für einen Gleichgewichtsschaden.

2.1.2 Riechen

Die weiteren Sinneswahrnehmungen, die unserem Handeln oft vorangeschaltet sind, haben mit dem Geruchsinn und – eng damit verbunden – dem Schmecken und dem Tastsinn über die Haut zu tun. Dabei ist Riechen sicherlich die entwicklungsgeschichtlich früheste Wahrnehmung, die so eng mit alten Reflexen verbunden ist, dass sie meisten nicht bewusst wahrgenommen wird. Dies kann im Guten und im Schlechten manchmal unreflektierte Folgen haben, wenn man z. B. jemanden besonders gut oder nicht »riechen« kann.

2.1.3 Schmecken und das »Bauchgefühl«

Mit dem Schmecken kann man »bemerken«, ob etwas gut oder schlecht für den Körper ist. Schmeckt die aufgenommene Substanz übel (verderblich), so ist es sinnvoll, diese zu erbrechen; dies geschieht regelmäßig bei »Übelkeit«.

Auch dieser Reflex ist schon sehr alt und heute noch bei einfachen Medusen in seiner ursprünglichen Anlage zu sehen. Wahrscheinlich hat sich hieraus der beim Menschen zu findende Verbindungsweg zwischen den Gleichgewichtszentren und dem N. vagus, der als 10. Hirnnerv bis zum Magen reicht, etabliert (Schmäl u. Stoll 2000). Dieser vermittelt uns oft ein »Gefühl aus dem Bauch«, das man in seiner emotionalen Qualität oft durchaus mit zurate ziehen sollte, erst recht, wenn einem »etwas aufstößt« (◘ Abb. 2.9).

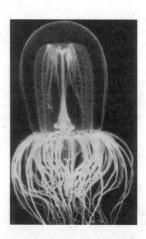

◘ **Abb. 2.9.** Eine Meduse mit Tentakeln, Urdarm inklusive N. vagus und Statozyste. (Aus Schmäl u. Stoll 2000)

2.1.4 Gehöranteil

Vom Schall zum Nervenimpuls
Hören heißt Schallsignale aufnehmen, verarbeiten und erkennen. Dabei passieren Schallwellen zunächst das äußere Ohr bis zum Trommelfell. Die Impulse an das Trommelfell werden über kleine Gehörknöchelchen bis an das Innenohr weitergegeben. Dabei werden die Schalleindrücke 18- bis 22fach verstärkt (◘ Abb. 2.6).

Die Schallwellen erreichen je nach Tonhöhe (Frequenz) unterschiedliche Orte in der nach ihrer äußeren Form benannten Schnecke. Diese

Schnecke

Abb. 2.10. Tonlokalisation auf der Basilarmembran

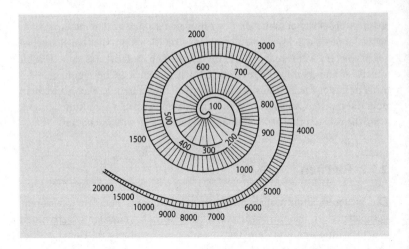

stammt ursprünglich aus einer Ausstülpung des Gleichgewichtsorgans im Sinne eines weiteren Bogengangs (Walkowiak 1998).

Schwingungen mit hoher Frequenz, also helle Töne, finden ihren Niederschlag in der ersten Schneckenwindung nahe am Mittelohr. Töne mit niedriger Frequenz, also tiefe und dumpfe Töne, werden am Ende der Schneckenwindung in der Nähe des »Schneckenlochs« abgebildet. So hat jede Frequenz je nach ihrer Qualität einen spezifischen Ort in der Schnecke (◘ Abb. 2.10).

Corti-Organ

Die Umwandlung der von außen kommenden mechanischen Energie in Nervenimpulse erfolgt im Corti-Organ, dem eigentlichen Sinnesorgan. Die nur (!) 3.000 inneren Haarzellen sind die eigentlichen Empfangsstationen; die 12.000 äußeren Haarzellen haben meist verstärkenden, manchmal aber auch abschwächenden Einfluss. Durch die inneren Haarzellen erfolgt die Umwandlung des Höreindrucks von außen zu einem Nervenimpuls. Dieser wird dann in Richtung Hörzentrum im Gehirn weitergeleitet.

Für das räumliche Hören ist es unerlässlich, dass größere Teile der von der Schnecke zum Zentralnervensystem ziehenden Nervenleitungen schon sehr früh, ab dem 2. Nervenknoten, auf die andere Hör- und Hirnseite kreuzen. So ist jeder Impuls aus der Schnecke mit dem Hörzentrum verbunden.

Komplexe Vernetzung und Kommunikation im Hörsystem

Schon während der Aufnahme des Höreindrucks erfolgen viele regulierende Einflüsse. Dies sind aktive und sehr individuelle Prozesse. Auf dem Weg vom Innenohr bis zur Wahrnehmung des Höreindrucks wird die Information von außen durch viele Regulationsvorgänge in Bruchteilen von Sekunden aufgearbeitet, verstärkt oder abgeschwächt und – in den allermeisten Fällen – erst gar nicht in die Wahrnehmung vorgelassen. Dorthin gelangt nur, was für den Einzelnen wichtig ist, sei es erschreckend oder interessant, auf jeden Fall aber von Interesse und am besten »neu«. Auch hier spielt das sog. limbische System eine große Rolle. So wird jeder noch so objektiv messbare Ton je nach Aufmerksamkeit und Stimmungslage anders wahrge-

2.1.5 Rückenmarkbahnen

Informationen über den Spannungs- und Bewegungszustand der Muskeln

Aber nicht nur die Augen werden entsprechend den Notwendigkeiten des aufrechten Ganges, des Laufens und des Bewegens ständig ausgerichtet, sondern im Prinzip auch alle Muskeln des Bewegungsapparates.

Die meisten festen Nervenverschaltungen von und zu den Muskeln gehen von den Rückenmarkbahnen aus und treffen sich auch dort wieder. Sie regulieren das feine Wechselspiel der sich ergänzenden Beuge- und Streckmuskeln.

Wie (fast) alles, was gut funktionieren muss, geschieht dieses »Muskelspiel« überwiegend unbewusst.

2.1.6 Körpereigenfühler

Kaum zu überschätzen ist die Bedeutung der Körpereigenfühler. Mit diesem Begriff meint man kleine Wahrnehmungsstationen (Nervenspindelchen) in den Muskeln selbst. Sie informieren über den Spannungszustand, die Stellung und die Länge von Muskeln, Sehnen und Gelenken.

Eine besondere Rolle gerade für den aufrechten Gang kommt dabei den Halsrezeptoren zu, die über die Stellung des Kopfes in Position zum Rumpf informieren. Deswegen wird die Halswirbelsäule von Manualtherapeuten auch quasi als »eigenes Sinnesorgan« angesehen.

Halsrezeptoren

Die enorme Bedeutung der Körpereigenfühler kann man sich wie folgt klarmachen: Selbst Menschen ohne Gleichgewichtsorgan können, wenn sie dies lang genug geübt haben, auch mit geschlossenen Augen noch stehen und sogar, mit ein bisschen Schwierigkeiten, gehen.

2.2 Schaltstelle im Gehirn

Die Schaltstelle des Gleichgewichtssystems liegt im Hirnstamm in den sog. Gleichgewichtskernen (Vestibulariskernen) und im Kleinhirn. Dort werden die von den verschiedenen Sinnesorganen (Augen, Gleichgewichtsorgan, Körpereigenfühler) eingehenden Informationen zu einem stimmigen Eindruck zusammengefügt (Dieterich 2006).

Gleichgewichtskerne (Schaltstelle)

Meist unbewusst und in Millisekundenschnelle werden die neuen Informationen mit früheren Bewegungserfahrungen verglichen und bewertet. »Berichten« die Informationen über eine Störung des Gleichgewichtszustandes, folgen in der Regel sofort und »unwillkürlich« Reaktionen in Form von Muskelaktivitäten und Augenbewegungen, die den alten Zustand wiederherstellen sollen.

Dies ermöglicht uns, gerade zu gehen und den Blick umherschweifen zu lassen, ohne aus dem Gleichgewicht zu geraten. Unerlässlich ist dabei der Reflexbogen zwischen dem Gleichgewichtsorgan im Innenohr und den Augen: der vestibulo-okuläre Reflex, kurz VOR. Dieser gibt die Informationen vom Labyrinth (den Bogengängen und Otolithenorganen auf beiden Seiten) über den Gleichgewichtsnerv und seine Anlaufstationen im Hirnstamm. Von dort kommen die Impulse an die Kerngebiete der Augenmuskelnerven und gehen über die Hirnnerven weiter.

Für Mediziner: ... vom Nervus vestibularis über das Vestibulariskerngebiet zu den vestibulären Projektionsgebieten im Hirnstamm: Fasciculus longitudinalis medialis, Brachium conjunctivum, aufsteigender Deiters-Trakt an den N. trochlearis, N. oculomotorius und N. abducens in einen »Drei-Neuronen-Reflexbogen«.

Haltungsregulation

Betrachtete Bilder werden so bei allen Körperbewegungen verwertbar auf der Netzhaut des Auges abgebildet. Andere Bahnen sorgen – im vestibulären Kortex – für die Raumorientierung und die Wahrnehmung und weitere über Verbindungen zum Rückenmark über die vestibulospinalen Bahnen für die Haltungsregulation. So werden Lageänderungen mit Gegenbewegungen ausgeglichen. Dies alles geschieht meist un- bis halbbewusst.

Je nach Aufmerksamkeit und Notwendigkeit können einige der vielen Gleichgewichtseindrücke ins Bewusstsein gelangen. Damit sind sie – in Grenzen auch bewusst – zu beeinflussen.

Sacculus, Utrikulus

Für die Wahrnehmung gibt es eine Hierarchie, die jeweils von »unten nach oben« durchlaufen werden muss, ehe sie als integrierter Gesamteindruck wirksam werden kann. Die Basis jeder Wahrnehmung stellt der Gleichgewichtssinn dar, ehe die nächsten Wahrnehmungsstationen, Augen und Gehör, überhaupt erst in Funktion treten können. Bei den Gleichgewichtsfunktionen scheinen Sacculus und Utrikulus führend zu sein und können die Bogengangsfunktionen »richtungsweisend« beeinflussen (Westhofen 2003a).

Große Anteile dieses gleichgewichtssuchenden und gleichgewichtserhaltenden Prozesses werden im limbischen System gespeichert und ständig aktiviert. Zu sehr großen Teilen sind sie – um des Überlebens willens – auch schon im Stammhirn als Grundlagen und grobe Konzepte gespeichert.

So stellt sich unser Gleichgewicht immer körperlich und seelisch dar.

Wie (fast) alles, was gut funktioniert oder funktionieren muss, geschieht dies überwiegend unbewusst. Über die Vielzahl der zum Überleben, Wahrnehmen und Bewegen nötigen Muster und Handlungsabläufe kann man gar nicht nachdenken, ohne handlungsunfähig zu werden. Offensichtlich wird dies beim Autofahren: hier funktionieren komplexe Muster situationsabhängig – meist gut aufeinander abgestimmt – nach entsprechender Übung ohne Nachdenken. So macht es im Vergleich zu den ersten Bemühungen, beim Start des Wagens Kupplung und Geschwindigkeit aufeinander abzustimmen, Jahre später in der Regel keine Schwierigkeiten mehr, beim Überholen den Gang zu wechseln, Musik zu hören und sich ggf. noch mit dem Fahrgast über das Wetter oder das Fahrverhalten des Überholten zu äußern.

2.3 Seelisches Gleichgewicht

Erst wenn neue Fragestellungen auftauchen oder wenn die alten Antworten keine zufrieden stellenden Lösungen darstellen, kann der Prozess bewusst werden und – teilweise – auch geändert werden.

Wahrscheinlich ist es deswegen so schwer, dieses selbstverständlich Erscheinende positiv und passend in Worte zu fassen. So findet sich selbst in dem dicken Lehrbuch »Das Gleichgewicht« von H. Scherer nur eine Definition des Schwindels und zwar als Abweichung vom weiter undefinierten Gleichgewicht oder als Gleichgewichtsausfall, -störung etc.. Das gilt auch für das Standardwerk der psychosomatischen Medizin von T. v. Uexküll (1986). Dennoch findet sich der dynamische Zusammenhang der verschiedenen Komponenten immer wieder in den »halbbewussten« Kulturdarstellungen wie »im Tanz des Lebens« aus Ostafrika (◘ Abb. 2.11).

Menière-Anfälle können das selbstverständlich Geglaubte gründlich durcheinander wirbeln und rufen wohl deshalb nicht selten Todes- und Vernichtungsängste hervor.

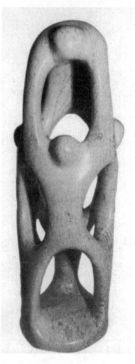

◘ Abb. 2.11. Der Tanz des Lebens. Skulptur aus Ostafrika

2.3 Seelisches Gleichgewicht

Genauso wie es ein körperliches Gleichgewicht gibt, existiert sicher auch ein psychisches oder »seelisches« Gleichgewicht. Dies ist allerdings nicht einfach zu beschreiben, denn, darüber, was »Seele« und »Seelisches« ist, gibt es in der Geschichte der Menschheit Hunderte von sich widersprechenden Ideen und Theorien. Eine Übereinstimmung, ein gemeinsamer Nenner, besteht aber darin, dass die emotionale Bewertung und das individuelle Erleben zum Seelischen dazugehören.

Dabei wirken Körper und Seele sicher eng zusammen und beeinflussen sich gegenseitig; möglicherweise sind sie gar nicht voneinander zu trennen, sondern sozusagen zwei Seiten einer Medaille. Eine wichtige Schnittstelle liegt im sog. limbischen System. Dort werden gefühlsbetonte Impulse wahrgenommen, interpretiert und »automatisch« in Aktionen umgesetzt – meistens bevor das Bewusstsein »erfährt«, was geschehen ist.

limbisches System

Schaut man sich die Entwicklung des »Seelischen« an, so fällt auf, dass die wichtigsten Gefühle oder Emotionen beim Säugling und Kleinkind noch sehr körperlich ausgedrückt werden. Wenn ein Kleinkind zufrieden ist, strahlt es, wenn es Hunger oder Durst hat, unbequem liegt oder gewickelt werden muss, schreit es. Im Verlaufe des normalen, gesunden Wachstumsprozesses entwickelt sich dann ein immer breiterer Fächer emotionaler Qualitäten. Lust differenziert sich in Zufriedenheit, Freude, Vertrauen, Glaube, Liebe, Hoffnung, Zärtlichkeit; Unlust in Angst, Furcht, Scham, Schuld, Ekel, Trauer, Hilflosigkeit und Hoffnungslosigkeit.

Da Menschen – vielleicht von Einsiedlern abgesehen – immer zu anderen Menschen in Kontakt stehen, vollzieht sich die emotionale Entwicklung des Menschen stets in enger Wechselwirkung mit seiner Umgebung.

Dabei braucht – wie es dann bei seelischen Krankheiten deutlich wird – auch die Seele ihr eigenes Gleichgewicht.

sichere Bindungen helfen

Inzwischen können Neurophysiologen einige wichtige Bedingungen für eine erfolgreiche Erhaltung des seelischen Gleichgewichtes bei immer neuen Belastungen und Herausforderungen benennen.

Schon in frühesten Jahren erkunden demnach diejenigen Kinder, die eine sichere Bindung zu mindestens einer erwachsenen Bezugsperson aufgebaut haben, deutlich mehr, mutiger und neugieriger ihre Umwelt als diejenigen Kinder, die eine unsichere Bindung aufweisen. Das bedeutet, dass eine sichere Bindung die entscheidende Basis dafür ist, sich auf die Belastungen und Risiken neuer Situationen einzulassen und sich mit diesen aktiv auseinander zu setzen. Dies ermöglicht, auf eigenen Füßen zu stehen, eigene Erfahrungen zu machen und sich in der Welt zurechtzufinden.

Wer dabei Grunderfahrungen von emotionaler Geborgenheit und eigener Kompetenz machen konnte, ist später in der Lage, auch eine eigene Vorstellung von sich selbst zu entwickeln. Diese Vorstellungen sind innere Bilder, die einem Menschen Halt und Sicherheit bieten, und an denen er sich im Verlauf seiner weiteren Entwicklung orientiert (s. auch Hüther 2001).

Sie sind im Lauf der eigenen Entwicklung gewachsene und immer neu bestätigt gefundene innere Überzeugungen, aus denen ein Mensch in schwierigen Situationen immer wieder neuen Mut für einen neuen Anfang findet.

Immer wieder gefährdend, aber auch im Sinne einer Herausforderung weiterbringend, ist die Angst bei realer oder phantasierter Gefahr das Lebensthema des Menschen schlechthin. Sie wird sehr früh zum existenziellen Thema, wenn sich Vertrauen in die Bindung zu mindestens einem Elternteil nicht einstellen kann oder wenn Bedingungen an »das so da sein dürfen« gestellt werden. Dies kann ganz dramatisch dann der Fall sein, wenn das neu in die Welt Gekommene nicht zu seinem Umfeld passt, sei es,

- weil es nicht erwünscht wurde,
- weil es von seinem eigenen Charakter »unbändig« ist, oder
- weil die Eltern selber vielleicht ein liebevolles, fürsorgliches Verhalten gar nicht erbringen können, weil sie es möglicherweise selbst nicht gelernt haben.

Je nach Entwicklungsabschnitt der Schädigung verfestigt sich dann ein bestimmter Umgang mit der Angst bei denen, die nicht daran zugrunde gegangen sind (König 1995, 1996, 1997, 2001; Rudolf 2002; Hoffmann u. Hochapfel 2004; Ahrens u. Schneider 2002; Reimer u. Rüger 2000).

2.4 Wie schlagen sich die Funktionen in Strukturen nieder?

Das Problem bei allen Patienten mit der Menière-Krankheit schlägt sich im Innenohr nieder. Dieses besteht aus dem Gleichgewichts- und dem Hörorgan.

Das Ohr beginnt mit der Ohrmuschel (◐ Abb. 2.6). Sie gehört, gemeinsam mit dem Kanal, der in der Ohrmuschel anfängt und bis zum Trommelfell reicht, zum Außenohr. Das Trommelfell ist ein hoch sensibles und

2.4 Wie schlagen sich die Funktionen in Strukturen nieder?

schmerzempfindliches Häutchen. Es ist die Grenze zum Mittelohr. Dieses enthält in einer »Paukenhöhle« drei Gehörknöchelchen: Hammer, Amboss und Steigbügel, die nach ihrem Aussehen, nicht etwa nach ihrer Funktion, benannt sind. Das Mittelohr ist im gesunden Zustand mit Luft gefüllt. Das sich daran anschließende Innenohr ist mit Flüssigkeit gefüllt. Hier finden wir das Gleichgewichts- und das Hörorgan.

Das Gleichgewichtsorgan besteht aus drei Bogengängen. Diese stehen in den drei Hauptrichtungen des Raumes jeweils senkrecht auf einer gemeinsamen Basis, einem länglichen Bläschen, dem Utrikulus. Hinzu kommt noch ein kleines, rundliches Säckchen, der Sacculus (◘ Abb. 2.7).

Über einen »vereinigenden« Gang (Ductus reuniens) steht das Gleichgewichtsorgan mit dem Gehörgang (Ductus cochlearis) in Verbindung. Ursprünglich aus einer Ausstülpung des Gleichgewichtsorgans stammend (Walkowiak 1998) windet sich der nun zum Gehörschlauch entwickelte Fortsatz 2,5-mal spiralförmig um eine Achse (Modiolus), die Nerven und Blutgefäße enthält. Das hat dem Hörorgan den Namen Schnecke (Kochlea) gegeben (◘ Abb. 2.6 und 2.7).

So finden sich im Querschnitt drei abgrenzbare Einheiten: der Gehörgang und zwei ihn umgebende, mit Perilymphen gefüllte Etagen. Diese sind wiederum nach ihrer räumlichen Lage benannt: die Paukentreppe (Scala tympani) liegt dem Mittelohr, der Pauke, nahe und die Vorhoftreppe (Scala vestibuli) dem Gleichgewichtsorgan (Vestibulum; ◘ Abb. 2.12; s. auch ◘ Abb. 2.7).

Dabei trennt die obere Wand des Gehörgangs, die Reissner-Membran, die nur ca. 2 µl Endolymphe von den 8 µl Perilymphflüssigkeit in der Vorhoftreppe. Die untere Wand, die Basilarmembran, grenzt den Gehörgang von der Perilymphe der Paukentreppe ab.

Auf der Basilarmembran sitzt das eigentliche Hörorgan, das nach seinem Erstbeschreiber genannte »Corti-Organ« mit ca. 15.000 Sinneszellen (12.000 äußere und 3.000 innere Haarzellen; ◘ Abb. 2.13).

Das Corti-Organ wird von einem Häutchen bedeckt, der Deckmembran (Membrana tectoria), die mit den Sinneshärchen in Verbindung steht. Die äußere Wand des Gehörgangs, das Spiralband (Ligamentum spirale) trägt den seitlichen Gefäßstreifen (Stria vascularis), der einen wichtigen Anteil bei der Produktion der Endolymphflüssigkeit hat.

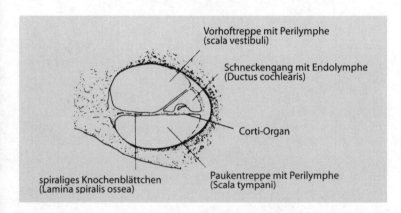

◘ **Abb. 2.12.** Ausschnitt aus der Schnecke. (Aus Boenninghaus 1990)

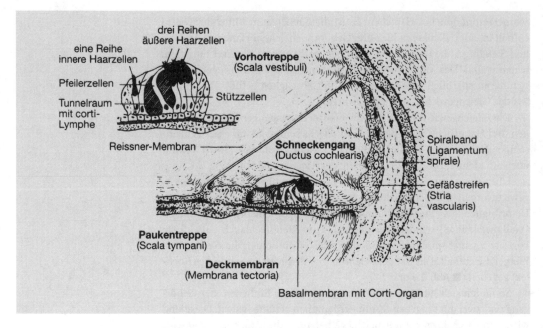

☐ Abb. 2.13. Das Corti-Organ im Querschnitt. (Aus Boenninghaus 1990)

Ductus und Saccus endolymphaticus

Über einen dünnen Gang, den Ductus endolymphaticus, stehen Gleichgewichts- und Gehörorgan mit dem Saccus endolymphaticus in Verbindung. Dieser liegt in einer Doppelung der Hirnhaut (Dura; ☐). Der Saccus endolymphaticus ist, wie die lateinische Endung andeutet, nicht nur größer als der Sacculus, sondern hat ganz andere Funktionen: Hier erfolgen normalerweise der Abtransport und die Resorption der Endolymphe. Außerdem scheint inzwischen gesichert, dass hier immunologische Vorgänge des Innenohrs vonstatten gehen (Rudack 1995, S. 275–281; Niedermeyer et al. 1996, S. 141).

Pathophysiologie des Morbus Menière

Wo liegt der Schaden? Der Druck im Innenohr macht ...

3.1 ... Schwindel aus dem Innenohr – 26

3.2 ... Augenzittern (Nystagmus) – 29

3.3 ... Hörverlust – 30

3.4 Fehlender Lautheitsausgleich (»recruitment«) und Geräuschempfindlichkeit – 31

3.5 ... Töne ohne Hören – der Tinnitus – 32

3.6 ... Druckgefühl in und hinter dem Ohr – 33

3.7 ... Sinnesmissempfindungen (Parästhesien) – 34

3.8 **Formen des Schwindels** – 34
3.8.1 Schwindel der Seele – psychogener Schwindel – 34
3.8.2 Können Angst und Panik auch einen Menière-Schwindel verursachen? – 41

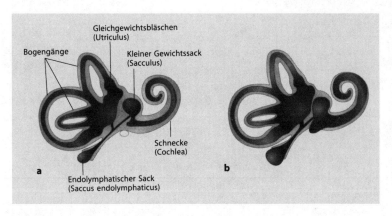

☐ **Abb. 3.1a,b.** Schematische Darstellung der Endolymphsituation. **a** Unauffällige Situation mit normal weiten Endolymphgängen, **b** Hydrops mit ausgeweiteten Endolymphgängen

Der französische Arzt Prosper Menière beschrieb 1861 eindrucksvoll ein Krankheitsbild, das bis dahin für eine Hirnkrankheit gehalten wurde. Er konnte deutlich machen, dass es sich um eine eigenständige Erkrankung des Innenohrs handelt.

Inzwischen weiß man sicher, dass dem so ist. Darüber hinaus entdeckten 1938 die Engländer Hallpike und Cairns und der Japaner Yamakawa unabhängig voneinander, dass sich bei Menière-Erkrankten die (Lymph-)Flüssigkeit in den Gehör- und Gleichgewichtsschläuchelchen staut.

endolymphatischer Hydrops

Medizinisch wird dieser Stau im Innenohr endolymphatischer Hydrops genannt. Dieser betrifft die häutigen Gänge sowohl des Gleichgewichts- als auch des Hörorgans. Die ☐ Abb. 3.1a,b zeigt schematisch die schmalen, schwarz gezeichneten Gänge beim Gesunden und die weit aufgetriebenen beim Menière-Kranken. Damit ist der organische Kern der Erkrankungsauswirkung benannt.

3.1 ... Schwindel aus dem Innenohr

Saccus endolymphaticus

Die Ausweitung des endolymphatischen Raums kommt zustande, wenn das Verhältnis von Produktion und Abtransport durch die abführenden Zellen nicht mehr stimmt und mehr produziert wird, als abtransportiert werden kann. Dafür scheint v. a. eine verminderte Leistung des Saccus endolymphaticus verantwortlich zu sein.

Möglicherweise könnte dies daran liegen, dass der endolymphatische Sack mit Immunabwehraufgaben, für die er wohl auch verantwortlich ist (Arnold et al. 1995; Barbara 1997; Rudack 1995; Paparella 2002), überfordert ist, sodass er diese Doppelaufgabe nicht ausreichend übernehmen kann.

Zu dieser Annahme passt die Beobachtung, dass der endolymphatische Sack bei Menière-Kranken häufig kleiner (verschrumpelt) aussieht und Anzeichen von Fibrose zeigt (Jahnke 1994; Arnold 1981). Hier kommen sowohl eine frühere Mumpsinfektion, eine Mittelohrentzündung, eine Entzündung des Labyrinths durch Bakterien oder eine Virusinfektion als

Auslöser in Betracht (Arenberg 1997; Arnold 1997). Die Fibrose kann aber auch durch eine unspezifische und unauffällige Entzündung ausgelöst werden (Häusler 1992). Nachprüfbar ist das aber kaum, denn – so Morgenstern (1985) – die Zeitspanne zwischen Infektion und Beginn der Symptome kann zwischen 10 Jahren und 25 Jahren liegen.

Auch Traumen (Unfälle mit starker Einwirkung auf das Innenohr) könnten – so vermutete Morgenstern 1985 – zum endolymphatischen Hydrops führen. Dies wird im Einzelfall aber nur sehr schwer nachzuweisen sein. Noch schwerer wird es sein, dies etwa als Versicherungsfall anerkannt zu bekommen. Meist gibt es aber keine auffindbare Ursache (Morgenstern 1985). Dann wird dies verschönt »idiopathisch« genannt: es erklärt sich »aus sich selbst« bzw. eben nicht.

Inzwischen lassen einige Untersuchungen vermuten, dass eine gewisse Anlage oder »Bereitschaft« zur Menière-Erkrankung in Teilen auch vererbbar sein könnte (Arweiler et al. 1995; Morrison 1995). Dafür gilt aber generell, dass die Wahrscheinlichkeit, an einer bestimmten Krankheit zu erkranken, eher vererbt als erworben ist. Aber die Schwere der Erkrankung und ihrer Auswirkungen sowie die Chance, die Krankheit tatsächlich zu bekommen, hängen wohl deutlich mehr von den erworbenen Möglichkeiten und Bewältigungsstrategien ab.

Durch die Resorptionsstörung im Saccus endolymphaticus kommt es zu einer geringen Erhöhung der Konzentration der Elektrolyte in den Endolymphen und damit zum Anstieg des sog. elektrolytkolloidosmotischen Druckes. Diese Unausgeglichenheit zwischen zwei Flüssigkeiten, der Perilymphe und der Endolymphe, die nur durch eine – für Wasser durchlässige – Wand getrennt sind, bewirkt, dass Wasser passiv dorthin strömt, wo die höhere Konzentration ist. In diesem Fall füllt sich so der Endolymphraum und wird erweitert.

erhöhter elektrokolloidosmotischer Druck

So scheint der wesentliche Faktor für die Hydropsentstehung im Innenohr »die Störung des Ionengleichgewichts in der Endolymphe zwischen Produktion und Resorption« zu sein (Morgenstern 1985, S. 22).

> Während lange davon ausgegangen wurde, dass die Anfälle mechanisch durch Zerreißungen von Membrananteilen erfolgen, deuten elektronenmikroskopische Untersuchungen darauf hin, dass die Menière-Attacken auch durch eine insgesamt erhöhte Durchlässigkeit der Schranke zwischen der Endo- und der Perilymphflüssigkeit zu erklären sind (Jahnke 1977; Morgenstern et al. 1983); hierbei können aber auch Zerreißungen der Reissner-Membran nachgewiesen werden.

Da die Endolymphe sehr viel mehr Kalium enthält als die Perilymphe, kommt es bei einer erhöhten Durchlässigkeit der Membranen zu einer Überschwemmung der Perilymphräume mit Kalium. Dies ist Gift für die Sinneszellen und Nervenendungen des Hör- und Gleichgewichtsorgans und führt zu Funktionseinschränkungen bis hin zum Funktionsverlust. Aber auch die Überschwemmung der Endolymphe mit Natrium hat Folgen: Die für die Sinneszellen so wichtige Umgebung gerät durcheinander, und es hat den Anschein, dass sich die Sinneshärchen von den Sinneszellen ablösen.

Medizinisch ausgedrückt hört sich das, hier von Jahnke (1994, S. 428) ausgeführt, so an:

> »Durch den verstärkten Eintritt von kaliumreicher Endolymphe in die Perilymphe ... wird die Bildung des Aktionspotenziales der afferenten Neuronen herabgesetzt, es werden aber auch die Haarzellen reversibel geschädigt. Andererseits ist die vom Ionenmilieu der Endolymphe abhängige Bildung des Rezeptorpotenzials der Haarzellen, der mechanoelektrische Transduktionsmechanismus, durch einen Natrium-Ionen-Einstrom in den Endolymphraum beeinträchtigt. Darüber hinaus führt nach tierexperimentellen Untersuchungen die Erhöhung der Natrium- und v. a. der Kalzium-Ionen-Konzentration in der Endolymphe zu einer Abkopplung der Sterozilien [Sinneshärchen (Anm. Autor)] der Sinneszellen von der Tektorialmembran.«

druckempfindlicher kalziumabhängiger Kaliumkanal

Speziell hinsichtlich der Rolle des Kaliums hat eine Aachener Forschungsgruppe um Düwel und Westhofen (2003) bei Experimenten mit isolierten Haarzellen aus dem Utrikulusanteil des Gleichgewichtsorgans von Meerschweinchen einen druckempfindlichen kalziumabhängigen Kaliumkanal nachgewiesen. Eine Änderung des hydrostatischen Drucks der Endolymphe, wie beim endolymphatischen Hydrops, soll dabei zu einer Erhöhung des Kaliumausstroms führen. Überträgt man dieses experimentelle Ergebnis im Reagenzglas auf den lebenden Menschen, könnte dies eine Möglichkeit sein, eine Erhöhung der Aussendefrequenz des Gleichgewichtsnerven der betroffenen Seite zu erklären, die dann zum Reiznystagmus im akuten Anfall führen würde.

Zusammengefasst heißt das, dass das fein ausgeklügelte und sensible System des Gleichgewichts im Anfall massiv gestört wird. Die Funktionen des Gleichgewichtsorgans und des Hörorgans geraten aus dem Lot; es werden irreale, aber höchst bedrohliche Informationen etwa einer kreisenden Umwelt gemeldet: Ein innenohrbedingter Schwindel wirbelt durch den Kopf. Dieser zieht reflektorisch schnelle Augenbewegungen zu einer Seite (Nystagmus) nach sich und führt nicht selten zu Übelkeit und Erbrechen, wenn das in der Nähe der Gleichgewichtskerne liegende Brechzentrum miterfasst wird.

Allerdings reicht das Vorhandensein eines endolymphatischen Hydrops allein nicht zur Erklärung der Schwindelanfälle aus. So gibt es Menschen mit nachgewiesenen Hydropsbefunden ohne Menière-Krankheit. Darüber hinaus besteht der Hydrops auch in der anfallsfreien Zeit.

Trigger

Es muss also noch ein auslösendes Moment, ein Trigger, direkt oder indirekt mitwirken, damit bei einem schon bestehenden aufgeblähten Endolymphschlauch einzelne, sonst geschlossene Zellmembrananteile (der Zonulae occludentes) durchlässig werden.

Als solche Trigger führt Jahnke (1994, Universitätsklinikum Essen) folgende Faktoren auf:

- septische (entzündete) Herde, v. a. der Kieferhöhle und der Zähne,
- stressbedingte Funktionsstörungen des autonomen Nervensystems,
- psychische Faktoren,
- Stoffwechselstörungen (seltener Unterfunktionen hormonproduzierender Organe wie der Nebennierenrinde),
- immunpathologische Veränderungen.

Die Dauer des Menière-Anfalls scheint von der Regeneration der Schranke zwischen Endo- und Perilymphen abzuhängen. Dabei scheinen aktive Transportmechanismen die überzähligen Natriumionen aus der Endolymphe und überschüssige Kaliumionen aus der Perilymphe herauszufiltern.

Der zeitliche Verlauf der Schädigung des Labyrinths beim M. Menière ist bislang ungeklärt. Aus evolutionärem Verständnis würde ich wie schon Plester 1979 vermuten, dass die entwicklungsgeschichtlich jüngsten Anteile des Innenohres die unerprobtesten und damit auch »anfälligsten« sind.

Das würde heißen, dass erst der Schneckenanteil mit den Hörfunktionen ausfällt, wie bei den Endolymphschwankungen ohne Schwindel (▶ Abschn. 5.2.2), dann die Bogengänge mit dem Drehschwindel wie beim »klassischen« M. Menière und erst dann die Gleichgewichtssäckchen mit ihren »oben-unten« sowie »links-rechts« Funktionen wie bei den Tumarkinschen Drops (▶ Abschn. 4.2).

Nun hat die Aachener Gruppe um Düwel und Westhofen (Düwel et al. 2004; Düwel u. Westhofen 2006) bei 10 Menière-Patienten eine grössere Anfälligkeit der Otolithenorgane gegenüber dem Bogengangssystem beobachtet. Innerhalb der Otolithenorgane scheint bei diesen 10 Patienten das Sacculus-Organ eine größere Empfindlichkeit auf die Endolymphstauung aufzuweisen als das Utrikulusorgan.

Allerdings wäre es bei dieser kleinen Stichprobe von - meist - Problempatienten, die zur Diagnostik an die Universität geschickt werden, sicher nicht gerechtfertigt, daraus schon allgemeine Ableitungen zu ziehen.

3.2 ... Augenzittern (Nystagmus)

Der Schwindel beim Menière-Anfall tritt typischerweise mit einem Nystagmus, einem Augenzittern, auf. Dieses beruht auf unwillkürlichen, gleichartigen und schnell aufeinander folgenden, rhythmischen Augenbewegungen, die über Verschaltungen des Innenohres direkt mit den Augenmuskeln bedingt sind. Dies ist »normalerweise« sehr sinnvoll, da so die Informationen über die Körperposition direkt mit der Blickrichtung koordiniert werden.

Beim Menière-Anfall werden durch die gestörten Nervenimpulse nicht wirkliche, sehr schnelle Raumveränderungen angezeigt und reflektorisch wird versucht, die Augen entsprechend auszurichten. Dies führt zu den schnellen, der Aufgabe nicht mehr gewachsenen Augenbewegungen, die letztlich nur noch Schwindel hervorrufen.

Ohne Schwindel und wohl gerade noch ohne Überforderung sind diese schnellen, unbewussten Augenbewegungen bei Menschen zu beobachten,

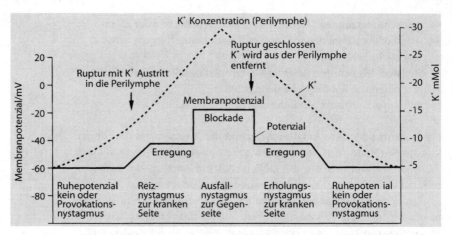

Abb. 3.2. Nystagmusrichtung und Kaliumkonzentration der Perilymphe nach Ruptur eines endolymphatischen Hydrops. Gleichzeitig ist das Membranpotenzial der Nervenzelle aufgezeichnet. (Aus Morgenstern 1985)

Reiznystagmus, Ausfallnystagmus

die aus einem fahrenden Zug hinausschauen. Hier sorgt der schnelle Rückstellreflex dafür, dass trotz sich schnell bewegender Umgebung immer ein gerade erscheinendes Bild bleibt.

Bei einem klassischen Menière-Anfall tritt nun noch typischerweise ein Wechsel der Drehungsrichtung ein. Dieser hängt mit dem Grad der Kaliumvergiftung der Perilymphe zusammen. Zunächst reizt das einströmende Kalium aus der Endolymphe die in der Perilymphe liegenden Nervenzellen so, dass Reize ausgelöst werden (Reiznystagmus). Dabei werden Augenbewegungen in Richtung des betroffenen Ohrs ausgelöst. Danach führt die Kaliumkonzentration zur Lähmung der Nervenzellen; es kommt zu einem Ausfallnystagmus (Augenbewegungen zur Gegenseite; Abb. 3.2).

Diese experimentell gut belegten Beobachtungen erklären die sehr unterschiedlichen Augenflackerbewegungen während eines Anfalls. Kommt es allerdings zu einer starken Vermischung von Peri- und Endolymphe, so kann das Reizstadium so schnell durchlaufen werden, dass nur das Ausfallstadium bemerkt wird (Morgenstern 1994a).

3.3 ... Hörverlust

Der Hörverlust während eines Anfalls ist durch die Vergiftung der Haarzellen durch Kalium erklärbar (Zenner 1989). Am Anfang ist noch eine volle Wiederherstellung der Funktion nach einem Anfall möglich.

> Irreparable Schädigungen treten ein, wenn die Kaliumvergiftung zu lange andauert oder sich zu oft wiederholt. Dabei wird die Zellarchitektur der umgebenden Membran so nachhaltig geschädigt, dass eine Entmischung der Lymphe nicht mehr möglich ist.

Das entwicklungsgeschichtlich jüngere Hörorgan scheint dabei insgesamt anfälliger für Funktionsausfälle zu sein als der ältere Anteil des Ohrs, der Gleichgewichtsapparat (Plester 1979).

Darüber hinaus und auch in der anfallsfreien Zeit wirkt sich die vermehrte Flüssigkeitsbelastung durch den Endolymphstau auf das Hörvermögen aus. Insbesondere verschiebt sich der Kontakt der Sinneshärchen zur Deckmembran (◨ Abb. 2.13); im Extremfall können Deckmembran und Sinneshärchen dann ganz abgekoppelt werden (Zenner u. Ernst 1993). Die Folge ist, dass die Schallwelle die Sinneszelle nicht mehr erreicht bzw. die Sinneszelle durch Schallreize nicht mehr erregbar ist: Damit wird kein Toneindruck zum Hörzentrum weitergeleitet.

Die Bevorzugung des Tieftonbereiches bei dieser Hörstörung ist durch eine Materialbeschaffenheit der Basilarmembran erklärbar, die sich wiederum in einem unterschiedlichen physikalischen »Steifheitsgradienten« ausdrücken lässt. So wirkt sich v. a. die akute Volumenmehrbelastung am gravierendsten an der Schneckenspitze aus.

Die häufige Rückbildungsfähigkeit und die Schwankungen sprechen aber deutlich dafür, dass die Funktion der betroffenen Haarzellen lange nicht erloschen, sondern nur vorübergehend beeinträchtigt ist. Erst wenn es zu einer lang anhaltenden, chronischen Volumenüberlastung kommt, werden alle Bereiche im Gehörschlauch und damit auch alle Frequenzen betroffen. Dann kann es zu einer zunehmenden Schwerhörigkeit kommen (Tonndorf 1976). Diese scheint aber nur selten zur kompletten Taubheit zu führen, meist findet sie ihre Grenze bei 60- bis 80 dB-Hörverlust.

> zunehmende Schwerhörigkeit

3.4 Fehlender Lautheitsausgleich (»recruitment«) und Geräuschempfindlichkeit

Lautstärke- und lautheitmodulierende Prozesse finden nahezu in jeder Ebene der Hörverarbeitung statt. Dabei besitzt das Gehör von allen Sinnesorganen die höchste (Absolut-)Empfindlichkeit: Der Unterschied zwischen dem kleinsten noch hörbaren und dem lautesten noch erträglichen Ton liegt bei einem Faktor von 10 Mio. Einheiten Schalldruck.

Im Mittelohr sorgt der sog. Stapediusreflex – nach einer direkten Rückkopplung zwischen Stammhirn und den Steigbügelmüskelchen (Mm. stapedii) – dafür, dass sich bei subjektiv, und erst recht objektiv zu lauten Geräuschen das Trommelfell so versteift, dass darüber die Schallimpulse gedämpft werden.

> Stapediusreflex

Ausgesprochen modellierende Funktion haben im Innenohr im Corti-Organ die sog. äußeren Haarzellen (◨ Abb. 3.3).

Sie können bei sehr schwachen Schallreizen die Auslenkung der Basilarmembran verstärken oder bei sehr starken Reizen die Auslenkung abschwächen.

So können akustische Signale schon im Innenohr je nach (objektiver) Lautstärke und (subjektiver) zentraler Rückkopplung gedämpft oder verstärkt werden.

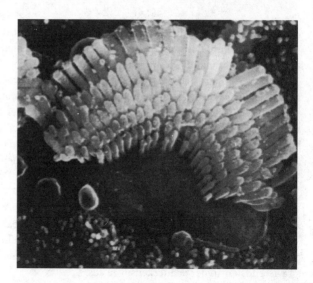

◘ Abb. 3.3. Äußere Haarzellen in der Elektronenmikroskopie. (Aus Reiss et al. 1998)

»Recruitment«

In Folge der Schwächung und der Schädigung der inneren und v. a. äußeren Haarzellen, der Sinneszellen für das Hören, kann beim Morbus Menière auch eine spezielle Form der Geräuschempfindlichkeit auftreten. Dies ist der fehlende Lautheitsausgleich bei Schwerhörigkeit: das »Recruitment«.

Ursache ist eine eingeschränkte Funktion besonders der äußeren Haarzellen, die hauptsächlich für die Modulation (Verstärkung und Abschwächung) von Schallsensationen zuständig sind. Sind diese Haarzellen beeinträchtigt, so kann Leises nicht mehr verstanden, Lautes aber auch nicht abgeschwächt werden. Die Folge ist eine Überempfindlichkeit in den betroffenen Frequenzen, je nach Ausprägung der Hörminderung. Diese spezielle Form von Geräuschempfindlichkeit lässt immer mehr nach, je mehr sich durch zunehmende Gewöhnung (Habituation) ein Ausgleich in der weiteren Hörverarbeitung einstellen kann. Dies geschieht normalerweise im Laufe der Zeit »von allein« – konkret sorgen die höheren Ebenen des hörverarbeitenden Systems dafür, dass die subjektiven Folgen der peripheren Schädigungen zentral ausgeglichen werden.

Das Gegenteil tritt ein, wenn die Geräuschempfindlichkeit als so groß erlebt wird, dass es zu einer dauernden Flucht vor Geräuschen kommt. Dann kann eine spezielle Hörtherapie sinnvoll werden, die den Patienten – unter Anleitung – vorsichtig und behutsam an Geräuschquellen heranführt (ausführlich für Therapeuten s. Schaaf et al. 2003; für Betroffene s. Schaaf u. Nelting 2003).

3.5 ... Töne ohne Hören – der Tinnitus

Als Tinnitus bezeichnet man Höreindrücke ohne äußere Schallquelle. Der Begriff Tinnitus kommt aus dem Lateinischen von »tinnire« und heißt übersetzt klingeln, brummen, summen. Zwar gibt es auch objektive, d. h. auch für Untersuchende hör- und messbare Ohrgeräusche, meistens handelt es sich aber um die nur vom Betroffenen vernehmbaren subjektiven Ohrgeräusche.

In den allermeisten Fällen finden sich die Tinnitusursachen im Innenohr. Dabei gibt die Frequenz schon einen wesentlichen Hinweis auf den genauen Ort des Geschehens. So finden wir bei Lärmschäden, die zunächst den Hochtonbereich betreffen, meist auch hochfrequente Tinnitusgeräusche, bei den meist angeborenen Mitteltonschwächen in der Regel Ohrgeräusche um 1.000–2.000 Hz und bei Problemen mit der Innenohrflüssigkeit überwiegend Tieftongeräusche.

Der typischerweise tieffrequente Tinnitus bei Morbus Menière ist durch das Endolymphgeschehen erklärbar. Anders als bei Lärmschäden und beim Hörsturz, bei denen direkt die Sinneshärchen beschädigt werden, führt nun die vermehrte Flüssigkeitsbelastung zu mehr Abstand zwischen den Sinneszellen – also der Haarzellen, zu der sie bedeckenden Deckmembran.

Im Extremfall können Deckmembran und Sinneshärchen sogar ganz abgekoppelt werden (Zenner, Ernst 1993). Eine »Materialeigenschaft«, der unterschiedliche physikalische Steifheitsgradient entlang der Basilarmembran, ist dafür verantwortlich, dass sich eine akute Volumenmehrbelastung am meisten an der Schneckenspitze auswirkt. Bei einer langanhaltenden, chronischen Volumenüberlastung können alle Bereiche im Gehörschlauch erfasst werden (Tonndorf 1976).

Die Verschiebung des Bodens des Endolymphraum verändert den Arbeitspunkt der äußeren Haarzellen (Stereozilien) (statischer Reiz) und führt gleichzeitig zu mechanischen Turbulenzen. Beide Mechanismen führen zu einer vermehrten Reizung der äußeren und inneren Haarsinneszellen. So kann ein Höreindruck an dieser Stelle entstehen: der tiefe Brummton (Preyer u. Bootz 1995). Also wirbeln, passend zum Krankheitsbild, auch die Haarzellen.

Haarzellen wirbeln

Hinzu kommt, dass durch den Schall von außen auch keine normale Scherbewegung der Haarzellen im betroffenen Bereich bewirkt wird, hier stellt sich eine – meist schwankende – Schwerhörigkeit ein.

Manchmal kommen aber noch andere, meist hohe Töne hinzu. Diese dürften durch weitere – manchmal auch andere zusätzliche Schäden an den inneren Haarzellen zu erklären sein. Diese können nach einer modellhaften Vorstellung, meist durch Lärm, aber auch durch chronische Flüssigkeitsüberlastung, so beschädigt sein, dass sie zwar nicht angemessen auf einen Schallreiz reagieren können, aber durch die Schädigung eine Art »Kurzschluss« in der Nervenweiterleitung entsteht. Dieser wird dann als dauerhafter Impuls (»Leckstrom«) über die Nerven weitergeleitet und als Tinnitus wahrgenommen (ausführlich für Therapeuten s. z. B. Hesse 1999; Goebel 2002; Schaaf und Holtmann 2002; für Betroffene s. Schaaf und Hesse 2004).

3.6 ... Druckgefühl in und hinter dem Ohr

Das bei Menière- und Hydropserkrankungen oft beschriebene Druckgefühl wird meist hinter dem Ohr oder wie Wasser im Ohr empfunden. Dies ist

Druckempfindung durch den sensiblen Hörnerv

aber nicht tatsächlich der Fall, sondern das Druckgefühl entspricht wohl im Wesentlichen einer durch das Endolymphgeschehen vermittelten Druckempfindung des sensiblen Hörnervs. Erklärbar ist dieses Phänomen ähnlich wie der ebenfalls mögliche, aber sehr selten vorkommende Phantomschmerz im Ohr.

Das Ohr kennt – wie viele andere Organe – auf sehr verschiedene Reize nur wenige Antworten. Dies sind im Wesentlichen:
- Hören oder Nichthören,
- Tinnitus bei Störung des Hörorgans,
- Druckempfindung und Schmerz als Erleben oder Erinnerung an die bei den meisten Menschen in der Kindheit häufigen Mittelohrentzündungen.

Letztere gehen, wie wir uns schmerzlich erinnern können, tatsächlich oft mit einem vollen Mittelohr einher, aber seit der Verfügbarkeit von Antibiotika zum Glück nicht mehr mit Vereiterungen in den Knochen oder im Gehirnraum. Die endolymphatische Druckerhöhung könnte diese Sinneseindrücke anstoßen und so das Gefühl eines vollen Ohrs vermitteln.

3.7 ... Sinnesmissempfindungen (Parästhesien)

Anders erklärt werden müssen die auch bei Tinnituspatienten ohne Endolymphgeschehen häufig beschriebenen Missempfindungen meist einer Gesichtshälfte. Diese können physiologisch nicht – zumindest nicht direkt – über den Hör- oder Gleichgewichtsnerv vermittelt sein, sondern nur über den großen, sich aus drei Ästen zusammensetzenden 5. Hirnnerv (der sich aus drei »Wurzeln zusammensetzende N. trigeminus). Dieser leitet – seitengetrennt – Sinnesempfindungen der Gesichtshaut um Augen, Oberkiefer und Ohren sowie des Unterkiefers und des Zahnbereiches zum Gehirn weiter. Die als Kribbeln, Überempfindlichkeiten, Gefühllosigkeit oder gar Schmerzen beschriebenen Sinneseindrücke könnten als Übererregbarkeit gedeutet werden und sind meist durch Entspannungsverfahren, etwa dem autogenen Training, deutlich zu lindern. Hier liegt vielleicht eine Verbindung zwischen den Kerngebieten des Gleichgewichts- und Hörnervs und dem N. trigeminus vor.

Vielleicht sind aber die Symptome Ausdruck einer allgemeinen Angespanntheit mit Hauptmerkmal auf das Ohrengebiet, und das kann sich im Laufe der Erkrankung auf die gesamte betroffene Seite ausdehnen.

3.8 Formen des Schwindels

3.8.1 Schwindel der Seele – psychogener Schwindel

ständiges Schwindelgefühl

Bei einem häufigeren Anfallsgeschehen wirkt sich der Schwindel nicht nur auf das Brechzentrum, die Augen und die Muskelaktivitäten aus, sondern auf das Befinden des ganzen Menschen. Dann kann der Schwindel auch die Seele erfassen und sich als ständiges Schwindelgefühl bemerkbar machen. In der Medizin und der Psychologie wird dies als psychogener Schwindel bezeichnet. Wenn zuerst die Menière-Erkrankung und dann der psychogene Schwindel auftreten, wird dieser als reaktiv bezeichnet.

Der reaktive psychogene Schwindel wird von den Betroffenen eher unspezifisch beschrieben. Man sei taumelig, nicht standfest, wackelig, aneckend, wirr im Kopf, hätte ein dröhnendes Gefühl und Angst, oft sehr viel Angst. Ganze Tage seien nun Menière-Tage. In bestimmten Situationen kann dieses Gefühl, verbunden mit Angst und Panik, wie ein innenohrbedingter Menière-Anfall erlebt werden, obwohl kein Augenzittern eintritt und der Menière- und Seelenkranke stehen kann.

Wie kann sich nun aus einer organischen Erkrankung ein seelischer Schwindel entwickeln?

Angstschwindel und Schwindelangst

Wem, wie bei vielen Menière-Attacken, das Gleichgewicht unberechenbar und oft massiv verloren geht, der verliert meist Halt und Sicherheit. Erschwerend kommt hinzu, dass die typischen Drehschwindelanfälle häufig mit Todes- und Vernichtungsängsten einhergehen. Stellt sich dieses als existenziell bedrohlich erlebte Ereignis öfters ein, so wächst verständlicherweise auch die Angst vor der Wiederholung. Dabei kann die Angst so groß werden, dass sie selbst als Unsicherheit und Schwindel bis hin zu einem Gefühl des Drehschwindels empfunden und zu einer eigenen Krankheitskomponente wird.

Angst wird Krankheitskomponente

Auch der Wirkmechanismus des in der Folge der Erkrankung erworbenen/erlernten, reaktiven psychogenen (Seelen-)Schwindels ist in vielen Fällen gut erklärbar.

Oft läuft uns schon beim Anblick des Essens »das Wasser im Mund zusammen«; dies stellt eine äußerst sinnvolle, biologisch wichtige Reaktion dar. Wird gleichzeitig zum Essen geläutet, so reicht nach einer gewissen Zeit allein das Läuten aus, das Wasser im Munde zusammenlaufen zu lassen.

Was ist passiert?

Ein bis dahin im Zusammenhang mit dem Essen völlig unbedeutender Reiz wird mit einer biologischen, schon immer vorhandenen Reaktion gekoppelt. Die Folge ist, dass dieser ehedem unbedeutende Reiz die gleiche Reaktion auslöst wie der biologisch sinnvolle. Bewährt sich die neue Verbindung zwischen Reiz (Läuten) und Reaktion (Speichelfluss), so kann auch das Läuten immer unspezifischer werden. Dann können immer mehr ähnliche Reize die obige Reaktion auslösen, wenn dies wiederum »belohnt« wird. Dies ist in diesem Fall dann gegeben, wenn dem »Reiz« auch das erwartete Essen folgt.

Da wir uns mit solchen und anderen immer wieder stattfindenden Lernvorgängen und -ergebnissen nicht den ganzen Tag »bewusst« beschäftigen können, verschwindet vieles davon wieder im Unbewussten. So kann es uns z. B. nach einer gewissen Zeit vollkommen »schleierhaft« und unbegreiflich erscheinen, warum uns bei einem bestimmten Läuten immer das Wasser im Munde zusammen läuft. Dieser Vorgang ist aber durchaus erklärbar – und (!) auch wieder »verlernbar« und damit auslöschbar. »Zum Glück«, auf jeden Fall zu unserem Vorteil, verlaufen die meisten Lernschritte bei uns Menschen noch viel komplexer.

Auch reicht bei uns im Gegensatz zu Hunden, mit denen der russische Forscher I. Pawlow Anfang des Jahrhunderts experimentierte, schon das Denken an ein schmackhaftes Essen aus, um eine biologische Reaktion in Gang zu setzen.

Diese Macht der Gedanken, die wahrscheinlich nur bei Menschen so ausgeprägt sein kann, eröffnet uns viele Möglichkeiten, auch »vorausschauend« zu lernen, ohne jeden Lernschritt konkret in der Praxis durchführen zu müssen. So können wir schon vorausschauend lernen, nicht vom Zehnmeterturm zu springen, wenn das Schwimmbecken gerade geleert ist.

Was heißt das für den seelischen Schwindel beim Morbus Menière?

Drehschwindelattacken sind meist mit heftigen Gefühlen von
- Unsicherheit,
- Angst und Panik sowie
- »vegetativen« Symptomen, wie Schweiß, Blutdruckveränderungen, Herzklopfen usw., begleitet.

Natürlich finden diese nicht in einem isolierten, luftleeren Raum statt, sondern unter gewissen »Begleitumständen«, die dem Anfall vorausgingen oder in denen der Anfall stattfand (◘ Abb. 3.4).

Bei entsprechender, individuell sicher sehr unterschiedlicher »Empfänglichkeit« (Sensibilität), können in der Folge dann diese Begleitumstände oder Teile davon vollkommen unbewusst die gleichen Symptome auslösen wie ein organisch bedingter Menière-Anfall.

Diese Begleitumstände sind oft:
- die räumliche Situation, in der der Anfall geschah oder sich wiederholte,
- eine ängstigende, bedrückende oder eine »den Boden unter den Füßen wegziehende« Situation,
- ein in der Lautheit zunehmender Tinnitus, der auch dem organisch bedingten Anfall vorausging,
- eine Kopfbewegung,
- die Uhrzeit.

Um es ganz klar zu sagen: Diese Begleitumstände lösen keinen direkten Menière-Anfall aus, wie er an einem Drehschwindel mit Umfallen und insbesondere mit Augenzittern (Nystagmus) zu erkennen ist. Aber es können, ohne dass das Bewusstsein dies ohne Hilfe unterscheiden kann, die Gefühle von
- Unsicherheit,
- Angst und Panik,
sowie die »vegetativen« Symptome wie

3.8 Formen des Schwindels

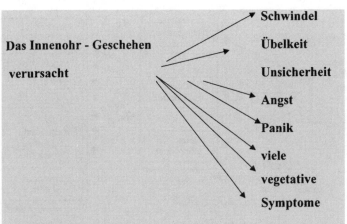

- Schweiß,
- Blutdruckveränderungen,
- Herzklopfen usw.

genau so wie bei einem Menière-Anfall erlebt werden (Abb. 3.5).

Im Weiteren können sich in diesem Teufelskreislauf aus
- Angst vor dem nächsten Schwindel,
- Verkennung der Angst als Schwindel,
- zunehmenden Gefühlen von Schwindel bei bestimmten – wieder mit Angst besetzten – Begleitumständen
- mit – verständlicherweise – zunehmender Angst vor dem immer häufiger und länger werdenden Schwindel
- auch noch die auslösenden Reize immer unspezifischer werden.

Dann können schon ähnliche Situationen oder Phänomene zum Auslöser der Schwindelempfindungen werden, ein Vorgang, der als Reizgeneralisierung bezeichnet wird.

Abb. 3.4. Erster Schritt einer klassischen Konditionierung. Ein anfangs nur zeitgleiches Geschehen kann bei entsprechender Sensibilität und anschließender adäquater Verstärkung selbst zum auslösenden Reiz werden

Reizgeneralisierung

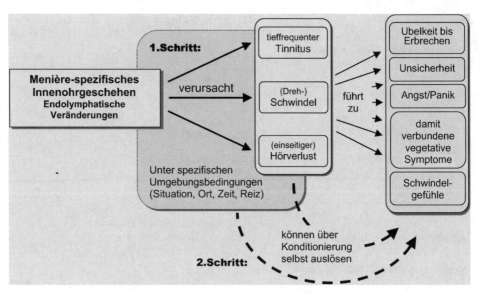

Abb. 3.5. Verbindung vestibulärer und psychischer Anteile des Schwindels durch Konditionierung (Lernvorgänge)

Hinzu kommt noch ein weiteres Phänomen. Auch die bei Schwindelanfällen fast schon natürlich auftretende Angst kann selbst wiederum wie Schwinden und Schwindel empfunden werden. Dies kann einen dauerhaften Prozess des Angstschwindels und der Schwindelangst einleiten.

Dies kann selbst dann bestehen bleiben, wenn das Gleichgewichtsorgan längst seine Funktion verloren hat.

Ohne therapeutische Hilfe kann dies möglicherweise zu einer immer weiteren Einengung sowie zur sozialen Isolierung führen, und es können weitere psychogene Folgeprobleme auftreten, die auch wieder zu weiterer Angst und zunehmendem Schwindel führen können.

Dabei ist es wichtig zu wissen, dass diese Mechanismen überwiegend unbewusst verlaufen und für die Betroffenen – und meist für die Umgebung auch – oft »ungeheuerlich« in der Wirkung und im Verstehen sind.

Krankheit wird zu Stress

Ergänzend zu diesem »lerntheoretischen Ansatz« gibt es auch eine »tiefenpsychologische Interpretation« des reaktiven psychogenen Schwindelanteils bei Morbus Menière. So führt Lamparter (1999) aus: »Im Verlauf der Erkrankung scheint sich die weitere Auslösung der Anfälle immer mehr vom Ausmaß des subjektiv erlebten »Stresses« abzulösen. Die Krankheit wird immer mehr selbst zu einem »Stress«, da der betroffene Patient nie sicher sein kann, nicht im nächsten Moment einen existenziell erschütternden Anfall zu erleben. Dies führt zu spezifischen psychischen Folgen (Wexler u. Crary 1986). Diese können ihrerseits wieder zu einer Erhöhung der inneren Spannung führen und die generell für psychosomatisches Reagieren prädisponierende allgemeine Gefühlsabwehr intensivieren. Dies wiederum kann zu einer Erhöhung der intrapsychischen Spannung führen, deren Abfuhr nun nicht mehr als Reaktion auf fassbare äußere Ereignisse erfolgt, sodass sich ein – allerdings nur scheinbar – von psychischen Einflüssen unabhängiges, organisches Geschehen ergibt. Der Patient fühlt sich mit seiner relativ seltenen, dafür aber umso dramatischer verlaufenden Erkrankung oft bitter allein, besonders da ihre Schwere von der Umwelt oft nicht ausreichend anerkannt wird.«

Die Entwicklung psychischer Erkrankungen ist dabei weitestgehend »unabhängig« von dem Ausmaß der Schädigung im Gleichgewichtsorgan. So zeigten in einer Untersuchung der Mainzer Forschungsgruppe – noch um Eckhardt-Henn und Dieterich (Best et al. 2005) – einige Patienten, die an M. Menière erkrankt waren und kein organisches Defizit aufwiesen, im Vergleich zu anderen Gruppen mit höheren organischen Einbussen die höchsten Werte an psychischer Beeinträchtigung.

Celestino (2003) beobachtete (ohne dies erklären zu wollen) die Entwicklung eines zusätzlich psychogenen Anteils häufiger bei Frauen im mittleren Alter, schlechter Bildung, länger anhaltender Menière-Erkrankung und einer großen Anzahl von Menière-Attacken. Seltener trat diese Ausweitung bei Männern in jugendlichem Alter und höherer beruflicher Bildung auf.

Yardley, Dibb und Osborne (2003) beschrieben bei 370 Befragten der englischen Menière-Selbsthilfegruppe einen Einfluss von organischen Faktoren wie mehrere schwere Schwindelanfälle (die allerdings nicht von der psychischen Komponente abgegrenzt werden konnten), Hörverlust und Tinnitus auf die selbst eingeschätzte Befindlichkeit.

Es zeigten sich aber davon unabhängige Komponenten wie
— jugendliches Alter,
— weibliches Geschlecht,
— allein lebend,
— schlechter Beschäftigungsstatus
— und die Annahme, dass das Verhalten des Arztes nicht hilfreich ist.

In unserer eigenen Untersuchung fanden wir darüber hinaus, dass die psychogenen Schwindelformen umso häufiger zu erwarten sind, je weniger die Betroffenen nachvollziehbar über das organische Geschehen und seine Auswirkungen aufgeklärt sind (Schaaf et al. 1999a).

Diesen Aspekt hat Reineke (2002) bei 10 Menière-Patienten untersucht. Sie beleuchtet die Möglichkeit der »Bewältigung« dieses »kritischen Lebensereignisses« nach dem »Spiralphasenmodell« von Schuchardt. Dabei stellt Schuchardt die Bewältigung von Krisenereignissen als einen Verarbeitungsvorgang in 8 Phasen dar, die idealtypisch nacheinander durchlaufen werden müssen, ehe eine gelungene Bewältigung stattfinden kann.

»Spiralphasenmodell«

Reineke konnte empirisch belegen, dass alle Menière-Betroffenen nach den ersten Drehschwindelanfällen sehr lange in der ersten Phase, die als »Ungewissheit« definiert wird, verblieben.

Diese Ungewissheit verhinderte, sich mit der Erkrankung »real« auseinandersetzen zu können und lässt so viel Raum für Ängste und Ungewissheit, die das Schwindelgefühl erhöhen.

Schon 2001 konnten Yardley und ihre Mitarbeiter zeigen, dass ungünstige Annahmen und nicht hinterfragte Gedanken (Kognitionen) über die Konsequenzen des Schwindels einen negativen Einfluss auf den Krankheitsverlauf haben. Dazu gehören Ängste, falsche (Eigen)Annahmen über den Krankheitsverlauf und möglicherweise auch falsche oder falsch verstandene (therapeutische) Anweisungen. Dies kann – unabhängig von den organischen Ursachen – dazu führen, dass notwendige Aktivitäten vermieden werden oder das Umfeld, das die Symptome subjektiv verstärken könnte, nicht mehr aufgesucht wird.

Schonverhalten

Verstärkt wird dies durch körperliches Schonverhalten, wodurch zentrale Ausgleichsmechanismen, die durch entsprechendes Training in Gang gesetzt würden, ausgelassen werden. Dabei können die Betroffenen durch die Vermeidung Fähigkeiten verlieren, mit der Situation umzugehen, sodass eine neuro-psychologische Adaptation unterbleibt.

So entsteht ein Teufelskreislauf aus ungünstigen Kognitionen, Ängsten und Schonverhalten, was zu einer Verfestigung der Symptomatik führen kann.

Werden Schwindelpatienten dann noch mit dem Gefühl des Beschwindelns zurückgelassen, schwinden oft dramatisch die noch verbliebenen Sicherheiten und Verlässlichkeiten in den Beziehungen. Es kann sich ein Zustand des Kontrollverlustes und der Hilflosigkeit einstellen mit Erwartungsängsten und nachfolgender Vermeidung, die in der Regel das Problem vergrößern und zu sozialer Isolation und/oder Abhängigkeit führen.

So ist die Entwicklung eines psychischen Vorgangs wie des »reaktiven Schwindels« zwar nicht direkt vom Ausmaß der organischen Schädigung abhängig, sie ist aber sehr wohl abhängig von der Art und Weise, wie das organische Geschehen erlebt wird und wie sich das Verständnis der Umwelt und der Behandler gestaltet.

Für die Betroffenen selbst ist die meist allmähliche Ausweitung des Schwindels auch auf den seelischen Bereich von allein kaum zu bemerken. Aus diesem Grund beschreibe ich diesen Zustand auch so ausführlich.

Fixpunkt suchen

Zur eigenen Unterscheidung des Seelenschwindels von einem aus dem Innenohr hervorgerufenen Schwindel ist es hilfreich – soweit hier schon einmal vorweg – sich vor dem nächsten Schwindelereignis einen oder mehrere sicher unverrückbare Punkte oder Gegenstände auszusuchen und einen von diesen im Anfall zu fixieren. Dann kann man für sich selbst überprüfen, ob sich die Welt um einen herum bewegt oder sich der Gegenstand mit dem Blick festhalten lässt. Ein weiteres Unterscheidungskriterium ist, aufzustehen, fest aufzustampfen und zu überprüfen, ob sich mit Geh- und Tretversuchen Standfestigkeit erlangen lässt und ob der Schwindel im Kopf nachlässt.

Bei einem organisch bedingten Menière-Anfall sind die Fixierung eines Gegenstandes sowie Aufstehen und Auftreten nicht oder kaum möglich – und auch nicht sinnvoll. Der Schwindel der Seele kann mit zunehmender Aktivität – und nicht selten auch mit Hilfe eines vertrauten Menschen – nachlassen (◘ Tab. 3.1).

3.8 Formen des Schwindels

Tab. 3.1. Unterscheidungsmöglichkeit des psychogenen Schwindels vom Innenohr-bedingten Schwindel

		Innenohrbedingter Schwindel-Anfall	Psychogener Schwindel-Zustand
Eigenes Erkennen	Fixieren eines festen Gegenstandes	Nicht möglich	Möglich
	Heftiges Auftreten	Nicht möglich, führt zu erneuten Anfällen	Bessert das Schwindel-Erleben und führt zu mehr Standfestigkeit
	Vertraute Menschen	Ohne direkten Einfluss auf den Schwindel	Kann das Schwindelerleben deutlich bessern
Ärztlich-psychologisches und psychosomatisches Erkennen	Augenzittern (Nystagmus)	Vorhanden (Frenzel-Brille)	Nicht vorhanden
	Beschreibung des Schwindels	Drehschwindel, der Raum bewegt sich um den Menschen	Vielfältig, dauerhaft, tagelang, immer …
	Audiogramm (Hörtest)	Wiederholte Tieftonverluste und -schwankungen	Ohne Änderung
	Wahrnehmung beim Gegenüber	Angst, Panik, Ohnmacht, Resignation …	Angst und Panik meist im Vordergrund

3.8.2 Können Angst und Panik auch einen Menière-Schwindel verursachen?

Eine spannende, wenn auch möglicherweise nur spekulativ zu beantwortende Frage ist, inwieweit seelische Nöte bei der Entstehung oder Ausprägung der Menière-Erkrankung beteiligt sein können.

Nun drängt sich bei einer Krankheit, bei der – nicht nur – schulmedizinische Erklärungen vieles offen lassen, die Frage auf, ob nicht auch noch andere als rein organische Mechanismen eine Rolle spielen. Denn obwohl die pathologische Basis seit über 50 Jahren entdeckt ist, ist der »Morbus Menière eine der am wenigsten verstandenen Störungen« (Portmann 1980 in: Pfaltz 1986, S. III). Und auch Jongkees 1980 führt dazu aus:

> »Heute wissen wir, dass ein Hydrops im Labyrinth das morphologische Substrat für den Morbus Menière ist, aber wir wissen weder, wofür dieser Hydrops wirklich steht, noch wie er entsteht«.

Dieser Faden zieht sich leider durch alle kleinen und großen Kongresse zum Krankheitsbild bis zum letzten Internationalen Kongress in Paris 1999.

Einer der Ersten, die annahmen, dass sich die Psyche in Gleichgewichtsempfindungen und in der Muskelspannung ausdrücken könnte, war ein Psychoanalytiker der ersten Stunde, Paul Schilder (1942). Er vermutete gar, dass Veränderungen in der Psyche auch zu organischen Veränderungen in der Gleichgewichtsgegend führen könnten. Die Grundlage dafür war seine

Beobachtung, dass das Gleichgewichtsorgan ein Sinnesorgan ist, das nur halbbewusste Eindrücke empfängt, darauf wiederum mit meist unbewussten, »instinktmäßigen, primitiven Bewegungen« reagiert.

efferente Innervationen

Eine neurophysiologische Untermauerung könnte diese sicher wagemutig erscheinende Annahme dadurch bekommen, dass auch das vestibuläre Sinnesepithel nicht nur afferente Nervenbahnen, sondern auch eine efferente Innervationen ausweist. Das Verhältnis der afferenten zu efferenten Fasern beträgt 500 zu 10.000, also 1:20. Das bedeutet, dass es auch hier es eine Steuerung von oben (innen?) gibt, auch wenn sie vielleicht nicht so groß ist.

Ohne differenziert nachzuforschen ziehen sich durch alle HNO-Bücher Spekulationen über psychische Beteiligungen bei Morbus Menière (Jahnke 1994; Chüden u. Arnold 1984; Plester 1979). Boenninghaus (1990) beschreibt eine »vegetative Labilität«, Scherer (1997) empfiehlt mit dem Verweis darauf, dass die Anfallshäufigkeit unter Stress zunimmt, Psychopharmaka. Jahnke (1994) benennt seelische Faktoren mit als mögliche Auslöser (Trigger) für Menière-Anfälle.

Trigger »Stress«

Schaut man sich den Zusammenhang zwischen »Stress« und Menière-Anfällen genauer an, so gehen die Meinungen auseinander. Während Soderman, Moller, Bagger-Sjoback (2004) bei 46 Patienten mit insgesamt 153 (von den Betroffenen selbst berichteten) Anfällen emotionalen – nicht körperlichen – Stress als möglichen Trigger herausarbeiteten, konnten Andersson, Hagnebo und Yardley (1997) dies bei 20 Patienten über einen Zeitraum von 193 Tagen nicht bestätigen – die individuelle Ausprägung der einzelnen Faktoren war zu groß, um eine sichere Aussage machen zu können.

Wirkung von Adrenalin

Was immer aber man unter dem sicher zu häufig und auch zu unspezifisch gebrauchten Begriff »Stress« verstehen mag, das, was damit gemeint ist, ist mit der vermehrten Ausschüttung des Hormons Adrenalin verbunden. Adrenalin versetzt bei Aggression und Wut den Menschen in Anspannung und stellt Reserven für Kampf oder Flucht bereit. Nun sind solche Reaktionen nur noch in wenigen Freiräumen möglich. So werden meist die ausgeschütteten Hormone nicht verbraucht, sondern wirken sich im Körper aus. Damit können sie nicht nur »reaktiv« zu Verspannungen im Nacken und Rücken, sondern vielleicht auch zu Veränderungen des komplexen Geschehens im Innenohr führen.

So haben Kuhn et al. (in: Huang 1991, S. 9–14) die Auswirkungen von Adrenalin auf die Flüssigkeitszusammensetzung im Innenohr untersucht. Sie zeigten im Tierversuch, dass Adrenalin die Osmolalität der Perilymphe erhöht und die kochleare Elektrophysiologie verändert. Im Klartext: Die Anzahl der elektrisch geladenen Teilchen wird erhöht. Damit kann sich die Reizerfassung und -übermittlung ändern. Dies könnte ein – auch schulmedizinisch nachvollziehbares – Bindeglied zwischen Psyche, Gefühlen und Innenohrschäden sein. Es wäre auch zu merkwürdig, wenn sich Bewegungen in der Psyche ausgerechnet nicht im Innenohr niederschlagen würden, sind doch Auswirkungen der Seele auf andere Organe wie den Magen, die Leber, das Herz usw., schon länger anerkannt.

Psychologische Ansätze
Speziell hinsichtlich der Auslösung des ersten Anfalls bei Menière-Patienten haben insbesondere tiefenpsychologisch orientierte Autoren Vermutungen angestellt. So glauben Fowler u. Zeckel (1952), Hinchcliffe (1967), Basecqz (1969), Groen (1983), Landino (1985) und Lamparter (1995, 1999) eine bedeutende seelisch vermittelte Komponente gefunden zu haben. Sie vermuten, dass es im Anfall zu einer explosionsartigen Spannungsabfuhr komme, nachdem die Betroffenen oft unfähig gewesen seien, einer existenziellen Erschütterung anders Ausdruck zu verleihen.

Groen (1983) berichtete über 21 Menière-Betroffene, bei denen er glaubte, gemeinsame Persönlichkeitszüge zu finden. Er beschrieb für sie eine überdurchschnittliche Intelligenz, die er an Berufsbildern (!) festmachte, eine ausgeprägte Tendenz zur Zurückgezogenheit, zum Perfektionismus in Arbeit und Hobby und ein ausgeprägtes Über-Ich. Er vermutete bei diesen 21 Patienten einen »Schlüssel-Schloss-Mechanismus« mit drei wesentlichen Einflussgrößen:
- eine mehr oder weniger spezifische Persönlichkeitsstruktur,
- ein zwischenmenschlicher Konflikt, der in besonderer Weise für eine Persönlichkeit mit eben dieser Struktur frustrierend ist,
- eine Hemmung oder Unmöglichkeit eines emotionalen Auslebens.

Landino (1985) untersuchte 8 Patienten aus dem ländlichen Bereich. Auch diese zeigten in sich geschlossene Merkmale, die sich aber deutlich von den von Groen berichteten Merkmalen unterschieden.

Immerhin 30 Menière-Betroffene aus der Psychosomatischen Klinik Hamburg-Eppendorf konnte 1989 der Psychologe Rüster untersuchen. Er beschrieb sie – in der Psychologenfachsprache – als nachgiebige, rücksichtsvolle und aggressiv-gehemmte Menschen. Diese stellten sich gemäßigt, ausgeglichen und enorm gewissenhaft dar. Kein Wunder, dass diese Menschen auch leicht reizbar waren und aggressiv-sadistische Charakterzüge trugen, die allerdings verdrängt wurden.

Als wesentliches Ergebnis seiner umfangreichen Literaturarbeit stellt Rüster (1989) heraus, dass bei Patienten mit Morbus Menière mehrere psychische Merkmale auffallen. Im Vordergrund stünden Ängste wegen und bei den Schwindelanfällen, aber auch eine konstant ängstlich-depressive Gestimmtheit. Zusätzlich seien häufig aggressive Hemmungen und eine vegetative Labilität beschrieben worden. Wiederholt wurden typische Persönlichkeitsstrukturen, Zusammenhänge mit anderen psychosomatischen Krankheiten (v. a. Migräne), phasische Manifestationen (in diesem Fall zeitabhängige Ausprägung) und das so wesentliche Kriterium des Vorhandenseins emotionaler Auslöser gefunden.

Ängste

Rüster (1989) versuchte nach einem Modell des Psychosomatikers Alexander (1977) Belege für eine Psychopathogenese des Morbus Menière zusammenzutragen. Neben vielen erfüllten Grundbedingungen (s. oben) zeigen sich auch erhebliche Lücken. Dennoch überwiegt für Rüster die

Annahme einer deutlichen psychosomatischen Beteiligung beim Morbus Menière, auch wenn weiterhin ein schlüssiges Modell fehlt.

Persönlichkeitstyp?

Gar einen Persönlichkeitstyp der – wie er sagt – artverwandten Erkrankungen Hörsturz, Morbus Menière und Tinnitus will Greuel erkannt haben. Er beschreibt diese Menschen als Persönlichkeiten mit überhöhtem Anspruchsniveau, großem Ehrgeiz mit überforderndem Leistungsstreben und Pflichtbewusstsein bis zur Selbstaufgabe. Sie seien unfähig, die Grenzen der eigenen Belastbarkeit zu erkennen und schwächten sich selbst durch Enttäuschungen oder die Unfähigkeit, sich zu regenerieren. Dabei litten sie unter regelrechten Wahrnehmungsstörungen: Selektiv würden nur ungelöste und unvollkommen gelöste Aufgaben wahrgenommen, nicht aber erfolgreich abgeschlossene. Das Fehlen der Erfolgserlebnisse und die Unerreichbarkeit der überhöhten Ansprüche an sich selbst bewirkten Spannungs- und Ermüdungszustände, bis irgendein äußeres Ereignis diese stets vorhandene Gereiztheit verstärke und einen Hörsturz, Ohrgeräusche und/oder Schwindel auslöse.

Ähnliche Vermutungen stellt eine japanische Arbeitsgruppe um Takahashi und Odagiri (2005) nach einer gezielten email-Befragung von japanischen Patienten mit schwankendem Hörvermögen mit und ohne Schwindel an. In Auswertung eines Fragenkatalogs vermuten sie über diese Patienten, dass sie

- »gefesselt« seien an ihre Arbeit – vielleicht meinen sie auch überengagiert in ihrer Arbeit,
- sich selbst hemmen würden und sich gedrückt von der Zeit fühlten,
- gegenüber sich selbst unnachgiebig seien.

Gleichzeitig sahen sie einen klaren Unterschied im täglichen Lebensstil (gegenüber den anderen Japanern).

Dennoch interpretieren sie das engagierte Verhalten und die Selbstbeschränkung als einen Wunsch, von anderen belohnt zu werden. Wenn diese Belohnung nicht komme, bekämen die Patienten einen großen internen Stress, den sie als möglichen Menière-Auslöser deuten.

Lamparter (1995, 1999) hält hinsichtlich der Entstehung des endolymphatischen Hydrops psychovegetativ vermittelte Einflüsse für denkbar, wenn auch nicht für wahrscheinlich. Er rückt das Krankheitsbild in die systematische Nähe zu anderen psychosomatischen Krankheitsbildern mit umschriebener Krankheitsvorstellung, z. B. der Migräne. Als Schlussfolgerung hält er es für sinnvoll, durch eine nachhaltige psychologische Arbeit den seelischen Spannungszufluss in einem solchen Ausmaß zu vermindern, dass eine Anfallsreduktion, wenn nicht eine generelle Veränderung des Symptomgeschehens, möglich wird.

Studien

Das Problem der wenigen vorliegenden Studien ist, dass sie zwar in sich eine große Geschlossenheit zeigen, sich aber in wichtigen Punkten voneinander unterscheiden. Immer fehlen Vergleichsgruppen mit anderen psychosomatisch Erkrankten, für die oft ähnliche typische Strukturen beschrieben werden, und stets fehlen statistisch überzeugende Fallzahlen. Auch die beobachtende Beschreibung Greuels, der auf jeden Nachweis seiner Aussagen verzichtet, trifft sicher nicht nur auf viele Ohrenpatienten zu, sondern lässt sich zwanglos auch bei anderen psychosomatischen Erkrankungen finden (s. ausführlich auch Goebel 1993). So wird es vermutlich keinen spezifischen Menière-Typ geben; jeder reagiert auf die sehr unterschiedlich ausgeprägte Krankheit anders. Dort wo Vergleichsgruppen einbezogen wurden, werden die Unterschiede umso kleiner und gehen gegen Null, wenn sich die Vergleichsgruppen in ihrer Symptomatik dem Morbus Menière nähern, beschreiben Wexler und Crary (1986). Sie nehmen an, dass jede Erkrankung ihre eigene Psychopathologie hervorbringe.

Eigene Untersuchungen
Wir untersuchten in der Tinnitus-Klinik Arolsen in der Zeit vom 5.4.1994 bis 14.8.1997 nacheinander 96 Menière-Patienten, die stationär für 6–8 Wochen aufgenommen wurden. Das Durchschnittsalter der 47 Frauen und 49 Männer betrug 53 Jahre (Variationsbreite 26–77 Jahre), die durchschnittliche Zeit seit dem ersten Menière-Schwindel 7 Jahren (Variationsbreite 6 Monate bis 31 Jahre).

Wir untersuchten alle Patienten neurootologisch und mit psychologischen Interviews. Insbesondere untersuchten wir die Patienten dann unmittelbar, wenn sie Schwindel ohne Zeichen von Nystagmus angaben. Leider war auch uns keine Vergleichsgruppe möglich.

Wir befragten 1998 alle 96 Patienten per standardisierten und strukturierten Fragebögen nach dem weiteren Verlauf und luden sie zu einer Nachuntersuchung ein. Davon antworteten 60% (n = 58). Von diesen Patienten kamen 21 zur klinischen Nachuntersuchung. Der Klinikaufenthalt lag im Durchschnitt 23 Monate zurück [Mittelwert (M) = 23 Monate, Standardabweichung (SD) = 8,82], mindestens jedoch 1 Jahr und höchstens 3,5 Jahre.

Wir fanden:
- 41% (n=39) gut kompensierte Patienten mit einem für sie ausreichenden Umgang mit dem Schwindel. Sie litten mehr unter der Schwerhörigkeit und/oder dem Tinnitusleiden;
- 59% (n=57) mit reaktiv psychogenen Schwindelanteilen, die das Krankheitsbild dominierten.

Der reaktive psychogene Schwindel ging einher in:
- 56% mit depressiven Erkrankungen, ICD-10 F 32, F 33, F 43;
- 15% mit Angsterkrankungen, ICD-10 F 40, F 41;
- 15% mit seelischen Erschöpfungszuständen (Neurasthenie), ICD-10 F 48.0;
- 14% mit anderen seelischen Beeinträchtigungen.

Zudem zeigten 46% unserer Patienten aber auch psychologische Grundkonstellationen vor oder bei dem Ausbruch der Erkrankung, bei denen der Krankheitsausbruch psychodynamisch durchaus als – wenn auch sicher ungünstige – Lösung einer existenziellen Erschütterung gedeutet werden könnte.

Es ließ sich eine statistisch bedeutende [$t(20)=5,28$, $p<0,001$] Verminderung der Schwindelattacken von durchschnittlich 4 Attacken pro Monat vor der Behandlung (M=3,95, SD=2,87) auf weniger als eine Attacke pro Monat nach der Behandlung (M=0,52, SD=0,93) feststellen, aber dazu später in ▶ Kap. 7.

Auch Goebel berichtet über die in Roseneck behandelten Menière-Patienten, dass viele im Rahmen ihrer Erkrankung eine Angststörung mit psychogenen Schwindelzuständen entwickelt hätten. Durch die Psychotherapie habe die Angststörung angegangen werden können, und es seien dann »nur noch« die meist sehr viel selteneren Menière-Anfälle übrig geblieben (Goebel 1995, persönliche Mitteilung).

Meine eigene Erfahrung und die Einschätzung Schilders haben mich persönlich dazu veranlasst, die 1. Auflage dieses Buchs im Untertitel »Krieg im Innenohr« zu nennen. Mir scheint das Bild zweier sich – unbewusst! – bekämpfender Kräfte bei vielen Menière-Erkrankten oft stimmig. Dennoch dürfte die Mehrzahl der seelischen Nöte, wie oben ausgeführt, eine Reaktion auf die organische Erkrankung sein. Dazwischen gibt es wahrscheinlich auch viele Mischformen.

Auf jeden Fall scheinen mir weitere Untersuchungen und Beobachtungen wichtig.

> **Hinsichtlich wissenschaftlicher Fragestellungen bei Morbus Menière ist eine Differenzierung des psychogenen Schwindels vom organischen Schwindel zur Bewertung der Therapieerfolge notwendig.**

Sonderformen

4.1	Lermoyez-Syndrom	– 48
4.2	Tumarkin-Anfall	– 48
4.3	Kochleäre Form des Morbus Menière	– 48
4.4	Vestibuläre Form des Morbus Menière	– 49

4.1 Lermoyez-Syndrom

Migränebeschwerden häufig

Beim Lermoyez-Syndrom bessert sich anfangs das Hörvermögen nach einer Schwindelattacke; hierfür gibt es bisher keine Erklärung. Auch soll der Nystagmus beim Lermoyez-Syndrom nur in die Richtung der kranken Seite gehen, ohne den Wechsel von Reiz- und Ausfallnystagmus zu zeigen. Patienten mit Lermoyez-Syndrom geben oft Migränebeschwerden an (Paparella in: Huang 1991, S. 108–114). Ansonsten unterscheidet sich diese Form klinisch nicht von dem klassischen Menière-Bild und wird auch therapeutisch genauso behandelt.

4.2 Tumarkin-Anfall

Das plötzliche Hinstürzen (»drop attack«) aus völligem Wohlbefinden ohne jedes Vorwarnzeichen wurde 1936 von Tumarkin als »otolithische Katastrophe« beschrieben. Hinzukommen kann ein Gefühl, als würde es einem den Kopf zerreißen. Erklärt wird dieses Phänomen, das nach dem Erstbeschreiber benannt wurde, durch ein Zerreißen des Gleichgewichtsbläschen, des Sacculus. Dies führt zu einer Spontanbewegung der Otolithen mit »abruptem Verlust des Tonus in den von der ,vestibulospinalen' Bahn versorgten Muskeln« (Scherer 1997), d. h. im Kopf kreist es blitzschnell, und die Beine sacken weg.

Typischerweise und zum Glück ist der Anfall mit 10–20 s kurz. Das Bewusstsein bleibt – ein wichtiges Unterscheidungskriterium gegenüber anderen Erkrankungen – erhalten. Auch ist es wahrscheinlich, dass sich diese Krankheitsform, wenn überhaupt, erst in Spätstadien der Menière-Erkrankung einzustellen scheint (Kentala et al. 2001). Vielleicht ist das damit zu erklären, dass dieser Gleichgewichtsanteil der entwicklungsgeschichtlich älteste ist; Scherer (1997) spricht von über 600 Mio. Jahren. Damit ist er auch am widerstandsfähigsten, sowohl gegen die Menière-Erkrankung, aber auch gegen eine »therapeutische« Ausschaltung.

Wichtig bei diesem Krankheitsbild sind die Abgrenzung und der Ausschluss von kurzfristigen Durchblutungsstörungen (»kleine Schlaganfälle«) des Hirnstamms. Ebenso müssen Migräneanfälle ausgeschlossen werden.

Medikamentös sind die Tumarkin-Krisen nämlich nicht zu beeinflussen – so schnell kann man nicht zum Zäpfchen oder zur Tablette greifen. Hier hilft möglicherweise nur eine komplette Labyrinthausschaltung, auch mit Gentamycin (▶ Kap. 7). Allerdings sind diese Attacken viel schwerer auszuschalten als der durch die Bogengänge vermittelte Drehschwindel, und sie benötigen wohl höhere Gentamycinmengen.

4.3 Kochleäre Form des Morbus Menière

Von den Menière-Diagnosen werden 2–3% als eine kochleäre Sonderform angesehen (Morgenstern 1994a), wenn vornehmlich ein meist wannenförmiger, fluktuierender Tieftonverlust ohne Schwindelbegleitung beobachtet wird. Wahrscheinlich handelt es sich hier um das in ▶ Kap. 5 ausführlich besprochene Krankheitsbild des endolymphatischen Geschehens.

4.4 Vestibuläre Form des Morbus Menière

Eine rein vestibuläre Form des Morbus Menière zeige »nur« den Schwindel ohne Hörverluste und Ohrgeräusche, beschrieb Morgenstern (1994a). Sie komme außerordentlich selten vor und ist – so muss man über 10 Jahre später sagen – vielleicht das Resultat von noch nicht wirklich immer sicheren Diagnosemöglichkeiten.

So lassen sich heute aufgrund einer zunehmend besseren Diagnostik immer mehr »rein vestibuläre« Formen des Morbus Menière etwa als Migräne mit Schwindel (vestibuläre Migräne), Otolithenstörungen oder psychogene Schwindelerscheinungen einordnen (▶ Kap. 5).

Differenzialdiagnose Schlaganfall, Migräne

Abgrenzung von anderen Krankheitsbildern (Differenzialdiagnose)

5.1	Vom Körper zur Seele und zurück: eine Fehldiagnose und ihre Behandlung	– 53
5.2	Was es NICHT ist – 56	
5.2.1	Hörsturz –56	
5.2.2	Schwankendes Hörvermögen mit Tieftontinnitus –58	
5.2.3	Psychogener Schwindel – seelischer Schwindel –60	
5.2.4	Gutartiger Lagerungsschwindel –66	
5.2.5	Isolierte Otolithenfunktionsstörungen –67	
5.2.6	Einflüsse des Luftdrucks auf das Ohr: Tullio-Phänomen –67	
5.2.7	Hennebert-Symptom –68	
5.2.8	Vestibularisparoxysmie –69	
5.2.9	Akustikusneurinom –70	
5.2.10	Akuter einseitiger Gleichgewichtsausfall (Labyrinthausfall) –70	
5.2.11	Zervikale Hör- und Gleichgewichtsstörungen –72	
5.2.12	Riss im runden Fenster am Übergang vom Mittel- zum Innenohr –73	
5.2.13	Multiple Sklerose –73	
5.2.14	Migräne –74	
5.2.15	Syphilis –75	
5.2.16	Nebenwirkungen von Medikamenten –75	
5.2.17	Durchblutungsstörungen –77	
5.2.18	Zentral-vestibuläre Schwindelsyndrome –77	
5.2.19	Gestörtes Gleichgewicht im Alter –78	
5.2.20	Das alles und noch viel mehr … –80	

Es kann schwierig sein, den Morbus Menière exakt zu diagnostizieren.

Morbus-Menière-Betroffene leiden unter Schwindel, Hörverlust und Tinnitus. Alle drei Symptome sind – auch unabhängig voneinander – häufig, machen aber selbst bei gleichzeitigem Auftreten bei einem Menschen noch lange keine Menière-Erkrankung aus. Dabei ist Schwindel nicht nur ein häufiges Symptom, sondern auch ein vielfältiges, bei dem bis zu 386 mögliche Ursachen unterschieden werden können.

So macht Schwindel gut die Hälfte der Beschwerden aus, die Menschen zum Allgemeinarzt führen. In neurologischen Facharztpraxen rangieren Schwindelbeschwerden an 3. Stelle (Lempert 1994, 2005).

Aber auch die Schwerhörigkeit, und ein oft damit verbunder Tinnitus, sind ein häufiges Symptom. So leiden nach Angaben des Deutschen Grünen Kreuzes etwa 16 Mio. Bundesbürger an Schwerhörigkeit; viele von diesen weisen als zusätzliches Symptom des Innenohrschadens einen Tinnitus auf.

So kann es passieren, dass viele Menschen, bei denen diese Symptome zusammenkommen, (vor)schnell als menièrekrank eingestuft werden. Somit wird die Diagnose »Menière-Erkrankung« sehr viel häufiger und damit auch häufig falsch gestellt, obwohl die Menière-Erkrankung zum Glück wohl kaum mehr als 0,1% der Bevölkerung betrifft. Dagegen wird im Einzelnen ein Menière-Leiden nicht richtig diagnostiziert und z. B. als wiederholte Hörstürze und/oder psychogen missgedeutet.

> **Die Diagnose »Morbus Menière« darf nur gestellt werden, wenn ein endolymphatisches Geschehen mit einem innenohrbedingten Schwindel einhergeht.**

Steht aber dann erst einmal die Diagnose fest – oder scheinbar fest – so muss im Weiteren dennoch darauf geachtet werden, ob es sich bei jedem neuen Schwindel wieder um einen Menière-Anfall handelt, weil sich dieser neue Schwindel für den Betroffenen möglicherweise genauso anfühlt wie ein Menière-Schwindel.

Dies gilt nicht nur für die in ▸ Kap. 4 beschriebenen Sonderformen, sondern auch für die Entwicklung des reaktiven psychogenen Schwindel oder etwa bei unabhängig davon vorkommenden Mittelohrentzündungen, Blutdruckschwankungen oder Mageninfekten.

Beim reaktiven psychogenen Schwindel ist dies umso wichtiger, da dieser das ganze Erleben des Betroffenen ergreifen kann und dabei letztendlich aber behandelbar ist.

Zudem ist die Gefahr groß, dass man selbst und der Arzt denken, dass dies alles schon ein Morbus Menière sei. Dies gilt dann auch für Erkrankungen, die damit fast gar nichts zu tun haben müssen.

Dies sind z. B. die folgenden:
- gutartiger Lagerungsschwindel,
- ein sich bei M. Menière eher als bei anderen ggf. zusätzlich entwickelndes »Henneberg-Symptom«,
- Schwindel wegen einer vielleicht behandlungsbedürftigen Blutdruckerkrankung,

- vielleicht zusätzlich eine Stoffwechselerkrankung,
- und/oder viele harmlose andere Schwindelarten, die es zu erkennen und möglicherweise vom Menière-Geschehen abzugrenzen (z. B. eine Migräne) gilt.

Aus diesem Grunde wird im Folgenden teilweise auch etwas ausführlicher auf einige Schwindelarten eingegangen, die entweder schwer vom Morbus Menière abzugrenzen sind und/oder im Laufe der Menière-Erkrankung auftreten können und zusätzlich behandlungsbedürftig und würdig sind.

5.1 Vom Körper zur Seele und zurück: eine Fehldiagnose und ihre Behandlung

Wie sich eindeutige organische und therapierbare Befunde mit psychogenen Bildern vermischen können und dann die »Not-wendigen« Therapien unterbleiben (können) soll der im Folgenden geschilderte Fall zeigen.

> **Beispiel**
> Bei einem inzwischen berenteten evangelischen 74-jährigen Pfarrer wurde vor 8 Jahren die Diagnose eines Morbus Menière gestellt.
> Gleich nach seiner Pensionierung sei erstmals ein heftiger Drehschwindelanfall aufgetreten. Dieser zog lang anhaltende Hilflosigkeit, Ohnmacht und Übelkeit nach sich. Beim HNO-Arzt wurde dann auch noch eine beidseitige Schwerhörigkeit festgestellt. Beim gleichzeitigen Vorliegen eines Schwindels und einer Schwerhörigkeit habe man an einen Morbus Menière gedacht, und so wurde der Patient erst mit Infusionen und »durchblutungsfördernden« Mitteln behandelt.
> In den letzten 7 Jahren hätten sich die Schwindelanfälle öfter wiederholt; hierbei habe die Heftigkeit in keiner Weise nachgelassen. Zugenommen haben aber dann die Verzweiflung und die Ohnmacht. Auch sei eine Gangunsicherheit oft über Tage geblieben.
> Bei uns schilderte der Patient auf Nachfrage, dass der Schwindel immer in **Schonhaltung**
> bestimmten Bewegungssituationen aufgetreten sei. Seine Idee war deshalb, dass die Halswirbelsäule den Schwindel auslöse. Daher versucht er ständig, Kopfbewegungen nach links zu vermeiden. Dabei hat er gut sichtbar eine Schonhaltung angenommen. Ihm selbst ist weiter aufgefallen, dass die Schwindelanfälle immer in Situationen mit großem psychischen Druck aufgetreten seien.
> Bei der gründlichen Untersuchung der Halswirbelsäule zeigte sich tatsächlich eine deutliche Verhärtung der linken Nackenmuskulatur. Die Röntgenuntersuchungen ergaben allerdings keinen auffälligen Befund.
> Im Hörbefund sah man zwar einen deutlichen Abfall im Hochtonbereich, nicht aber im Tieftonbereich, wie es beim Morbus Menière zu vermuten gewesen wäre. Auch war kein Tinnitus vorhanden.
> Nach einer gezielten Befragung zeigte sich, dass das Schwindelereignis zeitlich und vom Schwindelcharakter her in 2 Anteile zergliedert werden konnte:

- Den ersten Anteil machten für ca. 30 s bis (subjektiv sehr lang erscheinende) 2 min dauernde heftige Drehschwindelattacken mit Fallneigung nach links aus. Dies »wirbelte« ihn mit Wucht zu Boden. Dabei drehte sich für ihn der Raum, und er bekam ein Vernichtungsgefühl – bei erhaltenem Bewusstsein.
- Dem folgte im zweiten Anteil für eine lange Zeit ein sich verfestigendes Gefühl der Ohnmacht, der Verzweiflung, des »Deprimiert-Seins« und der Unsicherheit. Dann könne er nur noch schwankend gehen und auch nur »gestützt« seinen Arzt aufsuchen. Dieses Schwindelgefühl halte über 6 h, in einigen Fällen sogar über 2–3 Tage an.

Lagerungsuntersuchung

Bei einer dann durchgeführten Lagerungsuntersuchung konnten Schwindel und Augenzitterbewegungen (Nystagmus) ausgelöst werden, wenn der Patient zur linken Seite gelagert wurde. Subjektiv äußerte er dabei einen – ihm vertrauten – heftig einsetzenden Schwindel, der nach 30 s abklang. Bei der Rechtslagerung traten dagegen weder Schwindel noch Nystagmus auf.

So zeigte sich, dass der Patient nicht unter einem Morbus Menière, sondern unter einem – verkannten – **gutartigen Lagerungsschwindel** links litt. Bei dieser Erkrankung des Gleichgewichtsorgans haben sich kleine Kalkkristalle (Otolithen) »verirrt«. Spontan oder etwa nach einer Kopfverletzung abgelöst, haben sie sich aus einem Anteil des Gleichgewichtsorgans (Gleichgewichtssäckchen) in einen anderen (Bogengang) abgelagert, wo sie aber nicht hingehören.

Bei einem Lagewechsel geraten sie in Bewegung und verursachen dabei einen zwar kurzen, aber intensiven Drehschwindel. Die Drehschwindelattacken gehen mit spezifischen Augenzitterbewegungen (Nystagmen) einher, die gut untersucht werden können.

Bei dem obigen Patienten konnte nun ein Morbus Menière ausgeschlossen werden. Zu klären waren aber noch der zweite Teil des länger anhaltenden Schwindelgeschehens und die beidseitige Hochtonschwerhörigkeit. Dies ließ sich über die Lebensgeschichte des Patienten aufklären.

Im Jahr 1928 in Danzig geboren, war der Patient als Jugendlicher den Bombenangriffen der deutschen, und später der Sowjet-Armee ausgesetzt. Die dabei aufgetretenen mehrfachen Lärmeinwirkungen erklären die von dem Patienten bewusst nicht mehr bemerkte Hochtonschwerhörigkeit.

Während der Vater des Patienten weit außerhalb von Danzig als Soldat eingesetzt war, musste der Sohn zu Hause die Übergriffe der jeweiligen »Befreier Danzigs« auf die Mutter ohnmächtig in einer Nebenkammer miterleben. Soweit es in diesem Gespräch möglich war, schienen nun die Lagerungsschwindelattacken ein früheres psychisches Erleben von Ohnmacht, Machtlosigkeit, Verzweiflung und Depressionen angestoßen zu haben. Dies löste den lang anhaltenden – psychogenen! – Schwindel aus, der über Stunden bzw. Tage anhielt.

Dies hatte mit der organischen Krankheit selbst gar nichts zu tun. So ist man als Behandler – ohne Kenntnis des Lebenshintergrundes – schnell geneigt (oder verführt) zu glauben, dass sich der Patient »anstellt« oder dass eine andere Krankheit dahinter stecken muss, etwa ein Morbus Menière. Das

5.1 Vom Körper zur Seele und zurück: eine Fehldiagnose und ihre Behandlung

kann dann zur Folge haben, dass der Patient zum einen nicht verstanden wird und v. a. nicht so behandelt wird, wie es möglich wäre.
So war es wichtig nachzuempfinden, auf welche persönliche Geschichte ein »objektives« Krankheitsgeschehen »gestoßen« ist.
Dann kann man verstehen,
- was es auslöst,
- wie damit umgegangen werden kann,
- und was die Gesundung herbeiführen könnte.
- Die Therapie bestand aus:
- Lagerungsmanövern, die die organische Symptomatik restlos beseitigen konnten,
- Krankengymnastik zur Behebung der fast schon verkürzten Nackenmuskulatur (Zervikalsyndrom),
- der Verordnung von 2 Hörgeräten, die die Kommunikationsfähigkeit des Patienten verbesserten
- sowie einer Kurzzeitpsychotherapie, die sich auf die Bearbeitung der Erlebnisse in der Kriegssituation konzentrierte.

Beispiel

> In einem anderen Fall litt eine 67-jährige Patientin – tatsächlich – seit 1992 unter stimmig vorgetragenen Menière-Drehschwindel-Anfällen von mehreren Stunden mit tieffrequentem Tinnitus bei 250 Hz rechts und einer deutlichen Tieftonsenke rechts bis 70 dB. Allerdings hatten sich bei ihr die Schwindelbeschwerden in den letzten 4 Jahren deutlich verändert. So seien keine der über Stunden anhaltenden Schwindelbeschwerden mit Erbrechen aufgetreten, wohl aber kurze, heftige (auf Nachfrage bewegungsabhängige!) Attacken.
> Jetzt habe sie Angst, sich überhaupt noch groß zu bewegen, und sie traue sich nicht mehr vor die Tür; dies wird von dem Ehemann und der Familie der Tochter als sehr erdrückend erlebt.
> Sowohl in einem stationären Aufenthalt in einer psychosomatischen Klinik als auch bei einem Psychologen, der wegen der zunehmend depressiven Symptomatik aufgesucht wurde, konnte ihr nicht geholfen werden.
> Hier zeigte die Lagerungsprobe nach Semont einen eindeutigen Lagerungsschwindel nach links, sodass bei dieser Patientin 2 verschiedene (!!!) organische Erkrankungen vorlagen, die beide in der Folge eine zunehmende psychogene Schwindelkomponente nach sich zogen.
> Das Schwindelerleben entspricht dabei den vegetativen Begleitsymptomen der stattgehabten Menière-Anfälle, das dann als ein »Als-ob-Geschehen« abläuft (also anderer Film!). Die Therapie bestand natürlich auch hier in Lagerungsmanövern, die die Symptomatik vollständig zurückgehen ließen.

Diese Beispiele zeigen:
- Ein lärmgeschädigter Mensch mit Tinnitus und Blutdruckschwankungen mit Schwindelgefühlen hat zwei gut behandelbare Krankheiten, aber keinen Morbus Menière.
- Ältere Menschen mit Schwerhörigkeit, Tinnitus und einem sonst weiter nicht zuordnungsfähigen Schwindel müssen nicht unter Morbus Menière leiden.

◘ **Tab. 5.1.** Anhaltspunkte zur Differenzialdiagnose der wichtigsten Krankheitsbilder bei Verdacht auf Morbus Menière

	Morbus Menière	Endolmph-schwankungen	Psychogener Schwindel	Endoymph-schwankungen und psychogener Schwindel
Schwindelbeschreibung	Typischerweise attackenweiser Drehschwindel mit Nystagmus; wird mit jeder Bewegung heftiger; Übelkeit und Erbrechen häufig	Kein Schwindel	Unspezifischer Schwindel ohne Nystagmus; wird mit Auftreten und in Anwesenheit eines vertrauten Menschen besser; Schwindel schon einmal eher im Bauch statt im Kopf bei Depressionen	Unspezifischer Schwindel ohne Nystagmus; wird mit Auftreten und in Anwesenheit eines vertrauten Menschen besser; Schwindel schon einmal eher im Bauch statt im Kopf bei Depressionen
Hörbefund	Schwankendes Tieftongeschehen	Schwankendes Tieftongeschehen	Alle Hörbefunde möglich	Schwankendes Tieftongeschehen möglich und vieles mehr
Tinnitus	Schwankender Tiefton	Schwankender Tiefton	Alle Geräusche möglich	Schwankender Tiefton und andere Geräusche möglich
Druckgefühl hinter dem Ohr	Möglich	Möglich	Möglich	Möglich

— Menschen, bei denen ein schwankendes Hörvermögen mit einem schwankenden Tieftontinnitus ohne Zeichen einer Gleichgewichtsbeeinträchtigung einhergeht, müssen keinen Morbus Menière bekommen. Es kann sich aber zu ihrer Ohrsymptomatik ein psychogener Schwindel einstellen, wenn sie – möglicherweise gemeinsam mit ihrem Arzt – auf den Ausbruch der Menière-Erkrankung warten.

So ist die genaue Diagnose des medizinisch sehr klar definierten Krankheitsbildes des Morbus Menière nicht immer einfach. Sie ist aber, ebenso wie die Abgrenzung von anderen Krankheitsbildern (◘ Tab. 5.1) mit oft täuschend ähnlichen Symptomen, sehr wichtig, da sich meist andere therapeutische Konsequenzen ergeben.

Nachfolgend werden wichtige Krankheitsbilder, die mit einem M. Menière verwechselt werden können, erläutert.

5.2 Was es NICHT ist

5.2.1 Hörsturz

Ein Hörsturz wird definiert als – in der Regel einmaliger – plötzlicher, meist einseitiger Innenohrhörverlust ohne erkennbare Ursache. Hinzukommen kann in bis zu 30% der Fälle ein einmaliger Schwindel (Morgenstern 1994c)

5.2 Was es NICHT ist

Die Funktionsstörung des Innenohrs kann über alle Frequenzen variieren und bis zur seltenen, vollständigen Taubheit führen. Tritt ein Hörsturz öfter auf, so handelt es sich nicht mehr um einen Hörsturz, sondern beispielsweise um Endolymphschwankungen.

Es gibt zahlreiche Theorien zu den möglichen Ursachen der plötzlichen Hörminderungen. Im Wesentlichen unterscheidet man jedoch 2 Erklärungsansätze:
- Durchblutungsstörung,
- Schädigung durch Viren.

Durchblutungsstörung

Die gängigste Erklärung sieht eine Durchblutungsstörung als auslösendes Ereignis. Wahrscheinlich kommt es dabei zu einem kurzfristigen Zusammenbruch der Energieversorgung des Innenohrs. Ebenso wahrscheinlich muss es sich dabei um eine vorübergehende Verminderung der Durchblutung handeln.

Das Innenohr wird nur durch ein einziges Blutgefäß, durch eine sog. Endarterie, versorgt. So ist das Innenohr einerseits besonders anfällig. Anderseits ist es aber dadurch geschützt, dass dieses Blutgefäß, die Arterie, in seiner Funktion zu den das Gehirn versorgenden Blutgefäßen gehört. *Versorgung durch nur eine Arterie*

Das Gehirn, das für das Überleben wichtigste Organ, sorgt gut für sich. Selbst bei großen Blutverlusten wird das Gehirn so lange wie möglich versorgt, auch wenn andere Organe, wie sogar die Niere, dafür von der Versorgung abgekappt werden. Unter normalen Umständen, wenn der Blutdruck nicht genug nach oben ins Gehirn liefert, sorgt eine Ohnmacht für die richtige Fließrichtung.

So kann eine vorübergehende Durchblutungsstörung zwar der Ausgangspunkt für eine Hörschädigung und einen Tinnitus sein, nicht aber der Grund für das Anhalten und das Aufrechterhalten der Schädigung oder des Tinnitus.

Wenn eine Durchblutungsstörung dauerhaft vorläge, müsste das Ohr ertauben. Dies ist zum Glück nur selten der Fall.

Schädigung durch Viren

Der 2. Erklärungsansatz für ein Hörsturzgeschehen geht von einer Schädigung durch Viren aus. Hierbei werden eine Reihe von Viren, die »neurotropen« Viren verdächtigt. Dazu gehören Mumps-, Herpes zoster-, Masern-, Influenza-, Adenoviren. Diese befallen mit besonderer Vorliebe Nerven und somit eben auch den Hör- und den Gleichgewichtsnerv.

Die Schädigungen scheinen im Endeffekt ähnliche Wirkungen wie bei der Schädigung durch Lärm zu haben.

Auch hier zeigt sich, dass trotz vielfältigster Schädigungsursachen die Folgen für das Organ und dessen Reaktionsmöglichkeiten doch meist recht ähnlich sind.

Therapie

In der Regel ist durch eine gründliche HNO-Untersuchung die Diagnose schnell gestellt. Das akute Auftreten eines plötzlichen Hörverlusts gilt ebenso *Heilungsraten von 70–80%*

wie der akute Tinnitus in der Bundesrepublik als HNO-Notfall. Die Therapie besteht in einer möglichst sofortigen, d. h. in den ersten 48 h beginnenden Infusionsbehandlung unterschiedlichster Art mit meist den stets gleichen Erfolgsstatistiken (Michel 1994). Gleichzeitig sollten die Betroffenen aus dem Arbeits- und familiären Umfeld gelöst werden, um so eine gewisse Abschirmung zu erreichen. Stellt sich hierdurch innerhalb der 1. Woche der Behandlung keine deutliche Besserung ein, so wird nach dem neuesten Erkenntnisstand eine sofortige hyperbare Sauerstofftherapie für 10–15 Sitzungen in einer Druckkammer empfohlen (Lamm 1995). Eine sofortige und adäquate Therapie vorausgesetzt, werden dadurch bei akut auftretenden Hörminderungen oder Tinnitus Heilungsraten von 70–80% erreicht.

Eine positive Beeinflussung des Hörsturzes durch die Gabe von Medikamenten gegen die Virusausbreitung konnte nicht gesehen werden (Schmalzing 2006).

Hörstürze entstehen häufig aus anhaltenden Belastungssituationen oder, wie wir das auch von Herzinfarkten kennen, nach Beendigung solcher Dauerzustände. Allerdings können in dem großen Topf »Hörsturz« zunehmend verschiedene Krankheitsbilder unterschieden werden, die dann nicht mehr unbekannter Ursache sind. Dazu zählen Endolymphschwankungen, Lärmtraumata, psychogene Hörschwankungen etc..

Erschöpfungszustände

Auch wenn trotz unspezifischer, polypragmatischer Therapie meist gut geholfen werden kann, ist es dennoch sinnvoll, die Umstände ernst zu nehmen, über die das hoch sensible Hörorgan plötzlich »gestürzt« ist. Hier können Weichen gestellt werden zur Vorbeugung weiterer Ereignisse oder anderer Krankheitsformen, wie etwa von Erschöpfungszuständen. Oft scheint es aber so zu sein, dass erst ein Tinnitusleiden hinzukommen muss, um genauer hinhören zu müssen.

5.2.2 Schwankendes Hörvermögen mit Tieftontinnitus

Ein meist brummender, dröhnender tiefer Tinnitus, der oft verbunden ist mit wiederholten Hörschwankungen im Tieftonbereich, stellt eine relativ häufige Erkrankung des Innenohrs dar (◘ Abb. 5.1). In vielen Fällen tritt sie mit einem Druck- oder Wattegefühl auf dem betroffenen Ohr auf. Manchmal gesellen sich auch Missempfindungen bei der gleichen Gesichtshälfte hinzu.

Diese Sonderform des Tinnitus- und Hörgeschehens wird vielfach als Hörsturz oder als Vorstufe zum Morbus Menière verkannt. Es ist aber sehr wahrscheinlich, dass es sich um ein von anderen Tinnituserkrankungen abgrenzbares, eigenständiges Krankheitsbild handelt. Dabei bilden sog. endolymphatische Schwankungen im »Gehörschlauch« der Schnecke die organische Endstrecke dieser Erkrankung (Lehnhardt 1984; Schaaf 1999; Schaaf u. Hesse 2004b).

Ein endolymphatischer Hydrops ist vermutlich nicht ausschließlich typisch für eine bestimmte Krankheitsursache (Zenner 1994), sondern dass Ohr reagiert auf vielerlei Belastungen und Krankheiten ähnlich, etwa mit Endolymphstau. Das heißt, hier liegen im Prinzip – offensichtlich begrenzt auf den Höranteil – Mechanismen vor, die zu einem unausgeglichenen An-

5.2 Was es NICHT ist

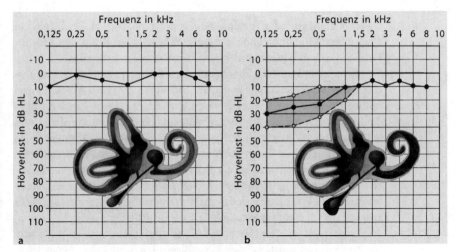

Abb. 5.1a,b. Endolymphatische Hörschwankungen. **a** Unauffällig, **b** mit Tieftonschwankung bei Endolymphhydrops im Schneckenanteil

und Abtransport der Endolymphe führen können. Dies ist – im Normbereich – sicher bei jedem der Fall; Menschen funktionieren schließlich nicht wie Maschinen. Wahrscheinlich reagiert das entwicklungsgeschichtlich jüngere Hörorgan sehr viel feinfühliger auch auf kleinere Veränderungen, während das sehr viel ältere Gleichgewichtsorgan wohl weit mehr Schwankungen ausgleichen kann.

Richtig ist zwar, dass Menière-Erkrankungen mit Endolymphschwankungen beginnen können, ehe sich dann, meist innerhalb eines Jahres, das Vollbild des Morbus Menière ergibt. Richtig ist aber auch, dass nur die wenigsten Menschen mit Endolymphschwankungen einen Morbus Menière bekommen.

So zeigt sich auch in einer eigenen Untersuchung (Schaaf et al. 2001) und einer ähnlich aufgebauten Untersuchung aus Japan (Yamasoba et al. 1994), dass ca. 10% der mit diesem Krankheitsbild aufgenommen Patienten eine Menière-Erkrankung bekommen. Die meisten entwickeln wieder ein ganz normales Hörvermögen; ca. 30% der Patienten behalten ein schwankendes Hörvermögen. Dies bestätigt sich in ersten Ergebnissen auch in einer weiteren Nachuntersuchung unserer obigen Patienten nach insgesamt über 10 Jahren, die wohl noch 2006/2007 veröffentlicht werden kann.

> Dies widerlegt die oft auch den Patienten vorgetragene Befürchtung, dass ein schwankendes Hörvermögen im Tieftonbereich die Vorstufe zu einem Morbus Menière ist.

So können viele von ihrem »menièreiformen« Krankheitsbild und v. a. von der nicht selten mitgegebenen Erwartung eines kommenden Menière-Schwindels geheilt werden, wenn sie um diese Zusammenhänge wissen.

Daher beginnt auch die Therapie beim endolymphatischen Geschehen mit einer guten Aufklärung und einer guten Erhebung der Krankengeschichte. Dabei müssen oft vielerlei organische Faktoren beachtet werden.

Nicht selten stellt sich aber heraus, dass dieses schwankende Tinnitusgeschehen oft situationsabhängig und oft durch psychische Belastungen mitbedingt ist. So zeigt sich bei vielen, die sich mit dieser Problematik in die Klinik nach Arolsen begeben, ein oft eindeutiger Zusammenhang zum dann meist auch bearbeitbaren psychischen Geschehen. Bedenken muss man allerdings, dass durch die Wahl einer psychosomatisch orientierten Klinik auch andere Patienten zur Behandlung kommen als solche, die zur Notfallversorgung in das nächste Kreiskrankenhaus gehen. Dabei können wir bisher auf keine lang angelegte, statistisch haltbare Untersuchung, wohl aber auf – noch nicht veröffentlichte – Fallgeschichten hinweisen.

grundlegende Konflikte?

So ist auch hier ein Nachdenken und ggf. therapeutisch begleitetes Nachspüren von möglicherweise grundlegenden Konflikten, die vielleicht das Ohr mit Druck reagieren lassen, sinnvoll.

Dies sollte – zumindest gleichzeitig – mit der oft geübten Infusionspraxis einhergehen. Dabei können auch kurzfristige, manchmal schon sehr begrenzte Interventionen mit symptomatischen Hilfen, wie Entspannungsverfahren (autogenes Training, progressive Muskelrelaxation nach Jacobsen), hilfreich sein. Es muss nicht immer gleich eine langfristige, tiefenpsychologische Therapie sein.

Verfahren, die das endolymphatische Geschehen als Vorstufe zum Morbus Menière und damit auch wie einen Morbus Menière oder immer wieder als Hörstürze behandeln, sind nicht sinnvoll und auch wenig hilfreich. Ausführlich für Betroffene s. Schaaf und Hesse (2004b) und http://www.drhschaaf.de/elymph.htm.

5.2.3 Psychogener Schwindel – seelischer Schwindel

Auch die Seele und die damit verbundenen Gefühle von Lust und Unlust haben ihr eigenes Gleichgewicht. Dies wird spätestens deutlich, wenn sich in Depressionen, nichtkontrollierbaren Ängsten, Zwängen und/oder psychosomatischen Erkrankungen ihr Unwohlsein oder gar ihre Vernachlässigung zeigt. Schwindel in all seinen in der Einleitung erwähnten Bedeutungen ist hierbei ein häufiges Anzeichen dafür, dass im seelischen Gleichgewicht etwas durcheinander gekommen ist oder sehr vernachlässigt wurde. So macht der seelische Schwindel mit mindestens etwa 30% aller Schwindelformen einen beträchtlichen Anteil aus, der aber oft verkannt wird.

Dies liegt auch daran, dass es moralisch immer noch weitestgehend »verpönt« ist, seelisch zu erkranken. Anders als bei einem Stoffwechselleiden, einem selbst durch Fahrlässigkeit zugezogenen Beinbruch oder bei einer Entzündung wird hier immer gleich die Frage des »Selbstverschuldens«, des Simulierens und des »Anstellens« gestellt. Hinzu kommt ein objektives Problem des Erkennens: Körperliche Krankheiten offenbaren sich dem Betroffenen durch Anzeichen von Schmerz, Fieber, Lähmung oder sichtbare Kör-

5.2 Was es NICHT ist

perveränderungen. Solche Symptome haben einen lokalen oder zumindest nur teilweisen Charakter.

Eigene seelische Veränderungen werden dagegen als ganzheitliche Störungen erlebt. Zudem hat die Seele meist nicht die Möglichkeit, sich einfach verständlich in Sprache oder gar »rational« auszudrücken, sondern bedarf anderer Überbringer der Botschaft. Dies sind oft körperliche oder körperlich empfundene Beschwerden.

So begegnet man seelischen Veränderungen eher dadurch, dass man sich zusammen nimmt oder die Ursache im Körper sucht. Wenn dies nicht gelingt, ist eine häufige Versuchung, die Schuld bei jemand Dritten oder in der Belastung durch äußere Umstände zu suchen; dies erschwert dann wieder den Umgang mit dem Erkrankten selbst.

So ist es nur verständlich, dass gerade beim seelisch bedingten Schwindel die Patienten oft fest davon überzeugt sind, dass der Schwindel organisch begründet ist. Seelische Ursachen erscheinen dann unannehmbar, unglaublich und anmaßend. In diesen Fällen wird insbesondere auf solche Ansätze verständlicherweise abwehrend reagiert, und die Patienten durchlaufen oft – in ihrer Not – eine wahre Odyssee von verschiedenen organisch behandelnden Experten, die in der Regel nur feststellen können, dass auf ihrem Gebiet nichts festzustellen ist.

Seelische Ursachen unannehmbar?

Dennoch sind die seelischen Schwindelempfindungen für die Betroffenen oft ohne professionelle Hilfe nicht verstehbar, aber trotzdem sehr real und keineswegs eingebildet und v. a. behandlungsbedürftig.

Was den Umgang und die Behandlung mit den Schwindelerkrankten zusätzlich oft schwierig macht, ist die Komplexität des Krankheitsbildes auf mehreren Ebenen. Dies liegt wohl auch daran, dass das Symptom in all seinen Facetten sicher ernsthaft von niemandem allein beherrscht werden kann. Es hat aber wohl auch Ursachen im Beschwerdebild selbst und in den Auswirkungen des Symptoms auf die Behandler. So lautet eine hausärztliche »Weisheit«: »Nirgendwo wird so viel geschwindelt wie beim Schwindel.«

Komplexität des Krankheitsbildes

Dies stimmt, wenn man den Ursprung des Wortes Schwindel hinzuzieht.

So wird der Begriff »Schwindel« benutzt für das – meist passiv erlebte – Gefühl des Schwankens, der Unsicherheit und des Taumels hinsichtlich des Körpererlebens und des Schwindens der Sinne. Es wird aber – oft in einem Atemzug – auch benutzt hinsichtlich des – aktiven – Erzählens der Unwahrheit. So ergeben sich schon aus der Wortbedeutung drei verschiedene Möglichkeiten, wie Lamparter 1995 dies beschrieben hat:
— die Bezeichnung eines körperlichen Vorgangs,
— den Ausdruck eines gefühlhaften Erleben,
— einen sozialen Tatbestand, z. B. des Betrügens.

So könnte verständlich werden, warum Schwindelformen, die nicht gleich »sicher« und »sauber« organisch identifizierbar und therapierbar sind, beim Gegenüber oft verschiedenste, manchmal vernunftmäßig nichtverstehbare, »irrationale« Gefühle auslösen. Diese reichen von Unsicherheit und Hilflosigkeit über Beschützergefühle bis hin zu Wut und Ärger. Dies kann auch

Schwindelpatient

für Menière-Betroffene gelten, wenn sie mehr als »nur« organisch erkrankt sind.

Die Folge ist, dass sich viele Therapeuten oft sicher sind und sich darüber hinaus auch be-schwindelt fühlen können. Gleichzeitig spüren sie aber trotzdem die Erwartungshaltung der Patienten und meistens auch den eigenen Anspruch, kompetente und wirksame Maßnahmen durchzuführen. So ist die Tendenz groß, sich isoliert zum eigenen Fachgebiet zu äußern und dort oft »nichts zu finden«, jedenfalls nichts, zu dem sie etwas sagen können. So wird dann meist an die »angrenzenden«, übergreifenden oder an die »besser spezialisierten« Kollegen der Neurologie, der Hals-Nasen-Ohren-Heilkunde, der Orthopädie und der inneren Medizin, aber auch der Psychiatrie, verwiesen. Nicht selten macht sich das Symptom dann von seinen Ursachen mehr oder weniger frei und verselbstständigt sich: Aus dem Schwindel beim Patienten ist ein Schwindelpatient geworden.

> Umso wichtiger ist gerade beim Symptom Schwindel eine frühzeitige, Körper und Seele berücksichtigende Diagnose und Behandlung.
> Und Achtung – selbst wenn der Patient an einer Neurose leidet oder psychiatrisch krank ist, kann er trotzdem auch körperlich krank sein und z. B. einen Morbus Menière haben. Auch das macht die Diagnostik nicht gerade einfach, aber umso nötiger, weil auch entscheidende Therapieschritte anders sein können!

Wo spielt sich aber nun der seelische Schwindel ab?

Trotz aller Suche und Vermutungen scheint die Seele keinen festen oder gar organisch fassbaren Platz im Körper zu haben. Bekannt sind Schnittstellen zwischen Seele und Körper. Diese finden sich insbesondere im »limbischen System«, einem kleinen Bereich im Zentralnervensystem, in dem emotionale Reaktionen ausgelöst werden. Dabei spielen Hormone und chemische Überträgerstoffe wie Adrenalin ebenso eine bedeutende Rolle wie feinste Erkennungseinheiten auf den Zellen und Organsystemen. Weiter ist bekannt, dass viele »vegetative« Reaktionen über das dem Willen nicht zugängliche »autonome Nervensystem« mit seinen sich ergänzenden Gegenspielern Sympathikus und Parasympathikus vermittelt werden. Letztlich kann sich aber Seelisches überall ausdrücken, jedoch nur selten »stofflich« finden lassen.

So ist es sinnvoll, sich über das Erscheinungsbild selbst dem seelischen Schwindel zu nähern. Dabei muss man sich auf die Empfindungsebene in der emotionalen Welt des betroffenen Patienten begeben. Dann lassen sich – bei aller Individualität und unterschiedlichsten Erscheinungen – orientierende Anhaltspunkte im Nebel der Verwirrung finden, die therapeutisch genutzt werden können.

So sollen im Folgenden Konstellationen geschildert werden, in denen ein seelischer Schwindel auftreten kann. Dabei spielt am allermeisten die Angst als Reaktion auf das den Schwindel auslösende Geschehen eine wichtige Rolle.

Sinneseindrücke widersprechen sich

Wann immer verschiedene Anteile aus dem Gleichgewichtssystem sich widersprechende Informationen wahrnehmen und/oder vermitteln, kann Schwindel auftreten. Wenn man die Seele einbeziehen will, gilt dies auch für emotionale Wahrnehmungen und Reaktionen. Damit nehmen wir die einzigartigen Verarbeitungs- und Reaktionsmöglichkeiten eines jeden Menschen mit in die Betrachtung, die wiederum auch seine Verwobenheit mit seiner engsten sozialen Umgebung und letztlich auch seines sozialen System miteinbeziehen.

Ein häufiger seelischer Schwindelzustand, in dem diese Komponenten eine entscheidende Rolle spielen, wurde von den Neurologen Brandt und Dieterich 1986 als »phobischer Attackenschwankschwindel« bezeichnet. Einen solchen Schwindel erleiden Patienten in bestimmten sozialen Situationen (Kaufhäuser, Konzerte, Besprechungen) oder angesichts typischer auslösender Sinnesreize (Brücken, leere Räume, Straßen). Bei der Auslösung dieses Schwindels wird vermutlich durch eine ängstliche Eigenbeobachtung eine Fehlabstimmung zwischen dem, was Gesehen und Empfunden wird, und den bis dahin gewohnten Handlungsweisen (Sicht- und Handlungsmuster) ausgelöst. In der Folge werden aktive Kopf- und Körperbewegungen als passive Beschleunigungen oder Scheinbewegungen erlebt.

»phobischer Attackenschwindel«

Dieser seelische Schwindel ist charakterisiert durch die Kombination eines Benommenheitsschwindels mit subjektiver Stand- und Gangunsicherheit, obwohl die Betroffenen stehen und gehen können. Hinzu kommt in der Situation oft eine zunehmende Vernichtungsangst.

Die Betroffenen fühlen sich organisch krank. Sie klagen dabei typischerweise nicht in erster Linie über die »Angst«, sondern über den »Schwindel«. Nicht die – warum auch immer sich eingestellte – ängstliche Beobachtung hat für sie das Schwindelgeschehen ausgelöst, sondern sie glauben verständlicherweise, dass der Schwindel die schreckliche Angst ausgelöst habe.

Schwindel statt unangenehmer Gefühle

Seelische Erkrankungen gehen oft mit Angst einher. Dabei ist Angst an sich ja nichts Schlechtes. So ist es absolut sinnvoll, in tatsächlich gefährlichen Situationen sein Handeln noch einmal zu überdenken oder sich gar »instinktiv« auf die Flucht zu begeben. Das Gleiche gilt auch für die Angst, wenn im seelischen Gefüge Gefahr droht. Nur kann hier nicht einfach weggelaufen werden, und vieles äußert sich, ohne dass das eigene Bewusstsein gleich »wissen« kann, worauf zu achten und was zu ändern ist. In diesem Rahmen kann der Schwindel statt der Angst in den Vordergrund bzw. in das Bewusstsein treten. Schwindel kann aber auch etwa anstelle von Lust oder Ekel, aber auch von Wut empfunden werden.

Dies geschieht häufig auch im Rahmen einer depressiven Entwicklung und als Entsprechung (Äquivalent) einer Depression. Besonders nach Trennungen und Verlusten kann es zum Auftreten von Schwindelphänomenen kommen, ohne dass der depressive Inhalt dem Patienten bewusst wird.

depressive Verstimmung

Dabei zeigen sich aus der Dynamik der seelischen Vorgänge (psychodynamisch) einige typische Konflikte und/oder Grundsituationen in folgenden Kernbereichen:

- konflikthafte äußere Lebensbelastungen, hier insbesondere Krisen und Verluste in Beziehungen;
- fehlende Konflikt- und Gefühlswahrnehmung;
- Abhängigkeitsentwicklungen im Widerspruch mit Selbstständigkeitswünschen, die typischerweise bei der Ablösung von den Eltern, aber auch von Vertrautem und »Heimatlichem« gesehen werden kann;
- tatsächliche Unterwerfung im Widerspruch mit dem Wunsch nach Kontrolle;
- Versorgungswünsche im Widerspruch mit Selbstständigkeitsbestrebungen;
- Selbstwertkonflikte, Gewissens- und Schuldkonflikte;
- sexuelle Konflikte und Identitätskonflikte.

Schwindel als »Heilungsversuch«

Ist die seelische Not so groß, dass die Möglichkeiten im Ertragen und Verarbeiten »schwinden«, so können Menschen in diesem Schwindel auch in die Verarbeitungsformen und die Bedürftigkeit früherer Kindheitsstufen »zurücksinken«. Im Schwindelerlebnis kann es dann zur Belebung dieser frühen kindlichen Gefühlsregungen kommen. Vergleichbar ist dies positiv im lustvollen Angsterleben beim Fahren auf Achterbahnen. Die sausende Fahrt kann genossen werden, wenn man auf die Stabilität des Gefährts vertraut. Die Grenzerfahrung der Angstbewältigung kann lustvoll erlebt werden, weil »es hält«.

Als solch ein »regressives« Phänomen kann Schwindel ein Symptom dafür sein, dass dem Patienten tatsächlich der Grund unter den Füßen verloren geht. Dabei kann der hartnäckigen Suche nach Hilfe sogar eine stabilisierende Funktion zukommen. Die Stabilisierung kann gelingen, wenn der Betroffene sich so intensiv auf die Schwindelsensationen konzentriert, dass es ihm dadurch möglich wird, ein Abgleiten in die massive seelische Erkrankung einer Psychose zu verhindern, auch wenn dies eine mehr als »suboptimale« Lösung ist und auf Dauer durch eine tragende Behandlung ersetzt werden muss.

Wie Schwindel »reaktiv« auf eine organische Erkrankung entstehen kann, ohne dass man sich die geringste Verrücktheit vorwerfen muss, wurde bereits in ▶ Kap. 3 geschildert. Ähnliches kann auch für andere organische Erkrankungen gelten, die die Standfestigkeit erschüttern.

Organische Ursachen für einen seelisch erlebten Schwindel

Alle Formen von geistigen Störungen, die Demenz, z. B. bei Alzheimer-Erkrankung, oder andere Erkrankungen mit Einschränkung des Denkens und der Gedächtnisleistungen, können als Schwindel empfunden werden.

Alkohol, Delir

Es können aber auch Krankheiten sein, die durch schädigende Substanzen, am häufigsten Alkohol, hervorgerufen sind. Diese beeinträchtigen in der Regel, abhängig von der Menge, nicht nur das Denken, sondern auch die Gefühle, den Antrieb und die Beweglichkeit; hiervon ist das »Delir« das augenfälligste.

Psychopharmaka

Nicht zu vernachlässigen sind aber auch die Schwindelformen während und bei der Behandlung mit Psychopharmaka. Leider haben viele Neuro-

5.2 Was es NICHT ist

leptika und Antidepressiva meistens auch unerwünschte Auswirkungen auf das Herz-Kreislauf-System. Hier ist es besonders wichtig, Ursache und Wirkung auseinander zu halten.

Seelischer Schwindel bei psychiatrischen Erkrankungen

Psychiatrische Erkrankungen wie schwere Depressionen sind sehr viel häufiger, als im Allgemeinen an- oder wahrgenommen wird. Repräsentative Bevölkerungsstudien lassen vermuten, dass immerhin rund ein Viertel der Erwachsenen im Lebenslauf von einer psychischen Störung mit Krankheitswert betroffen wird. Zirka 6% – und das scheint weltweit zu gelten –, scheint der psychiatrischen Hilfe zu bedürfen, um fachgerecht behandelt zu werden (Ernst 1998).

Dass aber dennoch diese Hilfe nicht gerne aufgesucht wird, liegt sicher an den vielen Ängsten, die mit dem Wort Psychiatrie verbunden sind. Im deutschsprachigen Raum kommt auch noch die teilweise unheilvolle Geschichte der Psychiatrie hinzu. Da aber psychiatrische Erkrankungen oft mit Schwindel einhergehen können und bei unsachgemäßer Diagnose auch die angemessene Behandlung unterbleibt, soll hier kurz auf die Problematik eingegangen werden.

Die Psychiatrie behandelt Kranke, deren »Gebrechen« sich in Veränderungen des Denkens, des Fühlens und des Antriebs äußert.

Psychosen stellen dabei Krankheitsbilder dar, »bei denen die Beeinträchtigung der seelischen Funktionen ein so großes Ausmaß erreicht haben, dass dadurch die Einsicht und die Fähigkeit, einigen der üblichen Lebensanforderungen zu entsprechen oder der Realitätsbezug erheblich gestört sind.« Es handelt sich dabei v. a. um Schizophrenie, Manie oder schwere und anhaltende Depressionen. Es können aber auch körperlich begründbare und oft auch gut therapierbare Veränderungen sein.

Psychosen gehen oft einher mit einer generellen »Dünnhäutigkeit« gegenüber Kränkungen und führen häufig zu einer entsprechenden Heftigkeit in ihren Reaktionen. Die hier deutlich werdende Verletzlichkeit besteht aber wohl nicht allgemein gegenüber beliebigen Belastungen. Es sind v. a. Belastungen, die mit emotionalen Beziehungen zusammenhängen. Dabei können insbesondere Trennungen und Verluste, aber auch intensive Annäherungen und Liebschaften bei entsprechend verletzlichen Menschen von einer Verschlechterung oder gar einem ersten Auftreten der psychotischen Symptomatik begleitet sein.

»Dünnhäutigkeit«

> Nahezu immer verbindet sich eine Psychose mit einer Katastrophe im Netz der zwischenmenschlichen Beziehungen.

Schwindel kann bei seelischen Erkrankungen auftreten, wenn das Beziehungsgefüge durcheinander kommt, und man so nicht selten den ansonsten sicher geglaubten Boden unter den Füßen verliert.

So sorgt entweder die Krankheit selbst oder sich die daraus ergebenden veränderten Beziehungskonstellationen und die meist heftigen Reaktionen für jene »Ver-rücktheit«, die für den Außenstehenden alles durcheinander bringt. Dann können sich Abgründe existenzieller Verunsicherung auftun:

Den Patienten schwindelt, »wenn das ganze Dasein seinen Boden verliert« (Jaspers 1973). Dabei wird das Wort »Schwindel« zu einem Ausdruck für ein Erleben, das in der Gesprächssituation für die Betroffenen offensichtlich durch nichts anderes zu beschreiben ist.

Möglichkeit der Heilung

Wichtig zu wissen ist nun, dass viele psychiatrische Erkrankungen Möglichkeiten des Ausgleichs, der ganz individuellen Kompensation und – in einem großen Prozentsatz – die Möglichkeit der Heilung und der Besserung haben. Das gilt auch für die Schizophrenie, die ca. zu einem Drittel geheilt und zu einem weiteren Drittel gebessert werden kann.

5.2.4 Gutartiger Lagerungsschwindel

Der »gutartige« Lagerungsschwindel ist eine der am häufigsten vorkommenden – und leider auch der am häufigsten fehldiagnostizierten organischen Schwindelerkrankungen überhaupt. Betroffen sind überwiegend Patienten in der 2. Lebenshälfte. In spezialisierten Schwindelambulanzen macht er etwa ein Drittel der Diagnosen aus. Er ist in aller Regel besser therapierbar als jeder andere Schwindel, da die Ursache innerhalb weniger Minuten beseitigt werden kann.

Typisch sind kurze Drehschwindelattacken mit spezifischen Augenzitterbewegungen (Nystagmen) nach bestimmten Kopfbewegungen, aber auch beim Bücken oder Hinlegen. Diese halten kaum länger als 30 s an. Meist vergehen nach der Lageänderung einige Sekunden, bevor der Schwindel einsetzt. Manchen wird dabei übel; einige müssen sogar erbrechen. Zwischen den Attacken kann eine leichte Gangunsicherheit bestehen.

Otolithen im Bogengang

Bei dieser Erkrankung haben sich kleine Kalkkristalle (Otolithen) aus dem Gleichgewichtsbläschen spontan oder nach einer Schädelverletzung abgelöst. Diese Kristalle lagern sich dann bevorzugt in den nahe gelegenen hinteren Bogengang ab, wo sie nicht hingehören. Bei Lagewechsel geraten sie in Bewegung, bewirken bei Endolymphströmung eine Reizung der Sinneszellen und vermitteln damit eine intensive Drehbewegung.

Der »gutartige« Lagerungsschwindel verschwindet in der Regel auch ohne Behandlung nach einigen Wochen bis Monaten, er kann jedoch nach einigen Monaten oder Jahren wiederkehren. Das Spektrum reicht von einer einzelnen kurzen Episode bis zum jahrzehntelangen Leiden. In etwa einem Drittel der Fälle geht dem »gutartigen Lagerungsschwindel« ein Schädelhirntrauma oder ein Ausfall des Gleichgewichtsorgans voraus (Lempert 2003).

Auch bei Menière-Patienten findet sich der »gutartige« Lagerungsschwindel bei genauem Hingucken nicht selten als zusätzliche Schwindelkomponente. Dieser wird dann bis zur richtigen Diagnose oft (unnötig!) als Teil der Menière-Erkrankung verkannt und nicht angemessen behandelt (s. auch ▶ Abschn. 5.1).

Die Diagnostik ist schon der Beginn der Therapie. Dabei werden die Betroffenen rasch aus dem Sitzen in die Seitenlage gekippt. Mit der Frenzel-Brille werden dabei die Augenzitterbewegungen sichtbar (Lempert 2003). Wenn sich so die Diagnose sichern lässt, können 95% der Beschwerden innerhalb von wenigen Wochen beseitigt werden. Dabei werden bei den Betroffenen durch wiederholte Fortsetzung genau dieser Lageänderung die Steinchen wieder aus dem Bogengang »herausgeschleudert« (ausführlich s. Lempert 2003).

Mit Eigeninitative und Mut kann dies auch schon allein versucht werden; die Anleitung dazu findet sich unter:
- www.charite.de/ch/neuro/klinik/patienten/krankheiten/schwindel_vertigo/deutsch_rechts.html,
- oder www.drhschaaf.de/Lagerungsschwindel.pdf.

Der geübte Arzt wird dies alles nur gezielter und damit auch schneller einrichten.

5.2.5 Isolierte Otolithenfunktionsstörungen

Während sich beim eben dargestellten gutartigen Lagerungsschwindel kleine Kalkkristalle (Otolithen) aus dem Gleichgewichtsbläschen abgelöst haben und durch Bewegungen in den Bogengängen Schwindel auslösen können, können auch in den Gleichgewichtsbläschen selbst isolierte Otolithenfunktionsstörungen vorkommen.

Diese werden bisher aufgrund nur sehr unzureichender Diagnosemöglichkeiten selten erkannt oder waren nicht wirklich sicher zuzuordnen. Nachdem sich dies – zumindest in Ansätzen – gebessert hat (▶ Abschn. 6.4), werden diese Störungen des Gleichgewichts zunehmend erkannt und jetzt vielleicht sogar – im ersten Überschwang – zu häufig vermutet.

So beklagten in der Spezialambulanz der Aachener HNO-Klinik ein Viertel aller Patienten, die sich wegen Schwindelbeschwerden in dieser dafür bekannten Klinik vorstellen, Liftschwindel oder ein Kippen bei bestimmten Körperlagen oder über unspezifische Beschwerden, die sich nach genauer Untersuchung als Otolithenfunktionsstörungen herausstellen.

Westhofen (2001) schätzt daher, dass eine Otolithenbeteiligung bei etwa 50% der Patienten mit Innenohr-bedingten Schwindelbeschwerden vorliegt. Erkrankungen der Otolithenorgane kämen sowohl als alleinige Ursache für Schwindelbeschwerden vor, können jedoch auch in Kombination mit Funktionsstörungen der Cochlea und/oder der Bogengänge auftreten.

5.2.6 Einflüsse des Luftdrucks auf das Ohr: Tullio-Phänomen

Der Arzt Pietro Tullio (1881–1941) fand 1929 als Erster, dass – in seltenen Fällen!! – auch Schallreize (hohe Luftdrücke) Auswirkungen auf das Gleichgewichtsorgan haben können, dies oft auch eben in Verbindung mit Kopfbewegungen.

Dabei treten nach großen Luftdrücken Augenbewegungen weg von der beschallten Seite auf. Angenommen wird, dass durch die Vibration des

Steigbügels die Gleichgewichtssäckchen erreicht werden und dadurch eine Bewegung simuliert wird.

Deswegen wird heute das Auftreten von Schwindel durch akustische Reize von mehr als 90 dB Lautstärke als Tullio-Phänomen bezeichnet.

Angesichts der geringen Entfernung der Gleichgewichtswahrnehmungsstationen (Maculae sacculi und utriculi) zum Steigbügel erscheint es fast verwunderlich, dass nicht schon beim Gesunden akustische Reize und die von ihnen ausgelösten Flüssigkeitswellen zu einer Stimulation von Gleichgewichtsstrukturen führen. Die Distanzen zum ovalen Fenster sind nach Lang (2003) vom oberen Rand des ovalen Fensters zum Utrikulus (medial und oben gelegen) am geringsten (0,3 mm). Vom hinteren Unterrand soll er durchschnittlich 1,4 mm betragen und von der unteren Wand 1,6–2 mm. Der Sacculus ist vom mittleren Anteil der »Fußplatte« des Steigbügels im Mittelohr etwa 1 mm entfernt. Die geringste Distanz findet sich zur Vorderkante (etwa 0,75–1 mm).

verminderter Abstand

Ehe ein Tullio-Phänomen ausgelöst wird, scheint es aber zu einer deutlichen Minderung des Abstands zwischen den Gleichgewichtssäckchen (die beiden oben genannten Maculae sacculi und utriculi) im Innenohr und dem Steigbügel im Mittelohr kommen zu müssen. Verursacher können auch Operationen im Mittelohr, besonders am Steigbügel, sein, wenn die Verbindung zwischen dem Steigbügel und dem Gleichgewichtsorgan verringert wird. Dies ist in der Regel dann ein wichtiges Zeichen dafür, dass die Operation wiederholt werden muss.

Aber auch eine übermäßig starke Beweglichkeit des Steigbügels bei einer offenen Tube (Tuba tympani) scheint das Tullio-Phänomen zu begünstigen; dies wurde erstmals 1986 von Scherer und Clarke bei einem Hornbläser beschrieben.

Das Tullio-Phänomen ist aber auch insbesondere bei Morbus-Menière-Erkrankungen beschrieben worden (Schuknecht in Scherer 1986); hierbei könnte der Grund die Erweiterung durch die Endolymphe sein, wodurch eine Innenohrstruktur näher an das Mittelohr heranrückt.

5.2.7 Hennebert-Symptom

Es gibt aber Erkrankungen, bei denen regelmäßig Schwindel durch großen Schalldruck ausgelöst wird. Diese Erkrankungen sind etwa Fisteln (krankhafte Verbindungen, »Durchgänge«) im Labyrinth. Erstmalig von Hennebert 1911 beschrieben, ist dies dann als »Hennebert-Fistelsymptom« in die wissenschaftliche Literatur eingegangen.

Solche »Durchbrüche« mit offen bleibenden Gängen können etwa nach entzündlichen oder zerstörerischen Erkrankungen entstehen. Dies kann ein sog. Cholesteatom, aber auch typischerweise eine Syphilis sein. Dann werden direkte Verbindungen zwischen dem Gleichgewichtssäckchen (Utrikulus) und der Fußplatte angenommen. Dabei kann dann eine Erhöhung des atmosphärischen Luftdrucks das Auge ebenfalls vom gereizten Ohr wegrotieren lassen.

Sowohl das Tullio-Phänomen als auch das Hennebert-Fistelsymptom scheinen insbesondere beim Menière-Patienten häufiger aufzutreten. Dafür werden ein Näherrücken des Gleichgewichtorgans zum Mittelohr durch eine Vergrößerung des endolyphatischen Raums vermutet, wie dies Hüttenbrink (s. Stoll 1998) beschrieb.

So muss man davon ausgehen, dass hier bei schon vorhandener Menière-Erkrankung diese Schwindelkomponente beachtet werden muss. Dies gilt umso mehr, als diese zusätzliche Schwindelkomponente – etwa durch das Legen eines sog. Paukenröhrchens in das Trommelfell – manchmal, zumindest zeitweise, gut beeinflussbar ist. Dabei sorgt das Paukenröhrchen dafür, dass das Trommelfell nicht – wie gewohnt – mit Druckausgleich reagieren kann.

Interessant erscheint die Vermutung Hüttenbrinks (1998), dass insbesondere das Hennebert-Fistelsyndrom beim Morbus Menière weniger die Augenzitterbewegung beeinflusst als das »vestibulospinale« System. So macht sich die Irritation dann insbesondere in einem Nachlassen der Haltemuskulatur bemerkbar; dies ist auch beim Turmarkin-Geschehen zu sehen.

So vermutet Hüttenbrink, dass das vestibulospinale System empfindlicher als das vestibulookuläre System auf Druckschwankungen der Perilymphe reagiert.

Beachtet werden muss aber auch, dass selbstverständlich die oben genannten Phänomene nicht nur innenohrbedingt sein könnten. Sie können – unabhängig von einem M. Menière – immer dann auftreten, wenn krankhafte Veränderungen des Mittelohrs vorliegen. Dies kann auch bei Otosklerose der Fall sein, sodass auch diese Veränderungen teilweise hinsichtlich der operativen Korrektur mit bedacht werden müssen.

5.2.8 Vestibularisparoxysmie

Die Vestibularisparoxysmie ist eine gelegentliche, plötzliche Störung des Gleichgewichtsnerven, vornehmlich durch die umliegenden Blutgefässe.

Leitsymptom der Vestibularisparoxysmie sind kurze, Sekunden bis wenige Minuten anhaltende Dreh- oder Schwankschwindelattacken – mit oder ohne Auswirkungen auf das Hören. Als Ursache dieser gar nicht so seltenen, »gutartigen«, aber durchaus sehr irritierend wirkenden Erkrankung, wird eine Kompression des Hör- und Gleichgewichtsnerven (8. Hirnnerven) durch kleine Arterien vermutet (Brandt et al. 2004). Dabei sollen sich verirrende, zum Teil auch arteriosklerotisch verlängerte und erweiterte – und damit vermehrt pulsierende – Gefäße im sog. »Kleinhirnbrückenwinkel« dazu führen, dass dieser Nerv durch Druck irritiert wird. Die Symptome sind bei manchen Patienten von bestimmten Kopfpositionen abhängig und lassen sich gelegentlich durch Hyperventilation (heftiges und vermehrtes Atmen) provozieren.

Dreh- oder Schwankschwindelattacken

Die Auslösung der Symptome geschieht durch direkte pulsatorische Kompression und/oder »Fehlschlüsse«, d. h. gelegentliche Reizübertragung zwischen benachbarten teilweise »demyelinisierten Axonen« (Nervenstränge, die zumindest teilweise ihrer Schutzschicht beraubt sind).

Im Verlauf sind während des Anfalls ggf. vermehrt Gleichgewichts- und Hördefekte messbar, diese sind allerdings zwischen den Anfällen nur gering ausgeprägt. Eine Hörminderung und ein Tinnitus können aber auch zwischen den Attacken vorhanden sein.

Wichtig ist, dass sich eine Besserung oder ein Abklingen der Attacken durch das Antiepileptikum Carbamazepin bereits in niedriger Dosierung erzielen lässt. So ist ein Therapieversuch mit Carbamazepin in niedriger Dosierung (200–600 mg) oder Phenytoin sinnvoll und Teil der Diagnostik.

Im positiven Fall kann damit – lebenslang – eine Symptomverbesserung erreicht werden, ohne dass man etwa Sorgen haben muss, dass ein Blutgefäß platzt oder ein Schlaganfall die Folge ist.

5.2.9 Akustikusneurinom

Dieser seltene und an sich gutartige Tumor kann sowohl Menière-Symptomatiken als auch Hörstürze imitieren. Trotz seiner Gutartigkeit kann das Akustikusneurinom in dem von Knochen begrenzten Schädel so viel Platz einnehmen, dass es andere Strukturen verdrängt und schädigt. Dann, d. h. ab einer bestimmten Größe (ca. 2 cm Durchmesser, solange es nicht den »Kleinhirnbrückenwinkel« einengt), muss er herausoperiert werden. Meist wächst das Akustikusneurinom aber so langsam, dass man oft auch erst einmal abwarten kann.

schleichender Beginn — Normalerweise erbringt schon die Krankengeschichte eine klare Unterscheidung zum Morbus Menière: Akustikusneurinome haben einen schleichenden Beginn und einen langsam fortschreitenden Verlauf im Gegensatz zu dem heftig einsetzenden Beginn und ebenso schnell endenden Anfallsverlauf beim Morbus Menière. Die Ohrgeräusche sind beim Akustikusneurinom einseitig und die kalorische Erregbarkeit in über 90% der Fälle erloschen.

Ausreichende Hinweise bringt meistens die BERA (»brainstem electric response audiometry«, Hirnstammaudiometrie; ▶ Kap. 6). Bei ausreichendem Verdacht werden Computertomogramme und Kernspintomogramme eingesetzt, sie können Tumore schon ab 2 mm Größe darstellen.

5.2.10 Akuter einseitiger Gleichgewichtsausfall (Labyrinthausfall)

einmaliges Ereignis — Der einseitige Gleichgewichtsausfall ist gekennzeichnet durch plötzlich auftretenden Drehschwindel mit Hörverlust und Ohrgeräuschen.

Es kommt in der Regel zu länger anhaltendem Schwindel als beim M. Menière (Tage). Dafür wird er aber zwar langsam – über Wochen – aber sicher kompensiert. Anders als beim M. Menière bleibt es beim einmaligen Ereignis.

5.2 Was es NICHT ist

In der überwiegenden Zahl der Fälle kann man die Ursache nicht wirklich finden (Walther 2005) und vermutet – wie beim Hörsturz (▶ Abschn. 5.2.1) vorübergehende Durchblutungsstörungen oder Viren. Die Bezeichnungen »akuter isolierter Vestibularisausfall«, »Neuritis vestibularis« und »Neuropathia vestibularis« sind in der klinischen Praxis gebräuchliche Bezeichnungen für ein und dieselbe, jedoch meistens – hinsichtlich der Ursache – überwiegend unklare Erkrankung.

Meistens liegt kein kompletter Ausfall des Gleichgewichtsorgans vor, sondern der Funktionsausfall betrifft »nur« den seitlichen (lateralen) Bogengang. In solchen Fällen liegt – so Walther 2005 für die Experten – vermutlich eine Form mit einer isolierten Schädigung des oberen Teils (Pars superior) des Gleichgewichtsnerven vor, der den seitlichen und vorderen Bogengang und die Gleichgewichtssäckchen (Utrikulus sowie Teile des Sacculus) versorgt.

Eine weitere bekannte Ursache für einen Vestibularisausfall ist das *stumpfe Schädeltrauma mit Beteiligung des Innenohres* (Contusio labyrinthi). Einblutungen oder kleine Risse des Labyrinths sind die Folge.

In der Akutphase wird meist eine Infusionstherapie mit Kortison (100 mg Methylprednisolon in abfallender Dosierung über 1–2 Wochen) unabhängig von den oben geschilderten Ursachen durchgeführt. Im Stadium des heftigen Schwindels kommen anfangs noch Mittel gegen die Übelkeit hinzu, die dann bald abgesetzt werden sollten, damit eine Anpassung des wachen Gehirns zum Ausgleich der Symptomatik beitragen kann.

Kortison-Infusionstherapie

Der Zusatz von antiviralen Medikamenten (Valaciclovir) erbrachte keine messbaren Verbesserungen (Strupp et al. 2004).

Ein frühzeitig einsetzendes Gleichgewichtstraining hingegen verbessert den Verlauf nachhaltig (▶ Abschn. 7.4.1)

So ist bei dem einseitigen Gleichgewichtsausfall die Wiederherstellung des Gleichgewichts das Produkt verschiedener Vorgänge:
- Erholung der peripheren vestibulären Funktion (nicht immer komplett),
- Substitution des Funktionsausfalls durch das gegenüberliegende vestibuläre System sowie durch somato-sensorische und visuelle Afferenzen,
- zentrale Kompensation.

Lamparter (2002) nimmt an, dass auch bei diesen Krankheitsbildern psychosomatische Gesichtspunkte nicht selten eine wichtige Rolle spielen können. Seine klinischen Beobachtungen ließen vermuten, dass es sich zumindest gelegentlich um eine akute »psychosomatische Reaktion« handeln könne. Bei den jüngeren Patienten (etwa im Alter von 18–25 Jahren) scheine es sich manchmal um eine körperlich erlebte »Heranwachsens-Krise« unter dem Druck heftiger und wenig beherrschbarer Gefühle zu handeln. Umfassendere Untersuchungen aus psychosomatischer Sicht gäbe es allerdings dazu nicht.

Aus den Beobachtungen in unserer Klinik kann ich hinzufügen, dass der – im Vergleich zum Morbus Menière – »nur« einmalige Gleichgewichtsausfall so erschütternd und existenziell bedrohlich erlebt werden kann, dass sämtliche bisher bekannten oder vermuteten Lebenssicherheiten als schwindend bedroht und gefährdet erlebt werden können. Dies scheint insbesondere bei den Patienten der Fall zu sein, die ihr Leben bisher in sehr geordneten Bahnen organisiert hatten.

Ich habe aber auch schon Patienten erlebt, die bis dahin wie im Märchen »Von dem, der auszog, das Fürchten zu lernen«, keine Angst vor gar nichts gehabt zu haben schienen, und die nun, durch die am eigenen Körper erlebte Schwindelattacke, auf lange Zeit erschüttert wurden. Hier war über eine neurootologische Arbeit mit intensivem Gleichgewichtstraining eine lang angelegte tiefenpsychologische Behandlung notwendig.

Hinzu kann ebenfalls ein reaktiver psychogener Schwindelanteil kommen, mit ähnlichen Mechanismen und Ergebnissen, wie dies für den Morbus Menière beschrieben wurde.

5.2.11 Zervikale Hör- und Gleichgewichtsstörungen

Wenn der zweite Halswirbel einen zu großen Zahn, so heißt sein Fortsatz (Dens axis) nach oben, hat, kann auch dies menièreähnliche Symptome zeigen. Diese unterliegen aber Lageänderungen, d. h. die Symptome sind durch Kopfbewegungen auslösbar.

Bei einer Fehlfunktion der oberen Halswirbelsäule (HWS) kann ein einseitiges Druckgefühl in der Schläfengegend vorhanden sein, und es können anfallsartige Gleichgewichtsstörungen auftreten, die aber nicht mit starker Übelkeit und Erbrechen kombiniert sind.

Sekundenschwindel — Charakteristisch ist ein Sekundenschwindel, aber auch tagelanges Unsicherheitsgefühl, verbunden mit Nackenkopfschmerz und gelegentlich schon einmal Schallempfindungsstörungen im Tieftonbereich (Scherer 1997). Diese Schwindelformen können diagnostisch meist gut abgegrenzt werden gegen einen Schwindel aus dem Innenohr, wie z. B. bei der Menière-Erkrankung und dem akuten Gleichgewichtsausfall. Insbesondere ist kein länger anhaltender Drehschwindel zu erwarten.

Nach Hülse et al. (2005) kann ein Schwindel, der von der Halswirbelsäule (HWS) ausgeht, gesichert werden, indem man den Patienten auf einen Drehstuhl setzt und den Kopf mit den Händen fixiert. Dann wird der Körper mit dem Stuhl unter Beibehaltung der Kopfposition innerhalb von 5–10 s soweit gedreht, wie vom Patienten – mit geschlossenen Augen – toleriert wird. So werden in der Regel 70–80° Drehung erreicht.

Bei gesunden, schwindelfreien Patienten ohne HWS-Befund konnte kein Zervikalnystagmus registriert werden, wohl aber – so Hülse et al. (2005) – bei Kranken.

Zervikalnystagmus — Bei Auftreten eines Nystagmus wird diese Stellung mindestens 60 s bis zu 120 s beibehalten. Der Nystagmus wird dann als echter Zervikalnystagmus gewertet, wenn er in mindestens 15 s mindestens 6 Schläge aufweist und eine Amplitude von >2° pro Schlag besitzt. Entscheidend ist der »Nach«nystagmus nach Erreichen der Körperrotation. Eine Augenunruhe oder ein Nystagmus werden nicht gewertet.

5.2 Was es NICHT ist

Ein solcher Nystagmus unterscheidet sich klar von einem zervikalen »Nach«nystagmus, der nur wenige Sekunden anhält. Dann findet sich oft bei den »manualtherapeutischen« Untersuchungen eine Blockierung insbesondere im oberen HWS-Bereich bei den ersten 3 Kopfgelenken. Um diese Blockierungen zu beheben, ist eine der wirksamsten Techniken – die in der Hand des ausgebildeten und geübten Arztes liegen sollte – die Manipulation. Dabei wird das gestörte Segment genau eingestellt und es wird mit geringer Kraft ein Impuls mit hoher Geschwindigkeit gegeben. So werden die Gelenkflächen für einen kurzen Moment voneinander entfernt und somit die neurophysiologischen Reflexe »überlistet«: Der Informationsfluss der Sinneszellen wird unterbrochen, die Muskulatur entspannt sich, und eine prompte Besserung der Gelenkbeweglichkeit stellt sich ein.

Es gibt darüber hinaus eine Vielzahl von – ebenfalls gut wirksamen – manuellen Weichteil- und Mobilisationstechniken; hierzu zählen auch die Muskelenergietechniken (MET).

Begleitend oder weiterführend ist es zumeist sinnvoll, manuelle Krankengymnastik zu veranlassen.

Inhalt einer solchen Krankengymnastik ist die gezielte aktive Übungsbehandlung, die an die Verfassung der Gesamtstatik der Wirbelsäule angepasst ist. Dabei werden funktionsgestörte Gelenke mobilisiert, verkürzte Muskeln gedehnt, überlastete Regionen stabilisiert. Im Idealfall wird die Körperhaltung harmonisiert. In der Regel bleibt aber auch hier das Vorgehen vielschichtig (ausführlicher s. Hülse u. Hölz 2000).

5.2.12 Riss im runden Fenster am Übergang vom Mittel- zum Innenohr

Bei einem Riss am runden Fenster, etwa nach einem Unfall, können Hörverlust, Schwindel und Ohrgeräusche vorkommen. Dieser Defekt wird erkannt durch eine Tympanoskopie, d. h. in Lokalanästhesie wird durch das Mittelohr hindurch auf das »Fenster« zum Innenohr geguckt. Therapie ist der operative Verschluss.

Dieser Eingriff ist sinnvoll, wenn er z. B. frühzeitig nach einem Unfall erfolgt, und wenn der Hörverlauf eine Tendenz zur Ertaubung zeigt.

Liegt die Beschwerdesymptomatik länger vor, kann ein Riss im runden Fenster kaum die Ursache sein, da sonst das Hören nachhaltig in Richtung Taubheit gestört wäre.

5.2.13 Multiple Sklerose

Die multiple Sklerose kann als Sonderform einer entzündlichen Veränderung des Nervensystems – auch einseitig – das Hörvermögen verschlechtern und Gleichgewichtsstörungen hervorrufen. Charakteristisch ist ein buntes Bild von Funktionsstörungen, die auch nur vorübergehend auftreten können. Im Gegensatz zum Morbus Menière ist es möglich, dass sich wieder eine normale Hörfunktion einstellt. Die Kernspintomographie und/oder

vielfältige Funktionsstörung (möglich)

eine meist zwischen den Lendenwirbeln durchgeführte Hirnflüssigkeitsabnahme (Liquorpunktion) können die Diagnose sichern.

5.2.14 Migräne

Kennzeichnend für eine Migräne sind in der Regel Attacken mit halbseitigen, manchmal auch beidseitigen Kopfschmerzen. Diese können bis zu 2 Tagen anhalten und sind oft von Übelkeit und Erbrechen, Licht- und Lärmempfindlichkeit begleitet. Nicht wenige Patienten kennen kurz vor oder während des Migräneanfalls auch eine sog. Migräneaura. Dabei kommen am häufigsten flimmernde Gesichtsfeldausfälle, seltener kribbelnde Missempfindungen, Lähmungen, Sprachstörungen, Verwirrtheit, »Doppelt-Sehen« und Gangunsicherheit hinzu. Als Ursache wird vermutet, dass eine vorübergehende Gefäßverengung in den betroffenen Hirnbezirken die Aura verursacht.

Aber viele Migränepatienten geben auch Schwindel als gelegentlichen oder häufigen Begleiter ihrer Kopfschmerzen an. Es gibt sogar Migränepatienten, bei denen allein der Schwindel auftritt, auch ohne Kopfschmerzen, dann handelt es sich um ein rein »vestibuläre Migräne«. Dabei kann der Schwindel in drei Varianten auftreten:

- als Drehschwindel,
- als Lageschwindel oder
- als diffuser Schwindel ohne Bewegungserscheinungen.

Der Drehschwindel und der Lageschwindel gehen wahrscheinlich auf eine – vorübergehende!!! – Durchblutungsstörung im Hirnstamm zurück.

Der diffuse Schwindel äußert sich als Benommenheit, manchmal auch als Unfähigkeit, klar zu denken. Der Schwindel kann, so berichten die Betroffenen, einige Stunden anhalten, manchmal überdauert er sogar die Kopfschmerzen einige Tage oder gar Wochen.

Wenn der Migräneschwindel ohne Kopfschmerzen auftritt, weisen die sonst auch für eine Migräne typischen Begleitumstände den Weg zur Diagnose. Dies sind etwa eine gleichzeitige Licht- oder Lärmempfindlichkeit.

Für eine vestibuläre Migräne – im Gegensatz zum M. Menière – spricht:
1. die zentrale Augenstörung im Intervall,
2. das Fehlen einer fortschreitenden Hörminderung trotz vieler Attacken,
3. vor allem die Verbindung mit anderen neurologischen Symptomen, wie z. B. Taubheitsgefühl im Gesicht und die Kopf- und Nackenschmerzen und
4. das Ansprechen auf eine prophylaktische Behandlung mit Betarezeptorenblockern.

Vermutet werden aber auch Verbindungen zwischen Migräne und dem Menière (Lempert u. Neuhauser 2001). Allerdings könnte es auch sein, dass diese Verbindung deswegen so oft festgestellt wird, weil letztendlich die Abgrenzungen so schwierig sind (Straube u. Sostak 2004).

So bleibt die Unterscheidung gegenüber dem M. Menière gelegentlich so schwierig, dass nach Brandt et al. (2004) erst die stufenweise Prophylaxe etwa mit Carbamazepin oder Betarezeptorenblockern und der Verlauf Klarheit bringen kann.

Therapeutisch ist die psychosomatische Behandlung der Migräne ebenso anspruchsvoll wie sinnvoll. Dabei haben neben den bewährten Schmerzmitteln für den Anfall teilweise auch vorbeugende Medikamente ihre Berechtigung. Dazu gehören sog. »Triptane«. Dies sind Medikamente, die relativ gezielt in Stoffwechselprozesse des Serotins, eines Botenstoffes im Zentralnervensystem, eingreifen.

5.2.15 Syphilis

Die Syphilis kam früher sehr viel häufiger vor, ist aber in zunehmender »weltoffener Verbundenheit« wieder häufiger geworden.

Sie ist durch Antibiotika behandelbar geworden. Auch hier kommt es neben vielen anderen Veränderungen am Gehirn und an den Blutgefäßen zu einem endolymphatischen Hydrops. Eine Blutuntersuchung kann Klarheit bringen.

5.2.16 Nebenwirkungen von Medikamenten

Die nachfolgende Auflistung zeigt einige häufige Problemzonen von Arzneimittelgruppen. Es sollte aber immer im Einzelfall und konkret geprüft werden, ob die erlebte oder befürchtete Ohrenproblematik mit Schwindel, Tinnitus und Hörverlust tatsächlich im Zusammenhang mit dem Medikament steht. Dies ergibt sich in aller Regel individuell und es muss abgewogen werden, ob die Hauptwirkung so wichtig ist, dass diese Nebenwirkung ertragen werden muss. Sicherlich sollte niemand einfach so sein Medikament absetzen, sondern dies mit dem zuständigen Fachkollegen besprechen. Zu diesen Substanzen zählen:
- Schmerzmittel mit Azetylsalizylsäure (ASS),
- entwässernde Mittel: Diuretika,
- spezielle Antibiotika: Aminoglykoside (Streptomycin/Gentamycin),
- Antimalariamittel: Chinin und Chinidin,
- Antidepressiva, obwohl etwa die Tinnituslautheit meist durch Antidepressiva gemindert werden kann (▶ Kap. 7),
- Betablocker,
- die Pille,
- chemotherapeutische Mittel,
- (»Genussmittel«).

Schmerzmittel mit ASS. Alle Wirkstoffe, die aspirinartige Mittel enthalten, können – meist reversibel – alle Formen von Innenohrschädigungen mit Schwindel, Hörverlust und Tinnitus hervorrufen. Dies ist allerdings abhängig von der Menge der eingenommenen Wirkstoffe! So müssen schon mehr als 3.000 mg pro Tag genommen werden, um zu »sicheren« Innenohrschäden« zu gelangen.

Hier ist das Risiko immer mit dem Nutzen abzuwägen. Der Patient, der z. B. nach einem abgelaufenen Herzinfarkt ASS in Größenordnungen von 100 mg täglich nimmt, ist sicherlich gut beraten, nicht wegen eines Tinnitus dieses Medikament auszulassen. Auch schadet sicherlich eine einmalige Kopfschmerztablette ebenso wenig wie das monatliche Einnehmen von Schmerzmitteln, etwa bei der Periode.

Entwässernde Mittel – Diuretika. Es gibt entwässernde, harntreibende Mittel, wie etwa Lasix und Etacrinsäure, die das Innenohr schädigen können. Allerdings ist dies kein zwangsläufiger und zudem ein seltener Mechanismus. So ist es auch hier weiter ratsam, z. B. bei schweren Herzerkrankungen mit Volumenüberlastung weiter ein entwässerndes Mittel einzunehmen. Daher ist ein Diuretikum oft ein Dauerbestandteil der Herzmedikation.

Auch hier gilt es wieder abzuwägen, ob die in der Regel geringen Mengen langfristig für das Ohr so schädlich sind, dass andere Alternativen überlegt werden müssten.

Die »osmotischen« Diuretika, d. h., die eine Erhöhung der Konzentration der Blutbestandteilchen erwirken, haben wohl keine negativen Wirkungen auf das Ohr, sind aber auch nur begrenzt einsetzbar (als Infusion).

Spezielle Antibiotika – Aminoglykoside (Streptomycin/Gentamycin). Aminoglykoside sind Antibiotika, die nur in sehr seltenen, meist sehr schweren Fällen eingesetzt werden. Bei diesen sind die ohrengiftigen Wirkungen bekannt und auf dem Beipackzettel ausführlich beschrieben. Sie werden eingesetzt bei Tuberkulose und bei Entzündungen, vor allen Dingen des Bauchraums oder der Lunge, wenn andere Medikamente nicht erfolgreich waren. »Therapeutisch« werden sie eingesetzt, wenn z. B. mit Hilfe der Nebenwirkungen, also des Ohrengiftes, das Innenohr explizit ausgeschaltet werden soll – ▶ Kap. 7.

Antimalariamittel – Chinin und Chinidin. Chinin kann Tinnitus, Hörstörung und Schwindel hervorrufen, vor allen Dingen, wenn es länger in hoher Dosis gegeben wird. Chinidin verursacht seltener und auch wohl wieder rückgängig zu machende Hörstörungen.

Antidepressiva. So genannte trizyklische Antidepressiva, wie etwa Saroten, Anafranil, Imipramin (Tofranil), können auch schon einmal Hörstörungen und in Einzelfällen auch (verstärkte) Ohrgeräusche machen. Häufiger aber kann bei entsprechender depressiver Verarbeitung, in Ergänzung der psychotherapeutischen Arbeit, die Tinnituslautheit durch Antidepressiva gemindert werden.

Häufigere Nebenwirkungen der Antidepressiva sind dann auch – meist vorrübergehende – Kreislaufschwierigkeiten und als Schwindel wahrgenommene Gangunsicherheiten (ausführlich ▶ Kap. 7).

Betablocker. Diese blutdruck- und die herzfrequenzsenkenden Mittel können – selten – auch einmal zu Tinnitus führen und über den – gewünschten – Abfall des Blutdrucks auch schon einmal Schwindelgefühle auslösen.

Pille. Für orale Kontrazeptiva sind mehrere Vorsichtsmaßnahmen bei Ohrschäden beschrieben.

Chemotherapeutische Mittel. Sicherlich alle chemotherapeutischen Mittel können auch das Innenohr schädigen. Meist ist aber die Bekämpfung der Grundkrankheit, in der Regel des Tumorleidens, wichtiger.

»Genussmittel«. Auch Nikotin kann zu Ohrensausen beitragen oder es verstärken. Alkohol geht regelmäßig mit Gleichgewichtsstörungen einher. Alle Rauschmittel wie Kokain, Marihuana, Morphium und Heroin können Ohrgeräusche mitverursachen und Menschen oft nachhaltig aus dem Gleichgewicht bringen.

5.2.17 Durchblutungsstörungen

Ein »orthostatischer« Schwindel wird häufig bei »schwachem« Kreislauf und Blutdruckschwankungen in internistischen Praxen gesehen und kann dort meist auch gut behandelt werden.

An Durchblutungsstörungen im Kopf (Transitorische Ischämische Attacken=TIAs) muss nach Lempert (2005) nur dann gedacht werden, wenn es sich um plötzlich einsetzende, meist »nur« Minuten anhaltende Schwindelattacken bei älteren Patienten mit Gefäßrisiken handelt.

Für den Neurologen sind sie oft daran zu erkennen, dass sie meist von anderen Hirnstamm- oder Kleinhirnsymptomen oder Hörstörungen begleitet sind. Nur selten kommen allein Drehschwindelattacken vor.

Im Verlauf kommt es dann – so Lempert (2005) – entweder nach wenigen Attacken zu einem spontanen Ausbleiben der Symptomatik oder im schlimmeren Fall zu einem Hirnstamminfarkt.

Manchmal lassen sich in der Diagnostik die betroffenen Arterien mit Röntgenkontrastmittel darstellen. Findet sich tatsächlich hier eine Ursache, dann sollten therapeutisch blutverdünnende Mittel angesetzt werden. Die operative Beseitigung hat bisher noch keine überzeugenden Erfolge erbracht.

Aus neurologischer Sicht heißt es: wer jahrelang unter Schwindelattacken leidet, kann keine TIAs aufweisen und dementsprechend auch nicht von den vielfältigen, massenweise verschriebenen durchblutungsfördernden Mittel profitieren.

5.2.18 Zentral-vestibuläre Schwindelsyndrome

Schädigungen im Hirnstamm- oder Kleinhirn können zu länger andauerndem Schwindel über Tage bis Wochen führen, nicht aber zu wiederholten Schwindelattacken.

Meistens sind die Gleichgewichtskerne oder die Gleichgewichts-Augen-Bahnen betroffen, wobei für den Neurologen die Begleitsymptome den Weg in die richtige Diagnose weisen.

Dann sind bei älteren Patienten Infarkte, seltener Blutungen oder Tumore zu finden. Bei jüngeren Patienten kann eine Multiple Sklerose der Grund sein – oder Einblutungen ins Gehirn bei der Kombination von zuviel Nikotin, Alkohol und »der Pille«.

5.2.19 Gestörtes Gleichgewicht im Alter

Im Alter häufen sich die Möglichkeiten, an Schwindel zu erkranken. So geben etwa 50% aller männlichen und 60% aller weiblichen Patienten über 70 Jahre Gleichgewichtsstörungen bzw. Schwindel an. Bei Patienten über 75 Jahren stellt der Schwindel sogar das häufigste Symptom dar (Füsgen 1998).

Bei den meisten älteren Menschen nimmt der Schwindel zu, weil mit dem Alter immer mehr Teile des Gleichgewichtssystems erkranken können. Auch ohne große Auffälligkeiten können viele kleinere Schäden gemeinsam zu einer doch beträchtlichen Einschränkung des Gleichgewichtsvermögens führen. Ein Grund kann sein, die – körperlich meist doch enger werdenden – Grenzen nicht zu erkennen.

So kann eine kleine Sehstörung zusammen mit einer abgeschwächten Empfindlichkeit der Körpereigenfühler und/oder einem kleinen Ausfall im Gleichgewichtsorgan einen sog. »multisensorischen Schwindel« auslösen. Dieser kann dann als Schwankschwindel oder als ein meist diffuses, vages Schwindelgefühl wahrgenommen werden.

Schwindel, Stolpern, Stürze

Hinzu kommt oft die Angst vor Schlimmerem, etwa vor Stürzen. So meiden viele alte Menschen zunehmend das Sich-Fortbewegen überhaupt. Indem sie das Aus-Üben unterlassen, wird ihr Gleichgewichtssystem geschwächt – und zwar auch ohne Körperschaden. Dann können schon kleinere, eigentlich banale Störungen der Raumorientierung tatsächlich zu Schwindel, zum Stolpern und schließlich auch zu Stürzen führen.

Gleichzeitig kann im Alter das Netz der sozialen Beziehungen immer dünner werden. So gibt es für alte Patienten immer weniger vertraute Personen in ihrer Umgebung, die ihnen helfen könnten. Sie verlieren also nicht selten immer mehr Sicherheit, was wiederum erst recht den Boden für Schwindelgefühle bereitet. Dies endet häufig in sozialer Isolation und depressiven Tendenzen. Hier kann der diagnostische Kurzschluss: »Alter Mensch – weitere Körperkrankheit« zu einer fatalen Fehldiagnose führen.

Dabei können seelische Störungen – auch bei älteren Menschen – meist gut behandelt werden. Heuft et al. (2000) benennen 3 Ursachen einer möglichen seelischen (akuten funktionellen) Somatisierung bei älteren Menschen:

1. Anhaltende – nie gelöste – seelische (neurotische) Konflikte

Solche zeigen sich bei Menschen, die seit ihrer Kindheit beziehungsweise Jugendzeit zwar einen neurotischen Kernkonflikt haben, jedoch aufgrund

günstiger Umstände über mehrere Jahrzehnte hinweg gut damit umgehen konnten oder ihre Nische gefunden haben. Auslösesituationen für ein Symptom mit Krankheitswert können sog. »Schwellensituationen« in der zweiten Hälfte des Erwachsenenlebens werden. Dies sind z. B.:
- Ruhestand,
- Tod eines Partners,
- Wegzug des letzten Kindes.

In diesem Fall bedürfen alte Menschen – so Heuft – keiner grundsätzlich »anderen« Psychotherapie als jüngere. Positiv anknüpfen kann man therapeutisch dabei an der über Jahrzehnte hinweg gelungenen Abwehrleistung, die für eine hohe psychische Kompetenz spricht.

2. Aktualkonflikte
Ein anderes Wirkmuster lasse sich bei Menschen beobachten, in deren Lebensgeschichte sich kein Kernkonflikt zeigt. Diese haben in ihrem Lebenslauf alle bisherigen Anforderungen und Schwellensituationen gut bewältigt. Scheitern können Sie natürlich an für sie neuen Aufgaben, die im bisherigen Lebenslauf nicht eingeübt werden konnten (zum Beispiel Umgang mit der Einsamkeit und dem Alleinsein: man wird nicht mehr gebraucht für das bisher Gewohnte und es gibt keine sinnvolle neue Aufgabe, z. B. Enkel). Diese Aktualkonflikte sind – so Heuft – den Betroffenen in der Regel bewusst. Sie können jedoch nicht durch reine Willensanstrengung gelöst werden. Das heißt, es nutzt nichts, diese Konflikte zu benennen (»nur« darüber zu reden), sondern sie müssen, ggf. auch mit psychotherapeutischer Hilfe, bearbeitet werden.

3. Traumareaktivierungen
Weniger bekannt ist bisher, dass Menschen – auch noch nach Jahrzehnten, in denen »trotzdem alles noch irgendwie gut gegangen ist« – eine Reaktivierung eines schweren Traumas erleiden können (s. Beispiel des Pfarrers am Anfang des Kapitels). Das sind in unserer Epoche – nun gut 60 Jahre nach dem 2. Weltkrieg – Erlebnisse des Krieges, der Vertreibung und des Holocaust. Wenn mit dem Alter die seelische Regulationsleistung (Abwehr) nachlässt, können dann – scheinbar plötzlich – die entsetzlichen Erlebnisse wieder »vor Augen treten«. Kennzeichnend für die traumatische Erfahrung sind Gefühle von Ausgeliefertsein und Hilflosigkeit. Hier rücken wieder unbeantwortete Fragen in den Vordergrund:
- nach dem Warum?,
- nach der »Schuld« auch des eigenen Überlebens, obwohl die anderen umgekommen sind
- und nach der Brüchigkeit des menschlichen Lebens.

Dann geht es in der Therapie oft darum, dass diese Erfahrungen erstmals (!) emotional (mit-)geteilt werden können.

5.2.20 Das alles und noch viel mehr ...

... findet sich für Nichtmediziner gut verständlich beschrieben in dem Buch von T. Lempert (2003) »Schwindel – was steckt dahinter?«. Wohltuend ist dabei die Ermutigung zur Eigeninitiative und zur Aktivität. So wird in diesem Rahmen sehr viel Wert auf Gleichgewichtstraining gelegt und eine Diagnostik vorgestellt, die ohne großen apparativen Aufwand auskommt. Beeindruckend ist auch eine offene Absage an die weit verbreitete und meist nutzlose medikamentöse Therapie mit »durchblutungsfördernden« Mitteln aller Art.

Zu empfehlen für Betroffene ist auch das Buch von C.T. Haid (2004) »Ärztlicher Ratgeber Schwindel und Gleichgewichtsstörungen«.

Ausführlich zum Problem des seelischen Schwindels ist für Betroffene ein Buch in 2. Aufl. mit dem Titel »Das Gleichgewicht und der Schwindel der Seele« (Schaaf 2004) erschienen. Es schildert – in der Darstellung um Verständlichkeit für die Betroffenen bemüht – teilweise sehr grundlegend die Bedingungen für die Entstehung eines gesunden Gleichgewichtes. Darauf aufbauend werden dann die Abweichungen von diesem Gleichgewicht beschrieben und Möglichkeiten aufgezeigt, damit anders und hoffentlich auch besser, umzugehen.

Für Behandler ist das Buch »Psychotherapie bei Schwindelerkrankungen« (Schaaf 2006) herausgekommen.

Mit einem sehr anderen Ansatz und überwiegend für HNO-Ärzte gedacht hat sich Michel (1998) mit dem Buch »Morbus Menière und verwandte Gleichgewichtsstörungen« zur Aufgabe gemacht, die vielfältige wissenschaftliche Literatur, die es zum Morbus Menière gibt, zu sichten, zu ordnen und damit auch den nicht-universitär arbeitenden Ärzten und Therapeuten zugänglich zu machen.

Für Experten möchte auf die Liste im Literaturverzeichnis hinweisen und »als neustes« auf den Übersichtsartikel von Walther (2005).

Untersuchungsmethoden

6.1 Krankengeschichte (Anamnese) –82

6.2 Vestibularisprüfungen –82

6.3 Kalorische (thermische) Prüfung –84

6.4 Untersuchung der Otolithenorgane –85

6.5 Phasenaudiometrie des endolymphatischen Hydrops –87

6.6 Hör- und Sprachtests (Tonschwellen- und Sprachaudiogramm) –88
6.6.1 Knochenleitung –89
6.6.2 Sprachaudiogramm –90

6.7 Otoakustische Emissionen und Distorsionsprodukte –91

6.8 Brain-evoked-response-Audiometrie (BERA) –91

6.9 Glyzerolbelastungsprobe (Klockhoff-Test) –92

6.10 Elektrokochleographie –92

6.11 Bildgebende Verfahren –93

6.12 Manualtherapeutische Untersuchung –94

6.13 Psychologische Diagnostik –94

6.14 Fragebögen – Testdiagnostik –95

6.15 Schwindel in der therapeutischen Beziehung –96
6.15.1 Was macht der Schwindel mit den Therapeuten? –96
6.15.2 Appell auf der Beziehungsebene –97

6.1 Krankengeschichte (Anamnese)

Am Beginn der Untersuchung sollte eine gründliche Erhebung der Krankengeschichte (Anamnese) stehen. Bei Schwindelerkrankungen ist sie die wichtigste Grundlage überhaupt und führt in bis zu 90% der Fälle schon zur Diagnose (Brandt 2004; Decot 2005). Beim Morbus Menière weisen Häufigkeit, Art und Dauer der Schwindelanfälle sowie ihrer Begleiterscheinungen, wie Augenzittern (Nystagmus), auf diese spezielle Innenohrerkrankung hin.

Drehschwindel

Typisch für einen Menière-Anfall ist ein Drehschwindel, der sich bei Bewegungen verstärkt, und der oft mit Übelkeit und Erbrechen verbunden ist. Er kann auch als Liftschwindel oder Schwankschwindel empfunden werden, muss aber von Ohnmachtsgefühlen, Schwarzsehen vor Augen oder Sternchensehen (eher bei Blutdruckschwankungen und »vegetativen Dystonien«) abgegrenzt werden.

Ein Menière-Anfall kann aus völligem Wohlbefinden heraus und auch im Liegen auftreten und Minuten bis viele Stunden andauern. Dauert er länger, ist von einem einseitigen Ausfall des Gleichgewichtsorgans aus anderem Grunde (▶ Kap. 5) auszugehen. Dauert er nur Sekunden, handelt es sich entweder um die Sonderform des Tumarkin-Drops (▶ Abschn. 4.2) oder beispielsweise um einen Lagerungsschwindel, einen Otolithenschwindel oder etwa um eine kurze Migränattacke [s. ggf. ausführlich Schmäl und Stoll (2003b) »Episodisch auftretendes Schwindelgefühl«.

Am klarsten ist es natürlich, wenn einer der behandelnden Ärzte einen Anfall direkt miterleben kann. Es gibt aber hinreichend objektive Methoden, die zusammen mit der Krankheitsgeschichte die Diagnose sichern. Statt der ärztlichen Anwesenheit hilft natürlich auch die eigene Beschreibung weiter, wenn sie die Erlebnisse genau wiedergeben kann.

Spätestens bei längerfristigen Erkrankungen ist es notwendig, eine umfassende psychosomatische Krankengeschichte zu erheben. Realistisch gesehen sprengt dies meist den Zeitrahmen der niedergelassenen Kollegen, anders als in psychosomatischen Kliniken oder bei Psychotherapeuten.

6.2 Vestibularisprüfungen

Es liegt nahe, bei einer Krankheit, deren Leid überwiegend Schwindel ausmacht, zunächst die damit zusammenhängenden Organe und Zentren im Gehirn zu untersuchen. So soll festgestellt werden, ob der Schwindel tatsächlich vom Gleichgewichtsorgan ausgeht und nicht etwa durch zu niedrigen Blutdruck hervorgerufen wird. Wichtig ist auch herauszufinden, ob die Störung im Gleichgewichtsorgan selbst (peripher) oder im Gleichgewichtszentrum im Gehirn (zentral) ausgelöst wird.

Allerdings liegt das Gleichgewichtsorgan gut geschützt, aber auch »verborgen«, im Felsenbein. Deshalb können die Funktionen des Gleichgewichtsorgans nicht direkt untersucht werden. So versucht man, sich zu behelfen, indem man indirekt Veränderungen im Gleichgewichtsorgan in seinen Auswirkungen auf die Augenbewegung untersucht (▶ Abschn. 2.2).

6.2 Vestibularisprüfungen

Der Nachteil ist, dass man so nicht das Gleichgewichtsorgan allein untersuchen kann, sondern die Gesamtheit des Weges vom Gleichgewichtsorgan über das Gehirn bis zum Auge beurteilen muss. Vorher muss man noch beachten, dass beide Gleichgewichtsorgane auch unter gleichen Voraussetzungen untersucht werden. Dazu bedarf es einer gründlichen Untersuchung des Außen- und Mittelohres. Dadurch soll festgestellt werden, dass weder ein Ohrpfropf noch eine Knochenauswucherung, noch eine Entzündung des Trommelfells der Untersuchung selbst »im Wege« stehen, ohne dass dies beachtet wurde.

Die klinische Untersuchung prüft dann bei Menière-Verdacht (◘ Abb. 6.1a–d):

- Das Stehen auf einem oder beiden Beinen bei geschlossenen Augen (Romberg-Versuch). Dabei müssen die Geprüften so stehen, dass sich die Füße innen berühren. Als Erschwernis müssen beide Arme horizontal gestreckt werden;
- Die Gangabweichung beim Gehen mit geschlossenen Augen geradeaus;
- »Marschieren« mit geschlossenen Augen auf der Stelle (Tretversuch nach Unterberger);
- Heben der Arme und Treffen des Armes des Untersuchenden bei geschlossenen Augen;
- Zeichnen mit geschlossenen Augen; hierbei müssen rechts und links freihändig Kreuzchen in vertikalen Reihen gezeichnet werden;

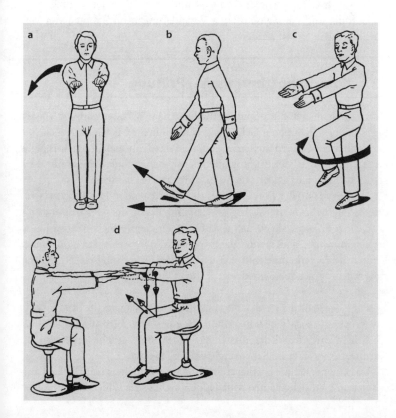

◘ Abb. 6.1.a-d. Abweichreaktionen (nach rechts). a Romberg-Versuch, b Gangabweichung, c Tretversuch nach Unterberger, d Zeigeversuch. (Aus Boenninghaus 1990)

— Bei Patienten mit einem Schaden im Gleichgewichtsorgan treten bei diesen Versuchen Koordinationsschwierigkeiten auf, die sich durch Fallneigung, Gangabweichung, Drehung beim Tretversuch, Abweichung beim Zeigeversuch und beim Zeichentest bemerkbar machen.

Diese Versuche kann man schon einmal mit Partnern zu Hause machen. Bei einer ausführlicheren neurootologischen Untersuchung werden noch weitere Prüfungen vorgenommen.

Die Posturographie

Dokumentiert und aufgezeichnet werden können diese Gleichgewichtsuntersuchungen mit der »Posturografie« (Aufzeichnung der Haltung). Dabei werden Körperschwankungen optisch reproduzierbar festgehalten: Zu sehen ist dann etwa eine Abweichreaktion bzw. eine Fallneigung zur gestörten Seite.

Posturographie-Plattform

Grundkonzept der »dynamischen« Posturografie ist die Messung des Fußdruckzentrums während des aufrechten Stehens. Die Posturografie wird auf einer kippenden Posturografie-Plattform mit verschiedenen Bewegungsmustern durchgeführt. Die dynamische Posturografie kann darüber hinaus Störungen des Zusammenspiels zwischen Körpereigenfühlern, Augen und Gleichgewichtsorgan und den muskulären Antworten auf Abweichungen von Gleichgewicht untersuchen.

So sollen Gleichgewichtsstörungen unter verschiedenen Bedingungen eingeordnet und kompensatorische Veränderungen im Rahmen von Verlaufskontrollen erfasst werden können.

6.3 Kalorische (thermische) Prüfung

Durch die seitengetrennte Spülung mit kaltem (30°C) oder warmem Wasser (44°C) über den äußeren Gehörgang kann indirekt das Gleichgewichtsorgan gereizt werden. Voraussetzung ist, dass das Trommelfell intakt ist; falls nicht, kann ein Teil der Prüfung mit einer schon bei Raumtemperatur stark verdunstenden Flüssigkeit, wie Äther, durchgeführt werden.

Durch die von der Körpertemperatur abweichenden Flüssigkeiten wird die Endolymphe in Bewegung gesetzt und damit der gleiche Eindruck im Gehirn erzeugt, als ob die geprüften Menschen waagerecht im Raum kreisen würden. Als Reaktion darauf werden (über den vestibulookulären Reflex) die Augen ausgelenkt. Bei der kalten Lösung setzt ein Nystagmus zur entgegengesetzten Seite des geprüften Ohrs ein, bei der warmen Flüssigkeit zur gleichen Seite.

Frenzel-Brille

Für diese Prüfung werden die Patienten in die waagerechte Lage auf eine Untersuchungsliege gebracht. Mit Hilfe einer Frenzel-Brille (◘ Abb. 6.2) wird dann die Anzahl der Ausschläge pro Minute gezählt und mit dem Normwert, v. a. aber im Seitenvergleich, ausgewertet.

Das Unangenehme bei dieser Prüfung ist, dass dabei auch Übelkeit auftreten und man sich in einen Anfall hineinmanövriert fühlen kann. Dem ist

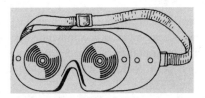

Abb. 6.2. Frenzel-Brille. (Aus Boenninghaus 1990)

natürlich nicht so, und nach kurzer Zeit lässt dieses Gefühl nach, sobald die Erregung mit dem Abfließen des Wassers ausklingt.

Die von Frenzel erdachte und nach ihm benannte Brille ist beleuchtet und mit 15 dpt so beschaffen, dass keine Fixierung irgendeines Punktes an der Wand möglich ist. So schauen die Getesteten nach oben ins Leere, und die Testenden können in Ruhe zählen.

Fixierung nicht möglich

Eine Frenzel-Brille ist eine wertvolle Hilfe bei der Schwindeldiagnostik. Dennoch hat sich inzwischen im Laufe der sich verbessernden technischen Möglichkeiten herausgestellt, dass die Frenzel-Brille nicht so genau ist wie die **Elektronystagmographie**, die zudem noch aufzeichenbare Aussagen über die Augenbewegungen machen kann. Noch genauer – und sicher die Methode der Zukunft – ist die **Videodokumentation** mit einer speziellen Ausmessung der Augenbewegungen. Auch wenn dieses Verfahren z. Z. noch sehr teuer ist, wird jetzt schon deutlich, dass damit sehr viel besser diagnostisch gearbeitet werden kann.

Doch obwohl sich der Schwindel als heftigstes Symptom bemerkbar macht und Stoll et al. 1992 zu Recht betonen, dass das anfallsfreie Intervall bei Menière-Patienten keineswegs symptomfrei ist, findet sich dennoch nur in ca. der Hälfte der Fälle – bei einer Warm-Kalt-Spülung – eine normale kalorische Erregbarkeit. Mit 41% zeigen weniger als die Hälfte der Patienten eine Untererregbarkeit der Gleichgewichtswahrnehmung, nur 6% eine vollständige Unerregbarkeit (Morgenstern et al. 1983). Das dürfte einerseits daran liegen, dass durch die Wasserspülung nur die Endolymphe des anatomisch nahe gelegenen horizontalen Bogengangs erreicht wird, und zum anderen werden mit dieser Prüfung auch andere Teile des Gleichgewichtssystems mitgeprüft.

> So sagt dieser Test leider nichts Spezifisches über Stand und Verlauf des Morbus Menière aus. Aber der Test ist wichtig, um unterscheiden zu können, ob die Störung aus dem Gleichgewichtsorgan oder aus zentraleren Strukturen stammt. Darüber hinaus ermöglicht die Vestibularisprüfung auch für gutachterliche Zwecke eine Verlaufsdokumentation.

6.4 Untersuchung der Otolithenorgane

Neu sind die Untersuchungsmöglichkeiten der Otolithenorgane, nämlich des Sacculus und des Utrikulus. Obwohl schon aus der Kenntnis der Entwicklungsgeschichte deutlich wurde, dass diese beiden sehr alten und damit auch sehr bewährten Organe eine wichtige Funktion haben, konnten sie mangels geeigneter Untersuchungsinstrumente bisher kaum überprüft werden.

Dann trat etwas ein, was zwar sehr menschlich, aber dennoch fatal ist: Da nicht untersucht werden konnte, wurde der nicht zu bestimmende Faktor – der Einfluss der Otolithenorgane – nach und nach vernachlässigt und er wurde auch kaum noch theoretisch berücksichtigt, wie entscheidend wichtig der nicht zu messende Faktor sein kann.

Das hat sicher auch dazu geführt, dass so mancher mit einem objektiv vorhandenen Otolithenschaden in die depressiv-somatisierende Ecke gestellt wurde, ohne zu hinterfragen, was noch bei – wahrscheinlich fehlendem seelischem Befund – das Geschehen auslösen könnte.

Erst in Extremsituationen, die man mit den normalen Gleichgewichtsuntersuchungen kaum noch erklären konnte, wurde schon einmal an die Funktion dieser sehr alten, mit Steinchen beladenen Organe gedacht.

Inzwischen hat sich auch durch experimentelle Versuche (teilweise im Weltraum und unter Weltraumbedingungen) nachweisen lassen, dass die Otolithenorgane deutlich mehr Einfluss haben als die sonst immer nur untersuchten Bogengänge.

Klar wurde sogar, dass die Bogengänge erst dann Bewegungen über Drehungen anzeigen können, wenn die Otolithenorgane dies in der Richtung zulassen. Sprich: Die alten – als erste arbeitenden Gleichgewichtssäckchen bestimmen, was die später hinzugekommenen Bogengänge »zu melden« haben. Auch gehen Düwel und Westhofen (2006) davon aus, dass die Otolithenorgane bei einer Reihe von Funktionsstörungen aufgrund ihrer zentralen Lage früher und häufiger betroffen sind als die Bogengänge.

Wichtig sind diese Ergebnisse vor allen Dingen bei Menschen, die durch einen Unfall Schädigungen erlitten haben – auch für die Beurteilung von Versicherungsansprüchen.

Zur Zeit sind die Untersuchungen aber noch so aufwendig, dass sie weitestgehend Spezialzentren vorbehalten bleiben müssen. Dennoch ist zu erwarten, dass sich Vereinfachungen entwickeln, die es dann auch wieder dem »normalen Untersucher« ermöglichen, Aussagen über die Otolithenorgane zu machen.

Eine Möglichkeit ist es dabei, den Patienten während der »thermischen Prüfung« auf dem Höhepunkt der Nystagmusentwicklung vom Rücken auf den Bauch zu drehen. Bei intakten Verhältnissen im Otolithensystem ändert sich dabei die Ausschlagrichtung des Nystagmus, wie Westhofen (2001) auf S. 97 ff. beschrieben und illustriert hat.

Vestibulär evozierte myogene Potenziale (VEMP)

Mithilfe der vestibulär evozierten myogenen Potenziale (VEMP) lässt sich der Reflexbogen vom Sacculus über den Vestibularisnerven, die Vestibulariskerne, die Interneurone und Motoneurone bis zur Halsmuskulatur am M. sternocleidomastoideus testen.

Voraussetzung für die Prüfung ist eine intakte Mittelohrfunktion. Die Hörfunktion muss nicht erhalten sein, da man sich beim VEMP die Geräuschempfindsamkeit des Sacculus zu nutze macht.

Der Reflex wird durch einen lauten Klick ausgelöst. Abgeleitet wird er mit einem Oberflächenelektromyogramm von beiden Musculi sternocleidomastoidei. Beim Gesunden kommt es auf der geprüften Seite zunächst zu einer positiven Welle sowie einer negativen Welle nach 21 ms. Wichtig ist, dass die Muskulatur angespannt sein muss, z. B. muss die Versuchsperson dazu den Kopf von der Unterlage abheben.

Als pathologisch gilt das Fehlen der Wellen sowie eine deutliche Amplitudenminderung, einer Latenzveränderung hingegen kommt keine Bedeutung zu.

Kuo et al. (2005) untersuchten Veränderungen bei den vestibulär ausgelösten muskulären Potenzialen nach Menière-Attacken bei 12 Patienten. Diese Untersuchung wurde in den ersten 24 h während der Menière-Attacken durchgeführt und es zeigten sich bei 4 Patienten normale, aber bei 8 Patienten veränderte Ableitungen. Nach 48 h erholten sich diese jedoch bei 4 Patienten. Daraus schließen die Autoren, dass auch der Sacculus bei den Menière-Attacken beteiligt ist, was von Rauch et al. (2004) bei 14 Patienten ähnlich gewertet wird.

Sacculus mitbeteiligt

Untersuchung im Drehstuhl

Will man genaues über die Funktion der Otolithenorgane wissen, so müssen die Menschen – festgemacht auf einem Drehstuhl – in verschiedene Richtungen des Raumes wie auf einer Zentrifuge beschleunigt werden. Abgeleitet werden wieder die – über den vestibulookulären Reflex ausgelösten – Augenbewegungen, die über einen Computer ausgewertet werden.

Beim Vergleich zwischen den Drehstuhltests und den VEMPs fanden Düwel et al. (2005c), dass die Patienten die VEMPs besser tolerierten als den Drehstuhltest.

Verlässliche Aussagen über die Otolithenfunktion konnten gemacht werden, wenn VEMPs und eine thermische Prüfung in Bauch- und Rückenlage beim gleichen Patienten durchgeführt wurden.

VEMP und thermische Prüfung

Wurden VEMPS alleine durchgeführt, waren sie mit 53% Spezifität deutlich schlechter als die Drehstuhlprüfung.

Die Autoren schließen daraus, dass die VEMP-Technik als Screening-Verfahren geeignet ist. Allerdings brauche man für die definitive Diagnose einer Otolithenfunktionsstörung nach wie vor zusätzlich die »exzentrische Rotation« im Drehstuhl.

6.5 Phasenaudiometrie des endolymphatischen Hydrops

Der Ingenieur Mrowinski hat einen besonderen Hörtest ausgetüftelt, um den endolymphatischen Hydrops auf die Spur zu kommen, ohne invasiv in das Ohr eindringen zu müssen (Mrowinski et al. 1996; Hirschfelder et al. 2004).

Dabei handelt es sich um einen speziell ausgerichteten Hörtest, der derzeit allerdings nur in Spezialzentren mit Hilfe von sehr viel Computertechnik durchgeführt werden kann (Hoth 2005).

Der Patient hört einen tiefen Brummton mit einer Frequenz von 25 Hz oder 30 Hz auf dem zu untersuchenden Ohr; dies wird als ein Sirren oder auch Knattern wahrgenommen. Dadurch bewegen sich die Haarzellen im

Corti-Organ auf und ab. Dies ändert die Empfindlichkeit im Ohr für neu hinzukommende Töne – das zu untersuchende Ohr wird mit einem tiefen Ton »maskiert«.

Zuvor werden die dann zu erkennenden eigentlichen Prüftöne zum Kennenlernen vorgespielt, damit sie auch in dem Tieftongemisch wiedererkannt werden können.

Dann wird der Prüfton in diesem Brummen langsam in seiner Lautheit erhöht.

So wird für 6 ms (6/1000 s) ein zusätzlich angebotener Testton von 2 kHz in verschiedenen Phasen des tiefen Tons unterschiedlich laut gehört.

Entscheidend für die Untersuchung ist die **Hörschwelle dieses Prüftons**, d. h. wenn dieser Ton gerade eben von dem Maskierungston unterschieden und wahrgenommen werden kann.

Diese Mithörschwelle ändert sich »bei einem gesunden Ohr« zwischen einer vollständigen Auf- und Abbewegung um etwa 30 dB. Liegt allerdings ein endolymphatischer Hydrops vor, so verringert sich diese Auf- und Abbewegung um 5 dB, d. h. es bleiben 25 dB. Dies liegt daran, dass die Membran durch die Drucksteigerung mechanisch versteift ist.

So ist es mit der Phasenaudiometrie möglich, einen Hydrops auch als wahrscheinlich anzunehmen, auch wenn er nicht klinisch zum Ausdruck kommt. Damit besteht eine Alternative zur später beschriebenen Elektrokochleographie (Hoth 2005).

Dennoch kann auch eine Phasenaudiometrie nicht helfen, einen Morbus Menière von einem Endolymphgeschehen ohne Schwindel zu unterscheiden oder einen M. Menière »im Anfangsstadium« zu erkennen, da auch Phasenaudiometrie nur über den Höranteil kann und nicht über den Gleichgewichtsanteil.

Bei allem wissenschaftlichen Interesse kann man befürchten, dass dies für Patienten eher die Erwartungsangst als die eigene Sicherheit vergrößert. Als Behandler würde ich mich eher an wiederholten Hörbefunden und der geschilderten Symptomatik orientieren wollen.

6.6 Hör- und Sprachtests (Tonschwellen- und Sprachaudiogramm)

Luftleitung

Gut bestimmbar durch einen Hörtest sind die Schäden im Höranteil. Beim Hörtest werden dem Patienten über einen Kopfhörer 7–10 für das menschliche Hörempfinden wichtige Frequenzen vorgespielt. Dabei gelangt der Schall über die Luft in das Außenohr und das Mittelohr bis zum Innenohr. In der Fachsprache heißt dieser Teil der Hörprüfung deswegen die »Luftleitung«.

Nulllinie als Mittelwert

Die Ausgangslautstärke entspricht dem durchschnittlichen Hörvermögen von normalhörenden Jugendlichen und wird als »Nulllinie« bezeichnet. Die Nulllinie ist also keine absolute Null oder gar Stille, sondern ein Mittelwert. Daher gibt es »Minuswerte«, falls die Patienten an bestimmten Frequenzen noch besser hören als normalhörige Jugendliche.

6.6 Hör- und Sprachtests (Tonschwellen- und Sprachaudiogramm)

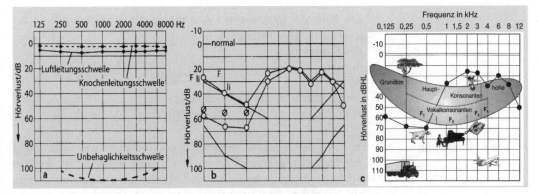

Abb. 6.3a-c. Tonschwellenaudiogramm. **a** Normales Gehör, **b** Hörkurvenverlauf bei Morbus Menière im Frühstadium; typisch ist v. a. der Tieftonverlust. Bei späteren, fortschreitenden Verläufen finden sich dann zusätzlich Hörverluste im Mittel- und Hochtonbereich, **c** Auswirkungen eines Menière-Hörverlustes auf das Sprachverständnis. (a Aus Boenninghaus 1990)

Davon ausgehend wird nacheinander die Lautstärke jeder Frequenz in Stufenschritten (um je 5 dB) so lange erhöht, bis der Ton gehört wird. Festgehalten wird dies in einem Tonschwellenaudiogramm.

Auf der ▢ Abb. 6.3a erkennt man auf der Querreihe die einzelnen Frequenzen mit der Bezeichnung Hz: Links findet man die tiefen Töne (125–2.000 Hz), in der Mitte die mittleren Töne (2.000–4.000 Hz) und rechts die hohen Töne (4.000–8.000 Hz).

Die senkrechte Reihe gibt in Dezibel (dB) ausgedrückt die einzelnen Lautstärken an. Die Skala reicht von –10 bis +100 dB.

> Bei einem gesunden Ohr liegt die Verlaufskurve altersabhängig zwischen den Werten 10 dB und 20 dB; beim geschädigten Ohr weicht die Kurve deutlich nach unten ab.
> Ein wichtiger Anhaltspunkt ist die 60 dB-Linie. Das ist die Lautstärke, in der normalerweise miteinander aus einem Meter Entfernung gesprochen – und verstanden wird.

6.6.1 Knochenleitung

Bei der sich in der Regel daran anschließenden Prüfung bekommen die Patienten keinen Kopfhörer aufgesetzt, sondern Sie müssen sich einen schallgebenden Tonknopf an den Knochen hinter dem Ohr, das Mastoid, halten. Dabei gelangt der Schall nicht über die Luft, sondern über den Schädelknochen zum Innenohr. Damit werden das Außenohr und das Mittelohr umgangen. Ansonsten ist das Vorgehen das Gleiche wie bei der ersten Hörprüfung über den Kopfhörer und »die Luft«. Die so erzielte »Knochenleitung« wird ebenfalls im Audiogramm festgehalten.

Dabei sind die Werte so geeicht, dass die Ergebnisse der Luftmessung und der Knochenmessung nahezu gleich ausfallen.

Mit Hilfe der gemeinsamen Auswertung der »Luftleitung« und der »Knochenleitung« ist es möglich,
- den Schweregrad,
- die Art,
- den Ort und
- die mögliche Ursache der Hörstörung
zu ermitteln.

Schallleitungsstörung

Dabei kann unterschieden werden, ob der Ton überhaupt ungehindert bis ins Innenohr gelangen konnte. Finden sich Probleme im äußeren Ohr (Ohrpropf) und/oder im Mittelohr (Gehörknöchelchenverkalkung), so wird diese eine Schallleitungsstörung genannt. Das bedeutet, dass der Schall nicht gut ins Innenohr geleitet werden kann. Im Hörtest sieht man dann, dass über die Knochenschwelle bessere Ergebnisse als über die Luftschwelle erzielt wurden. Der Grund dafür ist, dass das Hindernis oder die Schwachstelle im Mittel- und Außenohr durch den Weg über den Knochen umgangen wurde.

Schallempfindungsstörung

Wenn allerdings der Schall ungehindert das Innenohr erreicht hat, dort aber nicht richtig empfangen und weitergeleitet werden konnte, liegt eine sog. Schallempfindungsstörung vor. Dann ist das Innenohr betroffen, typischerweise bei einem Lärmschaden oder einem Hörsturz.

Beim Morbus Menière (◘ Abb. 6.3.b) stellt sich im Hörtest ein meist muldenförmiger Hörverlust im Tiefton- und – unterschiedlich ausgeprägt – auch im Mitteltonbereich dar. Bei chronischen Verläufen kann der Hörschaden auch auf den Hochtonbereich übergreifen.

6.6.2 Sprachaudiogramm

Der Hörtest mit einfachen Tönen ist eine wichtige Grundlage der Hörprüfung. Entscheidend für unser Zuhören-Können sind aber das Hören und das Verstehen der Sprache. Stellt sich im Tonschwellenaudiogramm heraus, dass eine bedeutende Schwerhörigkeit für Töne vorliegt, schließt sich eine Prüfung des Sprachverständnisses an.

Im Sprachaudiogramm werden – nur über den Kopfhörer – einzelne Zahlenreihen vorgespielt. Man beginnt mit einer Lautstärke, die den Ergebnissen aus der Luft- und Knochenleitung angepasst ist, und erhöht diese von Testreihe zu Testreihe. Anschließend werden standardisierte festgelegte Reihen einsilbiger Testwörter ebenfalls über den Kopfhörer vorgespielt. Es wird dann ausgezählt, wie viel Prozent Zahlen bzw. Wörter bei den verschiedenen Lautstärken verstanden wurden.

Hörgerät

Diese Untersuchung ist unerlässlich bei der Fragestellung, ob ein Hörgerät die Hörsituation verbessern kann.

Nach den Hilfsmittelrichtlinien des Bundesausschusses der Ärzte und Krankenkassen können Hörgeräte dann verschrieben werden, wenn:
- bei beidseitiger Schwerhörigkeit der (tonaudiometrische) Hörverlust auf dem besseren Ohr 30 dB oder mehr in mindestens einer der Frequenzen zwischen 500 und 3.000 Hz beträgt und die Verstehensquote

für einsilbige Worte auf dem besseren Ohr bei 65 dB nicht größer als 80% ist;
- bei einer einseitigen Schwerhörigkeit muss der tonaudiometrische Hörverlust bei 2.000 Hz oder mindestens bei 2 Prüffrequenzen zwischen 500 und 3.000 Hz 30 dB erreichen.

Erst recht gilt die Hörgeräteempfehlung, wenn ein störender Tinnitus hinzukommt.

Notwendig dafür ist aber auch, dass der Patient in der Lage ist, ein Hörgerät zu bedienen. Oft kann es sehr sinnvoll sein, hier eine Anpassungsphase in Zusammenarbeit mit dem Hörgeräteakustiker oder eine Hörtherapie mit einem Hörtherapeuten voranzustellen.

Auch muss der Entschluss des Patienten deutlich sein, das Hörgerät tatsächlich tragen zu wollen.

6.7 Otoakustische Emissionen und Distorsionsprodukte

Wie in ▶ Kap. 2 beschrieben, unterscheiden wir im Innenohr innere und äußere Haarzellen. Die äußeren Haarzellen bewegen sich dabei in Erfüllung ihrer Aufgabe dauerhaft. Diese Bewegungen können selbst Schallwellen und damit Töne erzeugen. Diese sehr leisen Töne aus dem Innenohr können nun mit Hilfe feinster Mikrofone und insbesondere der immer umfangreicheren Anwendung der Computertechnik gemessen und ausgewertet werden.

Die äußeren Haarzellen können aber auch sehr differenziert angeschallt werden und in ihren Reaktionen, den Distorsionsprodukten, gemessen werden. Dokumentiert wird dies als »DP-Gram«. Um diese winzigsten Effekte messen zu können, benötigt man eine ausgezeichnete Technik, ein hoch komplexes Computerprogramm, Fachkräfte und sehr viel Zeit. Deswegen werden diese Untersuchungen nur in wenigen Zentren durchgeführt. Dann erfahren wir aber sehr viel über den Funktionszustand und die Reaktionsfähigkeit der äußeren Haarzellen in der Schnecke.

Speziell bezüglich endolymphatischer Prozesse im Innenohr lässt sich aufgrund unserer eigenen Ergebnisse und aus der Literatur (Pérez et al. und van Huffelen et al., beide in: Vesterhauge et al. 1996, S. 189–213 und S. 215–221) bisher nur sagen, dass durch die Messungen der otoakustischen Emissionen keine spezifischen Aussagen getroffen werden können. Erwarten ließe sich, dass die Messbarkeit der äußeren Haarzellaktivitäten im Tieftonbereich vermindert ist. Die Methode findet ihre Grenze ab einem Hörverlust von über 40 dB, und dies liegt beim Morbus Menière im Tieftonbereich oft vor.

6.8 Brain-evoked-response-Audiometrie (BERA)

Bei dieser »objektiven Hörprüfung« wird der Weg der Hörimpulse vom Innenohr bis zum Hörzentrum verfolgt. Dazu werden definierte Geräusche mit einem Kopfhörer eingespielt. Die dadurch erzeugten Hirnströme werden am Kopf wie bei einem EEG abgeleitet. So kann – ohne Strahlenbelastung – ermittelt werden, ob sich z. B. ein Hindernis auf dem Weg vom Innenohr zum Gehirn befindet. Dies könnte z. B. ein Tumor sein, was glücklicherweise sehr selten bei Hörstörungen ursächlich der Fall ist. Dennoch muss diese Möglichkeit sicher ausgeschlossen werden, und deshalb wird dieses Verfahren oft eingesetzt.

Bei Schwerhörigkeit über 50 dB verliert sie allerdings ihre Aussagekraft. Dann müssen andere Verfahren, wie das Computertomogramm, eingesetzt werden.

6.9 Glyzerolbelastungsprobe (Klockhoff-Test)

Blutdruckkontrolle wichtig

Sicherheit für ein endolymphatisches Geschehen im Hörbereich (!!!) kann die Glyzerolbelastungsprobe bringen. Sie ist tatsächlich eine Belastung und zwar für den Geschmack und für den Kreislauf. Deswegen muss hierbei auch häufiger der Blutdruck kontrolliert werden. Für diesen Test müssen die Patienten ein gut gefülltes Glas eines sehr süßen Getränkes zu sich nehmen. Über die Magenschleimhaut schnell aufgenommen, erhöht sich die Konzentration der Bestandteile im Blut. Um diese wieder zu verdünnen, wird Flüssigkeit auch von den Endolymphschläuchen im Ohr abgezogen. Damit wird – falls vorhanden – ein endolymphatischer Hydrops kleiner, und der Hörtest fällt besser aus. Das Ergebnis wird als positiv (im Sinne der Sicherung der Diagnose) gewertet, wenn im Tonschwellen-Audiogramm in 3 benachbarten Frequenzen ein Anstieg von mindestens 10–15 dB nachweisbar ist. Zwar zeigen nur (!) 70% aller Menière-Patienten ein positives Ergebnis, aber wenn es eintritt, ist dies ein nahezu sicherer Hinweis für ein endolymphatisches Geschehen. Es ist aber – bei fehlendem Schwindel aus dem Innenohr – kein Beweis für einen Morbus Menière, denn wie in ▶ Abschn. 5.2 beschrieben, kann ebenso »nur« eine endolymphatische Schwankung im Gehöranteil angezeigt werden.

Die Alternative zum Glyzerol sind ausreichend dosierte harntreibende Mittel wie Furosemid.

6.10 Elektrokochleographie

Die Elektrokochleographie erzeugt ein Bild der Innenohrfunktion, ähnlich wie das EKG elektrisch ableitbare Impulse beim Herzen wiedergibt. Dabei wird eine feine Nadelelektrode im Mittelohr durch das Trommelfell hindurch in der Nähe der Rundfensternische angebracht. Auf akustische Reize reagieren die Haarzellen, und die daraufhin entstehenden Ströme werden am Innenohr, wie bei einem EEG, abgeleitet. Dabei können ein Summationspotenzial der Basilarmembran und ein Summenaktionspotenzial des Hörnervs unterschieden werden. Das Verhältnis von negativem Summationspotenzial zum Aktionspotenzial ergibt beim endolymphatischen Hydrops ein charakteristisches Bild.

Dieser Test kann auch während einer Operation am Gleichgewichtsorgan, speziell bei der später beschriebenen Sakkotomie, angewandt werden, um festzustellen, ob der Eingriff (zu diesem Zeitpunkt) erfolgreich verlaufen ist (Arenberg et al. u. Gibson, beide in: Huang 1991, S. 53–64 u. S. 65–73).

6.11 Bildgebende Verfahren

Röntgen, Ultraschall, Computertomogramme und Kernspinuntersuchungen können zum Ausschluss anderer Krankheitsbilder, insbesondere von Tumoren oder der multiplen Sklerose, notwendig sein. Dabei hat sich inzwischen Einiges getan: Früher konnte mit der konventionellen Röntgenaufnahme des Felsenbeines nur ein grober Überblick über die Region gemacht werden. Heute bietet die Schichtröntgentechnik (CT-Computertomographie) schon eine sehr viel bessere Übersicht.

Bei der notwendigen hohen Schnittdichte durch das Felsenbein kann mit dieser Technik eine sehr gute Aussage über den Bau der knöchernen Struktur des Organs gemacht werden. Mit Hilfe der gestiegenen Rechnerkapazitäten ist es heute möglich, sich diese Strukturen auch dreidimensional am Computer darstellen zu lassen. Sowohl das konventionelle Röntgen als auch das CT sind Röntgenverfahren, die mit einer, wenn auch geringen, Strahlenbelastung verbunden sind.

Computertomographie

Eine andere Methode, die nicht auf Röntgenstrahlen basiert, ist die Magnetresonanztomographie (MRT, »magnetic resonance«, MR). Mit Hilfe dieser Methode ist insbesondere die Darstellung der nichtknöchernen Strukturen des Gleichgewichtsorgans möglich. Die heutigen Möglichkeiten in dieser Technik sind so weit entwickelt, dass bewegte dreidimensionale Darstellungen des Organs möglich sind.

Magnetresonanztomographie

Der Untersucher hat also sozusagen die Möglichkeit, einen virtuellen Spaziergang durch das häutige Bogengangsystem zu unternehmen (◘ Abb. 6.4).

Duplexsonographie

Eine ebenfalls in den letzten Jahren rasant weiterentwickelte bildgebende Untersuchungsmethode in der Hand des HNO-Arztes ist die Duplexsono-

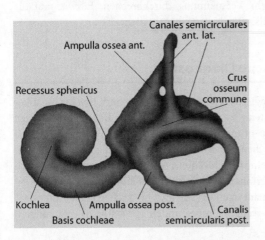

◘ Abb. 6.4. Das häutige Labyrinth in einer mehrdimensionalen Aufnahme

graphie. Mit diesem Verfahren ist sowohl die Funktionsfähigkeit der großen Halsgefäße als auch der im Schädel gelegenen Gefäße möglich (Jäger et al. 1997; Krombach 2001).

Bei aller Begeisterung über diese beeindruckenden neuen Untersuchungsverfahren, sollte aber nie vergessen werden, dass es nur die äußere Form ist, die mit diesen Untersuchungen gesehen wird.

Jedoch liegen die eigentlichen Schäden dieser Strukturen beim erkrankten Organ überwiegend nicht in der äußeren Form, sondern auf Zellebene. Aufwendige und griffige radiologische Methoden können zwar Fehlbildungen als Ursache ausschließen; nicht jede Bauvariante des Gleichgewichtsorgans aber ist krankhaft.

6.12 Manualtherapeutische Untersuchung

Manualtherapeuten untersuchen die Funktion und die Beweglichkeit in jedem Wirbelabschnitt. Unter Beachtung der biomechanischen Möglichkeiten werden dann der Bewegungsausschlag und die Bewegungsqualität der einzelnen Abschnitte beurteilt. Die auf dieser Grundlage ermittelten Befunde, ob z. B. ein Gelenk übermäßig oder eingeschränkt beweglich ist, werden den von den Patienten angegebenen Störungen und Schmerzen zugeordnet. Nach umfassenden Sicherheitstests für die Halswirbelsäule versuchen Manualtherapeuten dann, u. a. durch Dehnung und Längung, zu einer ausgewogenen Funktion der einzelnen Wirbelgelenke beizutragen (vgl. auch Biesinger in: Goebel 1993, S. 271–283; Hülse et al. 2005).

Manualtherapeutische Untersuchungen und Behandlungen können bei Verdacht auf eine Menière-Erkrankung wichtig sein, da es auch bei Fehlfunktionen der oberen Halswirbelsäule zu Hör- und Gleichgewichtsstörungen kommen kann, die wegen der deutlich anderen Behandlung abgegrenzt werden müssen (▶ Abschn. 5.2.10).

Des Weiteren finden sich auch bei Morbus Menière so manche Halsstarrigkeiten und Verspannungen, die aber meist reaktiv im Laufe der Erkrankung entstanden sind. Diese können von einer guten manualtherapeutischen Behandlung profitieren und den Kreislauf von Verspannung, Schmerz und noch mehr Verspannung durchbrechen. Einfluss auf die innenohrbedingte Anfallsstärke haben sie wohl nicht.

6.13 Psychologische Diagnostik

Ärztliche und psychologische Psychotherapeuten und Psychosomatiker suchen – mit den Patienten (!) – über den organischen Befund hinaus nach den Folgen und den Bedeutungen der Krankheit für den jeweils einzelnen und einzigartigen Menschen. Sie erforschen, welche Situationen dazu führen, dass sich die Symptome verschlechtern oder verbessern. Sie hören nach den Gefühlen und den Erinnerungen in solchen Situationen.

Dies geschieht ambulant in einem sog. diagnostischen (Erst-)Interview, dem sich in der Regel weitere Probstunden (probatorische Sitzungen) anschließen. Gegebenenfalls werden spezielle psychologische Fragebögen angewandt.

Der Therapeut wird die Patienten bitten:
- ihr Leiden mit Ihren Worten und Ihren Empfindungen zu schildern;
- fragen, welche Auswirkungen dies auf sie und Ihre Umgebung hat;
- fragen, für welche konkreten Ziele sie seine Hilfe wünschen;
- darauf hinweisen, dass sie wahrscheinlich nicht den Morbus Menière als solchen, sondern das Leiden am Morbus Menière mit ihm bearbeiten können;
- je nach Arbeitsansatz unterschiedlich gewichtet nach den Faktoren fragen, die das Leiden am Morbus Menière hervorgerufen haben könnten;
- nach Einflüssen fragen, die das Leiden am Morbus Menière aufrechterhalten;
- nach der persönlichen Vorstellung von der Krankheit und Ihrem Verlauf fragen.

> **Die Patienten müssen sich fragen, ob sie das Gefühl haben, dass dieser Therapeut für sie der richtige ist. Dazu können sie die – meist fünf – Probesitzungen nutzen.**

Manchmal stellt sich schon bald beispielsweise heraus, dass die Krankheit die erste Gelegenheit ist, sich überhaupt für sich Zeit zu nehmen, in sich hineinzuhören und, so merkwürdig das klingen mag, in der Krankheit Verantwortung für die eigene Gesundheit zu übernehmen. So erzwingt die Krankheit möglicherweise ein Verhalten, das Sie sich ohne diese nie erlaubt hätten. Das hat allerdings den hohen Preis eines zumindest drohenden Organverlustes und eines Zustands, den Menière-Patienten oft mit »aus der Bahn geschleudert« beschreiben, wahrhaft kein angenehmer Einstieg.

6.14 Fragebögen – Testdiagnostik

Fragebögen können hilfreich sein,
- wenn sie dem Symptom gerecht werden können,
- der Untersucher eine klare Vorstellung darüber hat, was er erfahren möchte,
- der Patient zur Mitarbeit bereit ist.

Dann ermöglichen psychologische Fragebögen bei etwa 2/3 der langwierig unter Schwindel leidenden Patienten die Erfassung der meist bedeutsamen psychischen Komponente des Schwindels. Dieterich und Eckhardt-Henn (2004) schlagen als psychometrische Instrumente z. B. die Hamilton-Angst- und Depressions-Skala (deutsche Version, HADS-D) vor. Eckhardt-Henn hat 1997 bei Schwindelpatienten zusätzlich den Fragebogen für Kontrollüberzeugungen eingesetzt.

Wir nutzen in Arolsen die »Symptom Checkliste 90 Items-Revised« und das »Beck-Depressions-Inventar«. Ausführlich zu verschiedenen im englischsprachigen Raum verwendeten Fragebögen wie dem »Dizziness Handicap Inventar«, der Vertigo-Symptom-Scale und dem (Vertigo-) Handicap Questionnaire s. Schaaf (2006).

6.15 Schwindel in der therapeutischen Beziehung

6.15.1 Was macht der Schwindel mit den Therapeuten?

Schwindelerkrankungen lösen nicht nur bei den Betroffenen, sondern auch bei Therapeuten viele verschiedene, oft sich widersprechende (ambivalente) Gefühle aus. Diese können von Unsicherheit und Hilflosigkeit über Beschützergefühle bis hin zu Ärger reichen. Das ist insbesondere dann der Fall, wenn eindeutig körperliche Ursachen für den auftretenden Schwindel nicht klar erkennbar sind. Dann sind sich insbesondere Ärzte nur selten sicher: Manchmal können sie sich sogar »be-schwindelt« fühlen. Gleichzeitig spüren sie die Erwartungshaltung und den Druck der Patienten, auf jeden Fall etwas Hilfreiches zu tun.

Manchmal kommt es dann vor, dass sie – obwohl sie auf ihrem Fachgebiet nichts gefunden haben – trotzdem versuchen, mit ihren Mittel zu helfen, um nichts ungetan zu lassen. Dann wird im besten Bemühen (!) etwas Ungünstiges gemacht, da die auch emotional in Anspruch Genommenen kein anderes Mittel haben und vielleicht auch keines kennen!

In der »beiderseitigen« Not (Patient und Arzt) wird dann z. B. ein Ohr operiert, obwohl dieses nur der Ausdruck, aber nicht der Verursacher des Schwindels war. Nicht selten hat man dann zu dem seelischen auch noch – wirklich – ein organisches Problem.

Häufiger aber als das »schwindende Mitschwimmen« ist meist die hilflose, manchmal auch ärgerliche und dann »abweisende« Reaktion: Ich habe »nichts gefunden« – statt – ehrlicherweise: »ich habe in meinem Gebiet nichts gefunden« – dies kann ja zum einen erlaubt und zum anderen gut sein.

Dann wird »weggeschickt« an die »besser spezialisierten« Kollegen der Neurologie, der Hals-Nasen-Ohren-Heilkunde, der Orthopädie und der inneren Medizin, aber auch der Psychiatrie. Bis dann niemand mehr zum »Verweisen« da ist, durchlaufen Schwindelpatienten oft eine wahre Odyssee von Arzt zu Arzt oder »Heilern«.

Oft fehlt jemand, der die Vielfalt des »Nichts« im körperlichen Bereich und des »so anderen« Seelischen zu einem Bild zusammenfügen kann, das dann wieder Handlungsschritte ermöglicht. Dazu muss ein solcher aber auch vom Patienten aufgesucht werden. Dies kann aber oft erst möglich werden, wenn sich auch die Betroffenen der Herausforderung stellen, das eigene »Koordinatensystem« neu zu ordnen und ggf. die Richtung ihres Lebens zu wechseln. Dies könnte der wichtigste Schritt auf dem Weg zu einem verbesserten Umgang mit dem Schwindelerleben sein.

6.15.2 Appell auf der Beziehungsebene

Auf der Beziehungsebene ist Schwindel auch ein Appell, dem Patienten ein Festhalten zu ermöglichen. In diesem Sinne sollte die Therapeuten-Patienten-Beziehung auch zu einer tragenden Beziehung gestaltet werden (Lamparter 1995).

> Aber nicht nur der Schwindelerkrankte braucht bei der Therapie ein klares Gegenüber. Auch der Therapeut braucht eine klare, sichere, feste Vorstellung von dem, was auf ihn zukommt. Ansonsten droht ihm, mit dem Patienten selbst schwindelig zu werden. Letzteres löst verständlicherweise Abwehr und im Zweifel auch aggressive Impulse beim Behandler aus, die zwar dann der eigenen Stabilität dienen, weniger aber dem Wohl des Patienten.

Wenn die Beziehungskonstellation gelungen ist, was bei einer tragenden Grundeinstellung im ersten Blickkontakt gelingen kann, ist es möglich, sinnvolle spezielle Maßnahmen einzuleiten (zum psychosomatischen Erstgespräch ausführlich s. Morgan u. Engel 1997; Schaaf 2005).

Therapie des Morbus Menière

Was tut man gegen die Krankheit oder wie geht man damit um?

7.1 Aufklärung und Beratung –100

7.2 **Akuttherapie** –101
7.2.1 Medizinische Hilfe in der Not –101
7.2.2 Eigene Notfallvorbereitung –103

7.3 **Therapie zwischen den Anfällen** –106

7.4 **Stadienorientierte Behandlung** –107
7.4.1 Schwankendes Hörvermögen mit Schwindel – Stadien 1 und 2 –110
7.4.2 Wenn der Schwindel öfter kommt – Stadien 2b und 3 –133
7.4.3 Ausgebrannter oder austherapierter Morbus Menière – Stadium 4 –147

7.5 **Grundrisse einer stationären psychosomatischen Behandlung bei Morbus Menière** –150

7.6 **Wenn der Tinnitus im Vordergrund steht** –153

7.7 **Alternativen und Außenseiter – Chancen und Gefahren** –153

Auch wenn die Krankheit an sich nicht heilbar ist, so sind dennoch viele Auswirkungen des Morbus Menière in großen Teilen ausgleichbar, viele Auswirkungen des Morbus Menière günstig beeinflussbar, viele ungünstige, die Auswirkungen begünstigende Faktoren angehbar.

Da es aber keine Heilung im klassischen Sinne gibt, macht die Diagnose »Morbus Menière« verständlicherweise oft unsicher und hilflos. Dies gilt nicht nur für die Betroffenen, sondern auch oft für die Behandler. Die einen wissen nicht, wie ihnen geschieht, die anderen wissen, dass sie nicht »heilen« können.

In dieser Not können sich als häufige Reaktionen finden:
— »Da kann man nichts machen« – »Damit müssen sie leben«, ohne vermitteln zu können;
— durchaus gut gemeinte Rettungsversuche: – »Nehmen sie mal …« und die ganze Spielbreite der mehr oder weniger sinnvollen Maßnahmen;
— ggf. überzogene, verstümmelnde radikale chirurgische Eingriffe, damit endlich Ruhe auf beiden Seiten ist.

»ganzheitliche« Betreuung

Nötig ist nun eine »ganzheitliche« Betreuung des Menière-Patienten in seiner Not, aber auch mit seinen – weiterhin bestehenden – Möglichkeiten. Dabei ist es auch ein Zeichen von Kompetenz aufseiten der Therapeuten, die eigene Unsicherheit bei diesem zum Glück seltenen, aber hoch komplexen Krankheitsbild zuzulassen und einzugestehen. Dies eröffnet die Möglichkeit, sich entweder – meist mit dem Patienten – kompetenter zu machen und/oder an die richtigen Stellen weiterzuleiten.

Denn die Medizin hat – bei aller Begrenztheit – beim Menière-Leiden einiges zu bieten und den Grundstein zu legen in
— der Erkennung (Diagnostik),
— der Aufklärung und Beratung: Morbus Menière ist keine Todes- oder Vernichtungsdiagnose!
— einer effektiven Dämpfung des akuten Anfalls,
— immer bessere technische Kompensationshilfen beim Hörverlust von Hörgeräten über das Lippenablesetraining, die Gebärdensprache, Sprachcomputer, Internet-Kommunikation etc. bis zum Kochlear-Implant,
— ggf. die »definitive« Ausschaltung des Gleichgewichtsorgans.

7.1 Aufklärung und Beratung

Nach der genauen Diagnostik muss eine – für die Betroffenen nachvollziehbare – Aufklärung erfolgen. Vielleicht mehr noch als bei anderen Erkrankungen mit körperlichen und seelischen Komponenten ist das organische Verständnis im Sinne von Verstehen und Wissen beim Morbus Menière nötig. Je besser die Erkrankung verstanden werden kann und je mehr praktikable Möglichkeiten des Umgangs mit den daraus erwachsenden möglichen Problemen, wie dem Schwindel und der allgemeinen Unsicherheit, deutlich werden, desto geringer sind die Folgeprobleme. Dies gilt insbesondere für die Phänomene des psychogenen Schwindels und der

Ausweitung der Angstkomponente, die für das Erleben des Anfalls verständlich ist.

Nötig ist hier vonseiten des Mediziners ein verständnisvoller Zugang für das Wissensbedürfnis und die Not des Patienten. Dabei gilt es zu erkunden, was noch möglich ist, ohne aber in vermeintlicher Schonung eine Machbarkeit vorzutäuschen, die schnell enttäuscht wird.

Perspektivisch geht es um eine Hilfe zur Selbsthilfe, die auch das Engagement der Betroffenen in Selbsthilfegruppen einbezieht. Zu diesen kann und sollte über die Deutsche Tinnitus-Liga (DTL) und die K.I.M.M. e.V. (Kontakte und Informationen für Morbus Menière) Kontakt aufgenommen werden! *Hilfe zur Selbsthilfe*

Der Wunsch an den Mediziner besteht in der Wahrnehmung und Respektierung der seelischen Seite sowie in der professionellen Weichenstellung; hierbei können schon Entspannungsverfahren, wie die progressive Muskelrelaxation oder das autogene Training, einen veränderten Umgang mit der Erkrankung einleiten.

Was in der Regel die Möglichkeiten der Schulmedizin überschreitet, sind die zeitintensiven Zwischenschritte und die professionelle Bearbeitung der Not der Betroffenen. Dies ist oft aber nötig. Auch wenn sicherlich organische Schwachstellen oder Schäden vorliegen, so hängen Verlauf, Erleiden und Erleben der Erkrankung wesentlich von der Verarbeitung und der aktiven Aneignung von Bewältigungsstrategien ab. Diese bestehen sowohl im Ausgleich und der Kompensation des verlorenen Gleichgewichts als auch in der Wiedergewinnung einer – möglicherweise veränderten – Lebensqualität. *Bewältigungsstrategien*

Eine professionelle psychotherapeutische Unterstützung ist spätestens dann erforderlich, wenn die Krankheit zu (reaktiven) Veränderungen wie Depressionen, Angstzuständen und Angstschwindel bis hin zu Berufsunfähigkeit und Selbstmordtendenzen, führt. *psychotherapeutische Unterstützung*

Dabei sollte – wie Christine Praetorius (1995, 1999) aufgezeigt hat – das soziale Umfeld, insbesondere die Lebenspartner, mit einbezogen werden.

Im Folgenden wird
- aufgezeigt, wie sich die Therapie im akuten Anfall gestaltet,
- die wichtigsten und häufigsten Therapiemöglichkeiten orientiert am Stufenplan der HNO-Ärzte vorgestellt und
- skizziert, wie eine psychosomatisch orientierte, stationäre Menière-Therapie aussehen kann.

7.2 Akuttherapie

7.2.1 Medizinische Hilfe in der Not

Für den akuten Anfall steht eine Reihe von zwar nicht ursächlichen, aber dennoch sehr effektiven Medikamenten gegen die Übelkeit (Antiemetika) zur Verfügung, die auch den Schwindel wirksam unterdrücken können. Der Preis für das Ende des Anfallerlebens sind Schläfrigkeit und Bettlägerigkeit. Der Anfall wird durch die Medikamente nicht beendet, sondern *Antiemetika*

»zentral« gedämpft – und dabei auch die Zentren für Wachheit und Aufmerksamkeit.

Zu den Antiemetika zählen **Diazepam, Thiethylperazin** und **Dimenhydrinat** (s. Präparatehinweise im Anhang). Alle 3 haben den großen Vorteil, als Tabletten und Zäpfchen sowie für die Gabe über die Vene verfügbar zu sein. Wenn Übelkeit und Erbrechen – in zum Glück wieder wenigen Fällen – auch noch mit Durchfall einhergehen, so kann auch ein schnell unter der Zunge auflösbares »Lorazepam expedit« helfen. Dieses Medikament wird sonst nur in der Psychiatrie eingesetzt. So sollte es auch das Ausnahmemedikament bleiben und keinesfalls beim psychogenen Schwindel »immer wieder« verschrieben werden, da die Suchtgefahr schon nach 1–2 Wochen sehr hoch ist.

Ich persönlich habe, als Behandelter wie als Behandler, bei zentraler Übelkeit gute Erfahrungen mit dem Arzneistoff »Dimenhydrinat« gemacht. Für dieses ist pharmakologisch eine zentrale Herabsetzung der Erregbarkeit des Gleichgewichts- und des Brechzentrums als Hauptwirkung beschrieben worden (Ammon 1991). Bei Diazepam und artverwandten Medikamenten und Neuroleptika ist der antiemetische Effekt nur eine, in diesem Falle erwünschte, Nebenwirkung.

Während der Schwangerschaft ist natürlich besondere Vorsicht geboten, erst recht, wenn eine dauerhafte Einnahme erfolgt. Dabei helfen die Beipackzettel in der Regel wenig weiter. Diese raten vorsichtshalber immer, das Medikament während der Schwangerschaft nur nach ärztlicher Absprache zu nehmen, dann ist die Verantwortung verschoben. In dem von Ammon herausgegebenen umfangreichen Standardbuch zu Arzneimittelneben- und -wechselwirkungen findet sich zu den obigen für den Notfall vorgestellten Medikamenten Folgendes: Bei Diphenhydramin, einem Abbauprodukt von Dimenhydrinat, »besteht der Verdacht eines Zusammenhanges zwischen der Einnahme und Schäden wie Herzmissbildungen und Mongolismus« (Ammon 1991, S. 215). Ein statistisch erhöhtes Risiko für die Entwicklung einer Gaumenspalte sei schwer zu belegen.

Teratogenität

»Bezüglich der Teratogenität (teratogen: Missbildungen beim Embryo erzeugend) bestehen bei den Benzodiazepinen (wie Diazepam) nur Vermutungen. Die mögliche teratogene Potenz ist zu gering, um bisher statistisch nachgewiesen werden zu können (Ammon 1991, S. 215). Bezüglich Diazepam gäben prospektive Studien keine Hinweise auf Teratogenität. Dennoch wird auch hier empfohlen, Diazepam nicht während der ersten 3 Schwangerschaftsmonate einzunehmen.

Für Thiethylperazin gibt es »keine Hinweise auf Teratogenität; mangels Erfahrung wird (dennoch) als Kontraindikation die Schwangerschaft angegeben« (Ammon 1991, S. 548).

Wenn auch einmalige Gaben sicher eine weit geringere Gefahr darstellen als Dauereinnahmen, gibt es für kein Medikament eine absolute Sicherheit. Nach dem Gelesenen erscheint mir die Einnahme von Diazepam, das nun schon sehr lange im Handel ist und von dem offensichtlich keine schweren Nebenwirkungen bekannt sind, bei der Anfallsbekämpfung der Menière-Attacken am wenigsten bedenklich.

7.2 Akuttherapie

> Beim ersten Menière-Anfall und bei sehr schweren Attacken wird in der Regel ein Notarzt gerufen, der dann über einen Zugang zur Vene ein antiemetisches Mittel langsam spritzt, 62 mg Dimenhydrinat oder 5–10 mg Diazepam – das entspricht jeweils einer Ampulle. Dadurch kann der Schwindel meist effektiv gedämpft werden.

Zusätzlich wird oft eine Infusion angehängt. Dem kann sich, muss aber nicht, ein Krankenhausaufenthalt mit Bettruhe anschließen.

Solange die Diagnose Morbus Menière nicht sicher ist, werden HNO-Ärzte versuchen, bei Menière-Anfällen eine Infusionstherapie bis zu 14 Tagen durchzuführen, in der Vorstellung, die Durchblutung zu verbessern. Dazu werden pro Tag 500 ml Infusionen mit »blutverflüssigenden« Mitteln nach ganz unterschiedlichen Schemen mit und ohne Kortison über mehrere Stunden verabreicht.

Infusionstherapie

Durch die »Verflüssigung« des Blutes soll erreicht werden, dass sich die roten Blutkörperchen, die Erythrozyten, selbst durch die engsten Endabschnitte der Blutgefäße besser durchschlängeln können. Niedermolekulare Dextrane oder Lävulose, Sorbit, Stärkelösungen (Hydroxyethylstärke, HES) und andere »Blutersatzstoffe« können tatsächlich die Fließeigenschaft (Viskosität=Zähigkeit) des Blutes beeinflussen und eine Steigerung der Durchblutung des Innenohrs erreichen. Bedenklich stimmt allerdings, dass gut durchblutete Areale besser durchblutet werden als schlecht durchblutete, sodass es – trotz Blutflusssteigerung insgesamt – zu einer unerwünschten Verteilung kommen kann, die die Mangelgebiete noch mehr benachteiligt. Dies nennt man dann »Steal-(=Raub-)Effekt«.

»Steal-Effekt«

Grundsätzlich sind bei bekanntem Menière-Leiden durchblutungsfördernde Ansätze nicht einleuchtend. »Selbst wenn eine Durchblutungssteigerung erreicht würde, ist eine Beeinflussung des eigentlichen pathologischen Substrats (der kranken Struktur), des endolymphatischen Hydrops, nur schwer vorstellbar«, fasste schon Morgenstern (1994a) zusammen.

Deshalb ist auch eine Behandlung des Morbus Menière in einer Sauerstoffdruckkammer nicht sinnvoll. Dies erklärt auch die wenig nachhaltigen Behandlungserfolge mit der hyperbaren Sauerstofftherapie in unserer Klinik, bevor ihr Betrieb eingestellt wurde. Ich selbst hatte bei einer Probefahrt in der Tauchkammer den Eindruck, dass sich mein Druckgefühl und mein noch vorhandenes Augenzittern eher verstärkten. »Objektiv« wird der Druck in der Kammer auch auf das 2,5Fache erhöht und damit sicher auch der Druck im Innenohr.

7.2.2 Eigene Notfallvorbereitung

Wissen Sie selbst um die Diagnose, und haben Sie schon die ein oder andere Akutbehandlung hinter sich, ist es sinnvoll und effektiv, sich selbst auf einen – leider jederzeit möglichen – Anfall vorzubereiten. Dies ist so gut möglich, dass auch Nichtmediziner in der Regel ohne Notarzt auskommen können. Dazu werden die im Folgenden aufgeführten Dinge benötigt.

Zäpfchen und Tabletten gegen die Übelkeit

Dem eigenen Sicherheitsgefühl dienen 2–3 Vomex A® (Dimenhydrinat)-Zäpfchen und eine Lage Vomex A®-Tabletten in der Tasche. Die Zäpfchen sind im Notfall, auf sich allein gestellt, sicherer, da sie im Gegensatz zu Tabletten nicht erbrochen werden können. Zwar setzt die Wirkung langsamer ein als bei einer Injektion in die Vene, aber dies ist meist immer noch deutlich schneller, als jeder Notarzt gerufen werden und herbeieilen kann. Klar muss nur sein, dass danach die große Müdigkeit beginnt und keine Verkehrsfähigkeit mehr besteht. Achten Sie auch auf eine geeignete Packung (z. B. Dose), damit die Zäpfchen nicht schmelzen! Es ist auch sinnvoll, eine Ampulle eines antiemetischen Medikaments zu Hause liegen zu haben (vom Arzt Ihres Vertrauens verschreiben lassen!), damit ein hinzugerufener Arzt sofort etwas zur Hand hat. Vomex A® z. B. findet sich nicht standardmäßig im Notfallkoffer!

Nur wenn noch Durchfall hinzukommt, reden Sie mit Ihrem Arzt über Lorazepam in der Expedit-Form zum Auflösen unter der Zunge.

Das große Problem ist allerdings, dass mehrfache Lorazepameinnahmen sehr schnell abhängig machen können, sodass dieses Medikament nur für die Behandlung des Anfalls genutzt werden sollte und dabei auch nur, wenn die Zäpfchen nicht mehr helfen können.

Hilfe-Karte

Bei der DTL und bei der K.I.M.M ist eine »Hilfe-Karte« (◘ Abb. 7.1) erhältlich. Diese weisen – etwas unterschiedlich wie die abgebildete und dem Buch beiliegende Karte – die Träger als menièrekrank aus und erklären dies mit dem Symbol und den 3 Notfallsymptomen. Mit der Karte bitten Sie um Hilfe auf dem Weg nach Hause. Deutlich bittet die Karte auch, Sie nicht unbedingt in die Klinik zu bringen, wenn Sie sich im weiteren Umgang mit der Erkrankung sicher genug sind. Da Menière-Anfälle ohne Bewusstseinsverluste vor sich gehen, ist natürlich eine andersartige Äußerung, auch gegenüber einem Notarzt, weiter jederzeit möglich.

Eine solche Karte ist v. a. für die eigene Psyche sehr wichtig. Man kann sich dadurch verständlich machen, wenn einem überhaupt nicht mehr nach

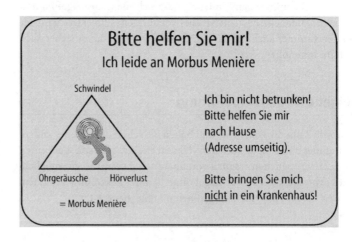

◘ **Abb. 7.1.** SOS-Karte nach einer Idee der englischen Menière-Society. Jetzt bei der DTL erhältlich und hinten im Buch eingeklebt. (Mit freundlicher Genehmigung der Menière-Society, Woking)

Reden oder Erklären zumute ist, und sie hilft auch gegen die Verkennung etwa als Betrunkener, dem »sowieso nicht zu helfen ist«.

Tüte

Für den Fall, dass es trotz mitgeführter Medikamente zum Erbrechen kommt, ist es sinnvoll, eine Tüte bei sich zu führen.

Handy

Um sich möglichst viele Bewegungsräume offen zu lassen und trotzdem, auch beim Waldlauf, Hilfe anfordern zu können, empfiehlt sich eine tragbare Kommunikationsquelle wie ein Handy.

Alle 4 Dinge zusammen kann sich jeder selbst zu einem kleinen Notfallpäckchen zusammenstellen, das dazu beiträgt, schwierige Situationen, zumindest so gut es geht, zu überstehen.

Wenn man – etwa von zu Hause – nicht ins Krankenhaus eingewiesen werden möchte und den Arzt aus seiner Verantwortung der Entscheidung entlassen will, so empfiehlt es sich, ein Schreiben wie folgt bereitzuhalten:

Wichtige Verhaltensregel

Medizinische Empfehlung bei akuten Menière-Anfällen

Herr … leidet unter einem Morbus Menière.
Im akuten Menière-Anfall mit Nystagmus, begleitender Übelkeit, möglicherweise Erbrechen und schockähnlichen Schweißausbrüchen, Blässe der Haut etc. ist eine Therapie mit Dimenhydrinat supp. und ggf. ärztlich mit Dimenhydrinat i.v. die Therapie der ersten Wahl. Es ist aber auch die Gabe von Diazepam (5–10 mg) möglich.
Herrn … wurden Dimenhydrinatampullen mit nach Hause gegeben.
Ich empfehle 2 Dimenhydrinatampullen auf 500 ml NaCl oder eine andere Elektrolytlösung.
(Bei Herzschwäche ein Zusatz wie folgt: In Anbetracht der kompensierten Herzinsuffizienz bitte keine Kolloidallösungen verabreichen. Bei anderen Erkrankungen dementsprechende »Notfall-Einfügung«.)
Differenzialdiagnostisch muss (wenn dies der Fall ist) eine Angina pectoris oder ein Reinfarkt mitbetrachtet werden.
Hier kann Herr … aber selbst genaue Angaben über das Krankheitsbild machen.
Auch bei einem Reinfarkt oder einer nitroresistenten Angina pectoris ist Vomex A® i.v. eine adäquate Therapie. In diesem Fall würde es ähnlich wie Diazepam zur Sedierung beitragen.
Bei Klarheit in der Diagnose (Leitsymptom Nystagmus) kann Herr … auch bei sich zu Hause mit einer Dimenhydrinatinfusion versorgt werden. Der venöse Zugang kann dann auch selbst oder durch den Hausarzt entfernt werden.

Erklärung des Patienten:
Ich möchte bei einem Menière-Anfall auch notärztlich zu Hause versorgt werden und übernehme dafür die Verantwortung.

7.3 Therapie zwischen den Anfällen

Während sich bei der Akutbehandlung der Schwindelattacken die Vorschläge auf wenige, sichere Maßnahmen konzentrieren, finden sich für die anfallsfreie, aber nicht unbedingt beschwerdefreie Zeit, eine große Zahl von mehr oder weniger sinnigen Behandlungsvorschlägen.

Auffällig bei allen Therapieversuchen des Menières war bislang: Relativ unabhängig von dem, was man machte, profitierten ungefähr zwei Drittel der Patienten hinterher davon. Inzwischen kann und muss man sehr klar sagen, dass dies an zweierlei Gründen lag:
- Zum einen war es die schwierige Situation, den Morbus Menière eindeutig zu diagnostizieren,
- zum anderen zeigten sich auch die Kriterien zur Beurteilung des Erfolges als äußerst schwammig.

So kann man inzwischen sagen, dass die Diagnose Morbus Menière grob zum Ausdruck brachte: Da ist jemand mit Schwindel »krank am Ohr«, und wir finden keinen genauen Anhalt. Dementsprechend konnten alle therapeutischen Versuche irgendwie irgendwo irgendetwas helfen, ohne dass man genauer wusste, was denn nun konkret geholfen hat, warum, wie und vor allen Dingen manchmal leider auch – warum nicht.

Manche stellen deswegen in Frage, ob der Morbus Menière wirklich ein eigenständiges Krankheitsbild darstellt oder eher einen Begriff für einen Symptomenkomplex, der eine unspezifische Antwort auf eine multifaktorielle Innenohrerkrankung darstellt (Stoll 2006).

Dabei weist Stoll darauf hin, dass das Ohr insgesamt nur beschränkte Möglichkeiten hat, auf Erkrankungen verschiedenster Art zu reagieren. Diese benennt sie als:

Ohrenschmerzen,
- Hörverlust,
- Schwindel,
- Tinnitus,
- Koordinationsstörungen,
- Druck- und Völlegefühl,
- evtl. Störungen des Blickfeldes.

Von diesen Symptomen kann der Morbus Menière die meisten beinhalten.

So weist nichts »deutlicher auf die therapeutische Unsicherheit hin als die schier unübersehbare Zahl der Behandlungsvorschläge. Die Beurteilung dieser Vorschläge nach ihren therapeutischen Erfolgen ist bei einer Krankheit wie dem Morbus Menière, dessen Verlauf durch Anfälle mit Erholungen und bis zu jahrzehntelangen beschwerdefreien Zwischenräumen gekennzeichnet ist, sehr problematisch« (Plester 1979, S. 1340; Meyer zum Gottesberge u. Stupp 1980, Kap. 38, S. 16).

Therapiestudien, die diesen Merkmalen nicht Rechnung tragen, sind daher – vorsichtig gesagt – sehr kritisch zu beurteilen. Wer will sagen, ob die beobachteten Erfolge mit der jeweiligen Maßnahme zusammenhängen oder in ein beschwerdefreies Intervall fallen, oder, wenn der Schwindel beurteilt wird, ausschließen, dass der Morbus Menière inzwischen »ausgebrannt« ist. Auch dürfte eine klare Unterscheidung von innenohrbedingten und psychogenen Schwindelattacken eher weniger beachtet worden sein.

So bewegen sich alle Therapien in einem Feld, in dem ziemlich gewiss ist, dass es keine kausale Therapie gibt, eine Spontanheilung ziemlich unwahrscheinlich, der Plazeboeffekt aber groß ist. Dies wird durch eine Studie von Morgenstern, in der er über 25 Jahre 739 Patienten nachuntersucht hat, gut belegt (Morgenstern et al. 1983). Demnach müssen alle Maßnahmen als »symptomatisch« bezeichnet werden.

Dennoch fehlt es nicht an Anbietern auf allen Seiten, vom HNO-Arzt bis zum Heilpraktiker, die griffige Mittel, effektive Maßnahmen oder gar Heilung versprechen. Dies resultiert sicher z. T. aus der Erwartungshaltung an den Experten und dem Wunsch, dem hilfesuchenden Patienten irgendetwas zu geben, was auch nur vielleicht helfen möge. Man kann aber auch mit der Verzweiflung von Menschen gute Geschäfte machen, und da findet sich im Bereich der Tinnitus- und Menière-Erkrankungen ein weites Feld.

So bleiben ärztliche Aufklärung und Begleitung hinsichtlich der Fragen und der Nöte der Patienten weiter wichtig. Insbesondere gilt es oft zu klären, was weiter möglich ist und was nicht.

Medizinische und insbesondere HNO-ärztliche Betreuung wird besonders hinsichtlich der weiter unten zu besprechenden Hörhilfen notwendig.

Eine integrierte Behandlung auch unter Einschluss und/oder Überweisung zu ärztlichen oder psychologischen Psychotherapeuten und Psychosomatikern ist notwendig, wenn die Frage aufkommt, wie weit etwa der Schwindel und die Angst vor dem Schwindel größere und behandlungsfähige seelische Ausmaße zeigen.

integrierte Behandlung

Aus der riesigen Palette des Angebots, in dem auch suchterzeugende Psychopharmaka nicht fehlen, werden die wichtigsten und die häufigsten Ansätze in ihrem Argumentationszusammenhang vorgestellt. Ich orientiere mich in der Gliederung an dem Schema der HNO-Ärzte, dem ich weitere Maßnahmen zuordnen und das ich um psychosomatische Aspekte ergänzen möchte.

Dabei ist es im Folgenden das Ziel, verständlich Kriterien an die Hand zu geben, so dass jeder für sich und zusammen mit dem Behandler eine verantwortliche Entscheidung treffen kann, ob eine in Betracht gezogene Maßnahme mehr bringt, als sie abverlangt oder gar schadet.

7.4 Stadienorientierte Behandlung

Die HNO-Ärzte haben in dem Bemühen, Strukturen in die Behandlung des unsicherheitserregenden Krankheitsbildes zu bringen, ein »Schema für eine stadiengerechte Therapie des Morbus Menière« vorgestellt, das konkreter ausformuliert ist als die im Anhang dokumentierten »Leitlinien der HNO-Ärzte zu M. Menière« der Deutschen Gesellschaft für Hals-Nasen-Ohrenheilkunde, Kopf- und Halschirurgie.

Das Schema für eine stadiengerechte Therapie richtet sich vornehmlich nach der Schwere des Hörverlustes (Jahnke 1994). Dabei weist diese Klassifizierung keine zeitliche Gesetzmäßigkeit auf. Ein Menière-Leiden kann alle Stadien durchlaufen, aber auch bei Stadium 1 stehen bleiben.

Stadien des Morbus Menière
- Stadium 1: fluktuierendes Hörvermögen. In diesem Stadium kann sich das Hörvermögen nach einem Schwindelanfall vollständig normalisieren
- Stadium 2: Schwindel und fluktuierendes Hörvermögen, das sich spontan bessert, aber nicht mehr normalisiert; nur nach osmotischer Therapie (z. B. der Glyzerolbelastungsprobe; ▶ Kap. 6.9) bessert
- Stadium 3: deutliche Hörminderung ohne Fluktuation, weitere Schwindelanfälle
- Stadium 4: ausgebrannte Menière-Krankheit

Erfolgskriterien

Das amerikanische »Commitee on Hearing and Equilibrium« hat 1995 in einer überarbeiteten Fassung Maßstäbe für die Beurteilung der Wirksamkeit der Maßnahmen bei M. Menière in medizinischen Veröffentlichungen gesetzt: Diese betreffen die Diagnosesicherheit und den Grad der durch die Erkrankung entstandenen Behinderung.

Diagnosesicherheit
1. Sicherer Morbus Menière:
   - An Sicherheit grenzender Morbus Menière mit zusätzlicher histologischer Bestätigung (Dies ist in der Regel erst nach dem Tod möglich)
2. An Sicherheit grenzende Wahrscheinlichkeit eines Morbus Menière:
   - Zwei oder mehr Schwindelanfälle von mindestens 20 min Dauer
   - Audiometrisch dokumentierter Hörverlust bei mindestens einem Anfall
3. Wahrscheinlicher Morbus Menière:
   - Ein klarer Schwindelanfall
   - Audiometrisch dokumentierter Hörverlust bei mindestens einer Gelegenheit
   - Tinnitus und Ohrdruck
4. Möglicher Morbus Menière:
   - Vereinzelter Schwindel ohne dokumentierten Hörverlust
   - Hörverlust fluktuierend oder permanent mit Gleichgewichtsstörungen, aber ohne klare Anfälle

▼

> **Behinderung**
> – Grad 1: keine Behinderung
> – Grad 2: geringe Behinderung (anfallsweiser oder dauerhafter Schwindel, der die Beschäftigung an einem gefährlichen Arbeitsplatz ausschließt)
> – Grad 3: mittlere Behinderung (anfallsweiser oder dauerhafter Schwindel, der eine sitzende Tätigkeit erzwingt)
> – Grad 4: starke Behinderung (schwere Symptomatik, die Arbeitsunfähigkeit bedingt)

Untersuchung des Therapieerfolgs anhand der Kontrolle der Anfallsrate

$$n = \frac{\text{Durchschnittliche Anzahl der Anfälle/Monat, 24 Monate nach der Therapie}}{\text{Durchschnittliche Anzahl der Anfälle/Monat, 6 Monate vor der Therapie}} \times 100$$

In den meisten Veröffentlichungen wird auch beim Erreichen von Grad 2 von Erfolg gesprochen. Das ist sicher oft ein Riesenerfolg im Vergleich zur vorherigen Situation. Nun ist es aber schon wichtig zu verstehen, was die Behandelnden mit dem doch recht freundlichen Ausdruck »geringe Behinderung« oder auch der immer noch nicht unfreundlichen Bezeichnung »mittlere Behinderung« meinen, ehe zu hohe Erwartungen aufkommen. Leider ist zu vermuten, dass auch hier die verschiedenen Schwindelerlebnisse in ihren organischen und psychogenen Anteilen nicht immer auseinander gehalten wurden.

Allerdings werden die Empfehlungen der amerikanischen Akademie für Ophthalmologie und Otolaryngologie (1995) zu Recht darauf hinterfragt, ob sie ausreichend zur Sicherung der Diagnose des M. Menière beitragen können und insbesondere Unterscheidungen von der vestibulären Migräne und der Vestibularisparoxysmie ermöglichen.

Darüber hinaus hat eine Auswertung der Veröffentlichungen der letzten 11 Jahre ergeben, dass sich zwar fast 80% aller wissenschaftlichen englischsprachigen Artikel auf die obige Richtlinie bezogen, aber nur 50% davon dann auch tatsächlich ihre Diagnosekriterien und vor allen Dingen die Auswertung der Therapie entsprechend vornahmen (Thorp et al. 2003). In der deutschsprachigen Literatur (Koitschev 2003) dürfte dies nicht anders aussehen.

So sollten meines Erachtens für die weitere wissenschaftliche Arbeit folgende Faktoren beachtet werden:
– die genaue Erkrankungsdauer (ab dem 1. Anfall),
– die Seite (links, rechts, beidseits, ggf. seit wann welche der 3 Symptome beidseits),
– die Stadieneinteilung nach Jahnke (1994),

- die Anzahl der Schwindelanfälle pro Monat, unterschieden nach organischen und eher psychogenen Schwindelereignissen, 6 Monate vor und 18–24 Monate nach einer zu überprüfenden Therapie,
- Ton- und Sprachaudiogramm 6 Monate vor und (mindestens) 18–24 Monate nach einer zu überprüfenden Therapie,
- Vestibularistest und ggf. andere funktionelle Gleichgewichtsprüfungen, 6 Monate vor und 18–24 Monate nach einer zu überprüfenden Therapie,
- die Art der Vorbehandlungen [Medikamente, Operationen, aber auch Hörgeräte, Masker, »contralateral routing of signals« (CROS),
- und eine biografische Anamnese in – mindestens einem psychologischen Interview – mit den vielleicht schon zum Schwindel vorbestehenden seelischen Risiken, aber auch den Bewältigungsmöglichkeiten, Strategien und Ressourcen der Patienten.

In beachtenswerter Weise wurden so Studien in Mainz um die bis zum letzten Jahr dort noch in dieser Zusammensetzung bestehende Arbeitsgruppe um Eckhardt-Henn (2000, Eckhardt-Henn et al. 2003) und Dieterich (2004) durchgeführt.

7.4.1 Schwankendes Hörvermögen mit Schwindel – Stadien 1 und 2

In den Stadien 1 und 2 konzentrieren sich die HNO-Ärzte auf die symptomatische Bekämpfung des akuten Schwindels mit schwindeldämpfenden Mitteln und wiederholen im Prinzip immer wieder das Akutschema der Infusionsgaben mit oder ohne Kortison. Medikamentös werden für diese Stadien kurzfristig Diuretika und langfristig Betahistine vorgeschlagen.

In einem Übersichtsaufsatz für das Deutsche Ärzteblatt »Stadiengerechte Therapie der Menière-Krankheit« führt Jahnke (1994) als Basismaßnahmen auf:
- natriumarme, kaliumreiche Kost,
- Genussmittelreduktion (Rauchverbot),
- Vermeidung von Stress und Belastung,
- Diuretika,
- durchblutungsfördernde Maßnahmen (Betahistin, Pentoxifyllin),
- Gleichgewichtsübungen.

Natriumarme, kaliumreiche Kost
Eine salzarme Ernährung wird empfohlen, weil die Flüssigkeitsmenge im Menschen eng mit seinem Natrium-(Salz-)Gehalt gekoppelt ist. Kalium ist der »Gegenspieler« des Natriums im Elektrolythaushalt. Dem liegt die Vorstellung zugrunde, dass auch der Endolymphhydrops nur wenig Wasser führen kann, wenn der »den Hydrops umgebende Mensch« nur wenig anbietet. Auch wenn das auf den ersten Blick einleuchtend erscheinen mag, sind große Zweifel am bleibenden Erfolg berechtigt. Der Mechanismus, nach dem der Hydrops entsteht, ist ein anderer. So fasst auch Plester (1979, S. 1340) kurz zusammen:

7.4 Stadienorientierte Behandlung

»Ein diätetischer Natriumentzug kann die Regulationsstörung der Endolymphe nicht beeinflussen.«

Allerdings kann man mit Morgenstern (1994a) als Richtlinie empfehlen, eine übermäßige Natriumzufuhr zu vermeiden, dies ist auch bei Bluthochdruck und anderen Herzproblemen sinnvoll.

Genussmittelreduktion

Nikotin verengt die Blutgefäße und behindert damit auch die Zufuhr wichtiger Nährstoffe. Auch Raucher werden verstehen, dass das nicht sinnvoll ist.

Nicht selten wird das Genussmittel Alkohol benutzt, um dem Elend – scheinbar – zu entfliehen. Alkohol ist aber ein sehr wirksames »Gleichgewichts-Gift«. Er besitzt einen spezifischen Effekt auf das Innenohr und kann – in entsprechender Dosis – selbst Drehschwindelzustände hervorrufen. Zudem wirkt Alkohol direkt auf die Wahrnehmung und die Gleichgewichtszentren im Hirnstamm. Daher sollte Alkohol wirklich nur noch zum und mit Genuss zu sich genommen werden.

Alkohol macht Schwindel

Kaffee und Tee sind im Prinzip schwache Nervengifte. Solange sie noch anregend wirken, können sie mit dafür sorgen, dass durch einen höheren Wachheitsgrad die Koordinations- und Kontrollzentren im Hirnstamm aktiviert werden (Hamann u. Schwab 1995).

Gezielte Vitamingaben

Vor allem die Vitamine A und E werden als wichtig angesehen, da sie beide eine bedeutende Rolle beim Stoffwechsel der Sinneszellen auch im Innenohr spielen (Löhle 1980). Vitamin B wird bei allen Nervenschädigungen empfohlen. Um den Körper ausreichend mit Vitaminen zu versorgen, ist der Gang in die Apotheke aber nicht unbedingt notwendig. Eine ausgewogene Ernährung mit reichlich pflanzlichen Anteilen, Obst und frische Rohkost, ab und zu auch mal Sauerkraut, verschaffen mehr Vitamine, als der Körper verwerten kann. Vitamin A findet sich z. B. in pflanzlichen Ölen, Grünkohl, Spinat, Käse, Eiern, Butter, Soja- und weißen Bohnen, Fenchel und Mais.

Vitamin E ist konzentriert in Nüssen, Beeren, Avocado, Wirsing, Eiern und Butter, allen pflanzlichen Ölen – v. a. im Sonnenblumenöl – in Mais und Buchweizen zu finden. Vitamin B ist z. B. in Gerste, Reis, Sojabohnen, Brokkoli und Grünkohl enthalten.

Auslassung von Allergenen

Seitdem immunologische und allergische Faktoren bei der Entstehung der Menière-Erkrankung diskutiert werden, wird die Liste an fraglich mitbeteiligten, allergieauslösenden Stoffen immer länger. Darauf finden sich: Schokolade, Kartoffeln, Orangen, Milch, Tomaten, Kaffee, Fleisch und mehr.

Wenn eine Wirkungskette besteht, ist diese sicher sehr individuell, d. h. man muss für sich selbst herausfinden, welche Komponente schadet, also ganz konkret die Krankheit verschlechtert. Diese Komponente kann beispielsweise mit einer Auslassdiät ermittelt werden. Nach ein paar Tagen Fasten mit unverdächtigen Flüssigkeiten werden nach und nach die Bestand-

Auslassdiät

teile der normalen Nahrung hinzugefügt und beobachtet, ob einer der Stoffe die Krankheit verschlimmert. Dieser sollte dann natürlich weggelassen werden. Es empfiehlt sich, wegen der Nebenwirkungen der Diät (Mangel an Eiweißen oder Vitaminen) auf ärztliche Begleitung nicht zu verzichten.

Vermeidung von Stress und Belastung

Diese mehr als sinnvolle Forderung trägt der Beobachtung Rechnung, dass die Schwindelattacken bei emotionaler Belastung verstärkt auftreten können. So ist es in krisenhaften Entwicklungen natürlich »objektiv richtig«, die Forderung zu stellen, Psychostress zu vermeiden, oder Hinweise dahingehend zu geben, dass ein Orts- und Berufswechsel positive Folgen haben könnte. Problematisch kann allerdings die Vermittlung sein: So können gute Tipps oft nur als gedankenlos, zynisch oder gar als Vorwurf im Sinne von »selbst schuld« empfunden werden, selbst wenn sie noch so gut gemeint sein mögen. Denn von außen ist es manchmal viel einfacher zu sehen, dass andere Probleme haben, als für sich selbst. Dies wird meist umso schwerer, je vertrackter die Situation wird und je kleiner die eigenen Handlungsspielräume werden.

So nutzen die besten Erkenntnisse aus noch so richtigen Beobachtungen nur etwas, wenn für die Betroffenen erkennbar und erlebbar wird, was die Ursache ist und ob ein Weg heraus möglich ist.

Entspannungsverfahren

Eine erste Möglichkeit und meist ein Einstieg in eine andere Bewältigung von Problemsituationen können – meist psychologisch angeleitete – Entspannungsverfahren sein. Sie sind weitestgehend akzeptiert und haben oft schnell einsetzende, spürbare Wirkungen. Am bekanntesten sind das autogene Training und die progressive Muskelrelaxation.

Autogenes Training

Das autogene Training (AT) hat sich im Anschluss an die Erfahrungen aus der Hypnose entwickelt. Im Gegensatz zur Hypnose wird das autogene Training, wenn es erst einmal ausreichend erlernt ist, von dem ausübenden Menschen mit auto(selbst)suggestiven Übungen allein durchgeführt. Grundvoraussetzung des Erlernens ist das Selbstüben, Ziel ist die Herstellung eines Zustands, der durch das Aufsuchen, das Erreichen und den Verbleib in einer Erlebnisschicht des gesenkten Bewusstseins, des Hypnoids, gekennzeichnet ist. Dies gibt den Übenden einen anderen Erfahrungs- und Erlebnishorizont, der oberflächlich als Ruhe und Entspannung bezeichnet werden könnte (Rosa 1986).

»assoziative Selbstschau«

In der Unterstufe wird mit den Begriffen und Gefühlen von Wärme und Schwere gearbeitet. Diese können, nacheinander angewandt, auf Arme, Beine, Sonnengeflecht, Herz, Atem und Stirn, eine Entspannung des ganzen Körpers bewirken. In der Oberstufe tritt dann eine »assoziative Selbstschau« hinzu. Notwendig dazu ist die Bereitschaft, sich Zeit zu nehmen, um sich konzentriert selbst zu entspannen.

Ich kann das autogene Training, auch als Einstieg in eine andere Erlebniserfahrung des eigenen Körpers, nur empfehlen. Es durchbricht die

Angespanntheit des Tages, schon allein dadurch, dass man sich Zeit für sich nimmt und eröffnet neue Möglichkeiten. Gut bei Menière-Patienten ist sicher, die Anweisungen des autogenen Trainings an sich selbst um Wünsche an die Ohren zu ergänzen. Zum Beispiel: »Die Ohren mögen entspannt und warm sein«, und »Der Nacken möge entspannt sein« usw..

Die, die unter ihrem Tinnitus leiden, können den Einleitungen den unglaublichen Satz hinzufügen: »Alle Geräusche verstärken die Ruhe«, statt sich angestrengt zu bemühen, den Tinnitus zu überhören. Versuchen Sie es einmal!

Progressive Muskelrelaxation nach Jacobsen

Die progressive Muskelrelaxation (PMR) wurde von Jacobsen etwa zeitgleich mit dem autogenen Training entwickelt. Sie arbeitet im Gegensatz zum autogenen Training vor allen Dingen mit den beiden Polen Spannung und Entspannung. Das Ziel, die Entspannung und die Entwicklung eines veränderten Körpergefühls, ist bei beiden Verfahren in etwa das Gleiche. Es scheint allerdings für viele angespannte Patienten oft einfacher zu sein, erst die Muskeln anzuspannen und darüber letztendlich eine tiefe muskuläre Entspannung für den ganzen Körper zu erreichen.

Spannung und Entspannung

Als Entspannungshaltung sind sowohl die Rückenlage als auch die Sitzhaltung in einem bequemen Sessel oder Liegestuhl möglich. Im Prinzip lernt man zu Beginn die Anspannung und dann die Entspannung einzelner Muskelgruppen im Körper. Begonnen wird in der Regel bei der dominanten Hand und dem Unterarm, dann geht die An- und Entspannung über auf den Oberarm, die andere Seite und über Stirn-Wangen-Partie, Nacken-, Hals-, Brust-, Bauchmuskulatur, Oberschenkel bis zum nichtdominanten Fuß. Zunächst soll man sich auf die Muskelgruppe konzentrieren, dann aber diese langsam und kontinuierlich anspannen. Dabei soll ein – individuell – angenehmes Maß an Spannung erreicht werden. Danach wird die Muskelgruppe gelockert und entspannt.

> Die Progressive Muskelrelaxation kann bei den den Morbus Menière begleitenden Druckgefühlen im Innenohr oft Druckentlastung erbringen, wenn das Anspannen und Loslassen – gedanklich – bis in die Ohren hinein weitergeführt wird. Deswegen wenden wir es bei Patienten mit endolymphatischen Geschehen wie dem Morbus Menière bevorzugt an.

Psychotherapie

Reichen die Entspannungsverfahren allein nicht, um »Stress und Belastung zu vermeiden«, wird der Seele vor Angst und Bange auch noch schwindelig, so kann die Psychotherapie Hilfestellungen anbieten. Psychotherapie heißt sinngemäß nichts anderes als »Therapie der Seele«. Dennoch fängt für viele der Glaube an die Seele erst nach dem Tod an, und die Psychotherapie ist eher mit dem Ruch des »Verrückten« versehen. Zudem wird denen, deren Probleme nicht rein organisch sind, oft unterstellt, sie seien auch selbst schuld. Bei Organschäden darf man mit dem Experten hadern; beim Seelischen wird es persönlich. So ist es kein Wunder, dass psychologische Hilfe gemieden wird, solange es nur geht.

Was kann die Psychotherapie nun leisten? Ein Beispiel, das ich dem Buch Paul Watzlawicks »Lösungen. Zur Theorie und Praxis menschlichen Wandels« entnommen habe, bespreche ich gerne gerade mit Menière-Patienten und nun auch mit Ihnen:

Verbinden Sie bitte, am besten auf einem großen Extrablatt, die 9 Punkte der folgenden Figur mit 4 geraden, zusammenhängenden Linien.

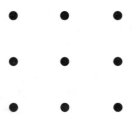

Heben Sie beim Ziehen der Linien den Bleistift nicht ab.

Legen Sie bitte so lange das Buch zur Seite und lesen Sie erst nach Beendigung der Aufgabe weiter (Lösung im Anhang).

Das Beeindruckende ist, dass fast jeder, der zum ersten Mal diese Aufgabe zu lösen versucht, »von selbst« eine nichtgeforderte Bedingung hinzufügt, die die Lösung unmöglich macht. Es ist die Annahme, dass die Lösung innerhalb des durch die Punkte gegebenen Quadrates gefunden werden muss, eine Bedingung, die aber nicht gestellt wurde.

Von außen sind Lösungen für Unbeteiligte manchmal einfacher zu sehen, als für die mitten ins Problem Verwickelten. Oft verharren diese wie Kaninchen vor der Schlange und haben nicht die Freiheit, einen Schritt zurückzugehen und andere Möglichkeiten zu erproben. So kann man nach Watzlawick auch eine »Neurose« (eine im Übrigen weit verbreitete, gutartige Krankheit der Seele) als »anhaltenden Versuch charakterisieren, mit immer mehr vom selben ein Ziel zu verwirklichen, wo eine qualitativ andere Lösung Erfolg versprechender wäre« (Watzlawick 1995).

Bei der oben gestellten Aufgabe ist das Problem nur zu lösen, wenn man über den – scheinbar – gegebenen Rahmen hinausgeht (s. ggf. S. 191).

Psychotherapie hat als wichtiges Element die Funktion des einfühlenden, aber nicht im individuellen Bezugssystem verhaftenden Blicks von außen. Dieser kann professionell dem Verwickelten helfen, Dinge nachspürbar zu erkennen, die zwar meistens da sind, aber nicht wahrgenommen werden können.

Allerdings sollte der Psychotherapeut beim Morbus Menière auch organisch – zumindest grob – Bescheid wissen und – das ist der Wunsch und die Anforderung an die nichtärztlichen Psychotherapeuten – nicht jeden Anfall als psychogen deuten.

Verschiedene Psychotherapierichtungen

Im Blickpunkt: Die Lebensgeschichte und ihre Auswirkungen auf die Erkrankung

Man unterscheidet in dem großen Feld der psychotherapeutischen Ansätze zwei große, von den Krankenkassen anerkannte Verfahren:
- Die tiefenpsychologisch fundierten Verfahren und
- die lerntheoretisch ausgerichtete Verhaltenstherapie.

Die **tiefenpsychologisch fundierten Verfahren** werden oft mit dem Liegen auf der berühmten Couch von Freud verbunden. Dies stimmt so schon lange nicht mehr. Die tiefenpsychologisch fundierten Verfahren wurden vielfach den Erfordernissen und Erkenntnissen der Zeit angepasst. Nach wie vor aber haben tiefenpsychologische Verfahren den Beziehungshintergrund und mögliche Beziehungskonflikte im Blickpunkt. Eine wichtige Annahme der tiefenpsychologischen Verfahren ist, dass hinter vielen Krankheitsverläufen Konflikte verborgen sind, die Auslöser des Symptoms sind.

Für Therapeuten geschrieben, geben heute noch lesenswerte Behandlungsberichte von Schwöbel (1954) einen Einblick in die Dynamik tiefenpsychologisch-psychotherapeutischer Behandlungen bei Menière-Patienten. Sie beschreiben – in zwei Falldarstellungen – den Prozess einer allmählichen Herauslösung aus einer fixierten, durch strenge Gewissensanforderungen gekennzeichneten Lebenssituation. Im Laufe der Behandlung kam es – so Schwöbel – zur Beendigung der Schwindelattacken, wobei nicht sicher nachvollzogen werden kann, ob der M. Menière in dieser Zeit »ausbrannte« oder »nur« der psychogene Anteil erfolgreich behandelt werden konnte oder beides.

(Kognitive) Verhaltenstherapie

Im Unterschied dazu setzt die Verhaltenstherapie an den Symptomen an, in diesem Fall dem Leiden an Schwindel, Hörverlust und Tinnitus, und zielt konkret auf praktische Verbesserungen hin.

Dennoch sind beide Verfahren im praktischen Umgang gar nicht so verschieden, wie oft angenommen wird. Beide schauen sich das gesamte Problemknäuel aus unterschiedlichen Perspektiven an. Der deutliche Unterschied liegt aber im Ansatz. Bildlich könnte das heißen, beide greifen v. a. am Anfang andere Fäden aus dem Knäuel auf, die sie dann – mit Ihnen und so weit es für Sie wichtig ist – verfolgen.

Die moderne »kognitiv ausgerichtete« Verhaltenstherapie beschäftigt sich besonders mit den Beurteilungen und Bewertungen des Leidens. Dabei sind die entscheidenden, zu bearbeitenden Beurteilungen und Bewertungen überwiegend unbewusst. Unbewusste Muster sorgen schon über Milliarden Jahre für das körperliche und seelische Überleben. Es ist nicht möglich, über die Vielzahl der zum Überleben, Wahrnehmen und Bewegen nötigen Muster und Handlungsabläufe jeweils nachzudenken, ohne handlungsunfähig zu werden.

Die individuell erlernten Muster haben sich meist seit der frühen Kindheit bewährt. Je eingeschliffener sie werden, desto mehr dürfen sie ins Unbewusste verschwinden. Offensichtlich ist dies beim Autofahren, wo komplexe Muster situationsabhängig meist gut aufeinander abgestimmt ohne Nachdenken nach entsprechender Übung funktionieren. Das Bewusstsein muss eingeschaltet werden, wenn neue und unbekannte Situationen auftreten und zu meistern sind.

Für alle Arten des Lernens gilt, dass die früh erworbenen Muster die später hinzugekommen Erfahrungen mitbeeinflussen. So legt sich Lernfolie über Lernfolie.

Speziell bei neuen Fragestellungen, etwa der Verarbeitung der Menière-Erkrankung, laufen aber die unbewussten Wertesysteme in Gefahr, falsche oder nicht mehr so günstige Antworten zu geben. Dann wird es notwendig, Einstellungen und Handlungen zu überdenken und ggf. zu ändern.

Dann kann – und darf(!) – hinzu gelernt werden. Dies gilt nicht nur für Geschmacksänderungen im Laufe des Erwachsenwerdens, etwa bei Spinat, Fisch oder Käse, sondern auch für das, was für die Bewältigung des Morbus Menière nötig ist.

Das gilt ganz besonders für die Bewältigung der Angst allgemein und des Angstanteils innerhalb des seelischen Schwindels.

Systematische Desensibilisierung

gestufte Konfrontation

Zur Therapie von Ängsten und der oft durch Vermeidung sich verstärkenden Phobien entwickelte die Verhaltentherapie mit der »systematischen Desensibilisierung« einen bewährten Ansatz. Dabei besteht das Vorgehen in einer gestuften Konfrontation mit den einzelnen angst- und schwindelauslösenden Reizen, um auf diesem Weg eine schrittweise Minderung der Angstreaktion erreichen zu können.

Dies hat sich als effektiv erwiesen (Hasenbring 1995) und kann gerade bei reaktiv psychogenen Schwindelformen unendlich viel erlebte Sicherheit schaffen.

Dabei zielen Angst- und Stressbewältigungsübungen darauf ab, aktive Strategien der Bewältigung statt der Vermeidung zu vermitteln.

Das Vorgehen gliedert sich dabei in folgende Stufen:
1. Identifizierung der angst- und schwindelauslösenden Reize mit unterschiedlichem Intensitätsgrad als Grundlage für eine Verhaltensanalyse,
2. Erstellung einer Hierarchie angst- und schwindelauslösender Reize,
3. Edukative Phase (Vorbereitung),
4. Erlernung eines Entspannungsverfahrens z. B. die Progressive Muskelrelaxation,
5. Schrittweise Konfrontation mit angst- und schwindelauslösenden Reizen unter Entspannung.

»edukative Phase«

Sind die Auslöser und aufrechterhaltenden Bedingungen identifiziert, wird die systematische Desensibilisierung in einer »edukativen Phase« vorbereitet.

In dieser »edukativen Phase« sollen mit der Vermittlung eines Modells der Entstehung des reaktiven Schwindels Zusammenhänge und Möglichkeiten neuer und günstigerer Bewältigungsstrategien im Umgang mit dem Schwindel verdeutlicht und erlernt werden können.

Eine zentrale Annahme der edukativen Phase ist, dass Verhalten und Erleben nicht nach einem »Alles-oder-Nichts-Prinzip« abläuft, sondern in einer Abfolge von Phasen.

Dabei werden (idealtypisch) vier Phasen unterschieden:
1. Die Vorbereitung auf eine Stresssituation,
2. Der Stressbedingung gegenüber stehen,
3. Durch die Stressbedingungen möglicherweise überwältigt werden,
4. Für die Auseinandersetzung mit dem Stressor belohnt werden.

Der edukativen Phase schließt sich die Übungsphase an.

Übungsphase

In der Übungsphase geht es darum, Bewältigungsmöglichkeiten zu vermitteln, die dann in Form von einer »Trockenübung« erprobt werden. Auf der kognitiven Ebene muss bei M. Menière das Einüben des Erkennungsmusters vom psychogenen versus innenohrbedingten Schwindel Inhalt sein.

Zur Beeinflussung der physiologischen Anspannung wird ein Entspannungstraining durchgeführt, vorzugsweise die Progressive Muskelrelaxation nach Jacobson. In vielen psychosomatischen Kliniken, aber teilweise auch in der ambulanten Versorgung, besteht die Möglichkeit, dies durch ein körperorientiertes Verfahren (etwa Feldenkrais oder Tai Chi) zu unterstützen. Aber auch Sport wie Tischtennis, Ballspiele oder gar Trampolinspringen unterstützen die Habituation.

In der Übungsphase geht es um das reine Einüben der Bewältigungsschritte. Stresssituationen sollen zunächst lediglich in der Vorstellung eingeführt werden. Dabei wird insbesondere der »innere Dialog«, d. h. Gedanken von inneren Bildern, nutzbar gemacht.

In der Anwendungsphase geht es dann um das schrittweise Ausprobieren der erlernten Bewältigungsformen – auch in schwierigen Situationen.

Anwendungsphase

In der Regel sollte man mit den geringeren Reizen in der Hierarchie beginnen, wie mit der Erprobung in einem geschützten Rahmen. Dies sichert die Möglichkeit, gerade am Anfang positive Erfahrungen machen zu können, seien diese auch noch so klein. Dabei ist meist die gleichzeitige Anwendung der inzwischen erlernten muskulären und mentalen Entspannung hilfreich. Im Verlauf werden dann weiter Alltagssituationen mit höheren Schwierigkeitsgraden einbezogen.

Körperorientierte Psychotherapie

Viele Erfahrungen haben sich auch im Körper niedergeschlagen. In schlimmeren Fällen ist dies durchaus wörtlich zu nehmen. Auch der »aufrechte Gang« ist durchaus davon abhängig, was und wer man sein darf. So erschließt der Körper Zugänge zum Verständnis der Lebensrealität des Patienten für den Therapeuten. Deswegen ist es sinnvoll, den Zugang über das Wort, wie es klassisch in tiefenpsychologischen Verfahren im Vordergrund steht, mit dem Ausdruck des Körpers zu verbinden.

Körperorientierte Psychotherapieverfahren berücksichtigen dies und wollen so die Trennung von Körper, Seele und Verstand aufheben. Sie sind insbesondere geeignet für Patienten, die bezüglich ihrer Problematik sprachlos sind; dies kann für Schwindelpatienten oft der Fall sein.

Körperorientierte Psychotherapie ist dabei – so Rudolf (2002) – ein Überbegriff für teilweise sehr unterschiedliche Therapieverfahren, bei denen die Körperwahrnehmung, das Selbsterleben sowie der Selbst- und Körperausdruck im Vordergrund stehen. Dazu gehört z. B. die Gestalttherapie. Insgesamt verfügen die körperorientierten Psychotherapieverfahren nicht über ein einheitliches Berufsbild, sondern kennen verschiedene Ausbildungswege und sind auch in ihrer Effizienz bisher wissenschaftlich wenig geprüft. Wichtig zu wissen ist auch, dass sie nicht zu den Leistungspflichten der Krankenkassen gehören.

Die Gemeinsamkeiten bestehen in dem Zugang zum eigenen (meist verschütteten) Erleben und im ermutigenden Ausleben sowie dem zum Ausdruck bringenden, hörbar und sichtbar machenden Umgang auch in der Kommunikation.

> Die körperorientierten Verfahren verfolgen damit die gleichen Ziele wie die sprachgebundenen Psychotherapien, nur das sie sich nicht primär auf sprachliche Äußerungen (Worte, Erinnerungen, Geschichten) des Patienten beziehen, sondern auf Körperhaltungen, Bewegungen, Inszenierungen oder Gestaltungen. Aber auch hier ist im zweiten Schritt wichtig, das Geschehen in Worten durchzuarbeiten, es zu reflektieren und es sich damit auch zu Eigen zu machen.

Aus der Dynamik der Seele sind es die grundlegenden Erfahrungen, die auf diese Weise aktiviert werden: Die Erfahrung des eigenen Gewichtes auf der Unterlage, die muskuläre Spannung und Entspannung, der Rhythmus des Ein- und Ausatmens, die Sinnesempfindung der Haut, des Tastens und des Fühlens.

In Körpertherapien werden oft schnell emotionale Prozesse bei einem Patienten aktiviert. Es erfordert sehr viel therapeutische Kunst und v. a. Einfühlungsvermögen, Taktgefühl und eigene emotionale Tragfähigkeit, um das ausgelöste Gefühlserleben für den Patienten in einem längeren Prozess der Durcharbeitung und Entwicklung produktiv werden zu lassen (Rudolf 2002). Deswegen gilt es auch hier, sich eines professionellen Umgangs sicher zu sein.

Wichtige Elemente aller psychotherapeutischen Verfahren: Verstehen und Zuversicht

Die praktische Erfahrung und die Essenz aller großen wissenschaftlichen Untersuchungen (Luborsky 1995) zeigt, dass es mehr auf die Beziehung zwischen dem Therapeuten und dem Betroffenen ankommt als auf das ausgewiesene Verfahren.

Dabei sind drei Dinge wirklich wichtig:
1. Die Patienten müssen sich vom dem Therapeuten verstanden wissen, und der Therapeut muss sie verstehen – meist über das Verständnis der Lebensgeschichte.
2. Die Patienten müssen die Zuversicht gewinnen, dass der Therapeut ein kompetenter Partner bei der Lösung ihres Problems sein kann und der Therapeut muss kompetent sein.

7.4 Stadienorientierte Behandlung

3. Die Patienten müssen die Motivation und den Willen haben, gesund zu werden, und der Therapeut muss Interesse am Fortschritt haben.

Die Motivation zur Veränderung ist – verständlicherweise – oft erst in tiefer Not gegeben. Wozu sollte man sonst etwas ändern? Schließlich müssen die Betroffenen selbst die Lösungen ermöglichen und durchführen. Therapeuten sollen – wie Bergführer – den unkundigen Wanderer professionell »begleiten«. Sehr lesenswert hat dies die bekannte Psychotherapeutin Elisabeth Lukas in ihrem Büchlein »Sehnsucht nach Sinn« (1997) beschrieben.

Bei der Suche nach einem passenden Therapeuten ist es sinnvoll, mehrere Psychotherapeuten aufzusuchen, sich dann aber nach den bis zu 5 Probesitzungen zu entscheiden! (s. auch Verbraucherzentrale NRW 2001).

Hilfreich kann auch ein Rat aus dem Freundes- und Bekanntenkreis sein. So nebenbei stellt sich heraus, dass deutlich mehr Menschen psychotherapeutische Erfahrungen haben, als man selbst geglaubt hat.

Darauf aufbauend müssen praktische Schritte, auch mit angeleiteter oder professioneller Hilfe, folgen.

Wie eine nicht immer leichte psychologische Hilfestellung aussehen kann, hat Christa Wolf (1995) in dem Buch »Kein Ort. Nirgends«, einer fiktiven Begegnung zwischen Heinrich von Kleist und Karoline von der Günderrode, erzählt. Es stammt wohl nicht zufällig aus einer Zeit (1977), als die Autorin sich veranlasst sah, die Voraussetzungen von gesellschaftlicher Verzweiflung und Scheitern in der Literatur zu untersuchen und die Lebensläufe der beiden Figuren genommen hat, um die Problematik für sich durchzuspielen:

> Eines Kranken sich anzunehmen – dazu mochte ein Arzt wohl verpflichtet sein; die Art der Rettung ist es, die Kleist weder sich noch ihm verzeiht. Mag es der Gipfel der Undankbarkeit sein, dem Arzt insgeheim vorzuwerfen, dass er die Starre seines Patienten zu lösen wusste, indem er mit Erfolg das einzige Mittel gegen sie anwandte: ihn zum Reden zu bringen, den Mann, der sich für vernichtet hielt und hartnäckig auf seiner Stummheit bestand, mit teilnehmenden Fragen allmählich herauszulocken. Kleist wird es nie vergessen, wie wohl tuend und zugleich entwürdigend es war, auf behutsame Anstöße schließlich doch zu erwidern, wie er danach verlangte und zugleich verabscheute. Denn er bemerkte es wohl, wie der Hofrat ihm seine eigenen Sätze, mit denen er fürchterlich genau seinen Zustand beschrieb, zu einem Seil knüpfte, an dem er ihn Stück um Stück aus der Gefahr zog.

Ich bin erst zur Psychotherapie gekommen, als es gar nicht mehr anders ging, und ich von meinen Anfällen so geschüttelt wurde, dass ich dachte, überhaupt nicht mehr hochzukommen. Ich habe während der Psychotherapie nicht nur eine Menge Hilfestellung erfahren und viel über mich neu gelernt, sondern sie hat mir auch in Situationen, in denen ich wirklich nicht mehr wusste, was das alles noch soll, auch das Leben gerettet. So ist es kein Wunder, dass ich hier subjektiv zu einer positiven Einschätzung komme.

Veränderung

Diese ist nicht verallgemeinerbar, und sicher hat auch die Psychotherapie als hochwirksame Methode Nebenwirkungen. Eine davon ist, dass, nachdem man – therapeutisch begleitet – einen anderen Zugang zu sich selbst bekommen hat, nicht einfach so weiter machen kann wie bisher. Das kann schmerzhaft sein, denn das Gewohnte hat, auch wenn es mit Unbill verbunden ist, oft immer noch etwas anheimelnd Vertrautes, was man so schnell nicht aufgeben mag und meist auch nicht gleich kann.

»Schwindel der Seele«

Aus meiner, inzwischen auch »professionellen« psychotherapeutischen Sicht, wird eine psychotherapeutische Unterstützung notwendig, wenn Krankheitsbewältigungsprobleme auftreten und die Lebens-, (Liebes-) und Berufsfähigkeit gefährdet ist. Sie ist insbesondere notwendig, wenn sich ein »Schwindel der Seele« einstellt. Dann sind Experten gefragt und oft auch erfolgreich, und diese Experten heißen bei psychischen Krankheitsbildern eben ärztliche oder psychologische Psychotherapeuten.

Psychopharmaka

Die Möglichkeit, seelische Probleme auch mit Medikamenten, mit Psychopharmaka, beeinflussen zu können, ist oft segensreich und gleichzeitig verführerisch.

Als Arzt kann man der nach eigenem Verständnis oft scheinbar unaushaltbaren Situation, so gar nichts – handfestes – tun zu können, entfliehen. Zugleich entspricht man dabei meistens den Erwartungen vieler Patienten, die davon ausgehen, dass der Arzt für alles eine Pille haben muss. Auch kann man so passiv bleiben, wenn Aktivität zur Änderung nicht aufgebracht wird oder werden kann.

Ohne Zweifel können Psychopharmaka dazu beitragen, das Elend auszuhalten und die Symptome zu unterdrücken. Das kann sogar mit dem Notfallmedikament Dimenhydrinat erreicht werden, wenn es in der andauernden Not einfach immer genommen wird, weil es gerade schon einmal da ist und in der akuten Not gut geholfen hat.

Ich selbst habe es in den letzten Wochen vor meiner Innenohrausschaltung regelmäßig eingenommen, um endlich wieder von einem auf den anderen Tag Mut fassen und planen zu können. Nur ist der Preis auch hoch: Von Dimenhydrinat ist nichts darüber bekannt, wie es sich dauerhaft auf den Körper auswirkt[1], einige vermuten, es mache u. a. »dick, faul, gefräßig und impotent« (Häusler 1992). Zudem stellt sich – ohne dass der Verlauf der Erkrankung durch diese Stoffe aufgehalten wird – eine sehr eingeengte (selektive) Wahrnehmung des Lebens ein. Kaum abzuschätzen ist, wie viele Patienten, meist mit valiumähnlichen Mitteln, schlecht bedacht oder gar leichtfertig in eine Sucht geschickt werden. So sind Vorsicht und Zweifel, v. a. vor Schlaf- und Beruhigungsmitteln, angebracht und notwendig.

---

1 J. Hinz, Arzt bei der Herstellerfirma: »Es gibt keine Literatur über Langzeitanwendungen mit Dimenhydrinat.« Allerdings legt er auch Wert auf die Feststellung, dass Dimenhydrinat auch nicht für die Langzeitanwendung vorgesehen ist (pers. Mitteilung nach Anfrage).

Teilweise erschwert diese, zu recht in Verruf gekommene, Praxis ausgerechnet dann die Nutzung der Psychopharmaka, wenn sie nötig werden.

So haben Psychopharmaka ihre Berechtigung als Hilfe, als Übergangsregelung und als Unterstützung anderer Maßnahmen. Dabei unterscheiden sich die dazu fachgerecht eingesetzten Medikamente in ihren Wirkstoffen deutlich von den »Schlaf«- oder Beruhigungsmitteln. Wenn sich bei oder durch den Morbus Menière eine Depression einstellt oder in den Vordergrund rückt, so können antidepressive oder neuroleptische Medikamente – als Stütze – durchaus sinnvoll sein. Manchmal sind sie sogar nötig, um überhaupt erst therapeutisch in Kontakt kommen zu können, und dann setzen auch wir sie in der Klinik ein (Seling 2005).

Psychopharmaka sollten aber keinesfalls gegen den organisch bedingten Schwindel oder die Angst vor dem Schwindel eingesetzt werden. Dies verhindert therapeutische Veränderungen. Der Innenohrschwindel kann zwar nicht geheilt werden, bei entsprechender Häufigkeit aber durch Fachärzte für HNO gemindert oder ausgeschaltet werden (s. unten). Die Angst vor dem Schwindel und der Schwindel der Seele müssen ebenfalls von Fachleuten behandelt werden, und das sind Psychotherapeuten und nicht HNO-Ärzte plus Psychopharmaka.

Ich rate dringend, Psychopharmaka nur mit Anleitung eines Facharztes und mit gleichzeitiger Psychotherapie einzunehmen. Lassen Sie sich Psychopharmaka nicht mal so nebenbei verschreiben nach dem Motto: »Schauen Sie mal, ob es Ihnen damit nicht besser geht« – eine leider häufige Praxis.

Picrotoxin

Aus dem Samen der asiatischen Schlingpflanze »Anamirta cocculus« wurde der Wirkstoff Picrotoxin als ein Antagonist am GABA-Rezeptor isoliert. Da angenommen wird, dass GABA ein wichtiger Neurotransmitter im peripheren und zentralen vestibulären System ist, haben die Berliner Weikert, Hoelzl und Scherer (2005) 15 Patienten mit Picrotoxin-Zäpfchen in einer Dosis von 3-mal 1 mg wöchentlich behandelt.

Sie berichten über einen Rückgang der Schwindelempfindungen – in einem für eine sichere Beurteilung viel zu kurzen Untersuchungszeitraum. Sicher ist aber, dass Picrotoxin nicht ursächlich auf das Menière-Geschehen wirken kann und leider wurden die noch ungeklärten Nebenwirkungen nicht mituntersucht.

Diuretika

Diuretika sind entwässernde, »harntreibende« Medikamente und sollen im Schnellverfahren das erreichen, was durch eine langfristige salzarme Kost dauerhaft angestrebt wird. Deswegen wird diese Maßnahme vornehmlich in der Zeit des Anfalls eingesetzt. Allerdings währt die Wirkung nur kurz, und Regulationsvorgänge kompensieren meist wieder schnell diese Effekte. Damit gelten die gleichen Einwände wie beim Konzept der salzarmen Ernährung. Darüber hinaus können Diuretika gerade für das Innenohr bedenkliche Nebenwirkungen haben, so dass der mögliche Nutzen streng gegen gerade dieses Risiko abgewogen werden muss.

Durchblutungsfördernde Medikamente

Betahistine
Als dauerhaft eingesetztes Medikament erfreut sich die Substanzgruppe der Betahistine großer Beliebtheit. Betahistine bzw. Betahistindimesilat sind dem Histamin verwandt. Dies sind Gewebshormone, die die Blutgefäße erweitern, aber auch verengen können. Im Jahr 1972 konnte unter experimentellen Bedingungen bei Tieren gezeigt werden, dass Betahistin die Durchblutung innerhalb der Schnecke verstärkt (Martinez 1972).

Allerdings gibt es bis heute keine Studie, die in etwa in einem dem Krankheitsbild und -verlauf angemessenen Studienaufbau gezeigt hätte, dass beim Menschen die Wirksamkeit des Betahistins über Plazebo besteht. Dagegen stehen Studien, die zeigen, dass auch Betahistine, wie leider zu erwarten, bei den objektiv zu erhebenden Daten (Spontan- und Provokationsnystagmus, kalorische Prüfung) keine spezifische Wirkung haben. Dies bestätigt auch der jüngste Literaturüberblick von Schmäl und Stoll (2003a), indem sie James u. Burton (2001) zitieren, dass »keine der bisher veröffentlichten Daten die Effektivität von Betahistin bei Morbus Menière hinreichend untermauern« (S. 52).

Dennoch werden Betahistine in einer sehr eingängigen Pharmawerbung als das Medikament gehandelt, das mit einer Heilungsrate des Schwindels um die 80% wirksamer als ein Plazebo sei. Hier liegt die Vermutung nahe, dass sie die Hoffnungen der Patienten und der Behandler – insbesondere bei psychogenen Komponenten – mehr beeinflusst haben als das Medikament die Menière-Krankheit. So sind viele Behandler froh, dass sie dem verzweifelten Patienten mit so viel Sicherheit ein Medikament in die Hand drücken können, das zumindest keine ernsthaften Schäden zu zeigen scheint. Das ist verständlich, aber nicht rational.

Rational gesehen gilt für alle Medikamente, die den Morbus Menière über eine verbesserte Durchblutung beeinflussen sollen:

> »Es ist extrem zweifelhaft, dass irgendein sog. gefäßerweiterndes Medikament im Labyrinth signifikant den Blutfluss im Innenohr beeinflusst.« (Paparella 1991).

Selbst wenn man eine Durchblutungssteigerung erreichen könnte, wäre eine Beeinflussung des endolymphatischen Hydrops nur schwer vorstellbar (Morgenstern 1994a). Das gilt auch für das Pentoxifyllin und andere sog. durchblutungsfördernde Substanzen.

Pentoxifyllin und andere sog. durchblutungsfördernde Substanzen
Pentoxifyllin gehört zu den umsatzstärksten und zu den nutzlosesten Präparaten zugleich; das gilt zumindest für den Bereich der Innenohrdurchblutung (Lamm 1995). Abgesehen von den weiter oben ausgeführten Möglich-

keiten des »Steal-Effektes« wirkt es v. a. auf den Magen und das Portemonnaie (Hesse 1999). Aus diesen und den obigen grundsätzlichen Erwägungen kann von diesen Präparaten nur abgeraten werden.

Rote Ohren durch Sympathikusausschaltung

Zu warnen bleibt noch vor einer Methode, bei der mit einer langen Nadel und lokalen Betäubungsmitteln versucht wird, Nervenstrukturen des sympathischen Systems, das Ganglion stellatum, tief im Hals, auszuschalten. Als erwünschte Wirkung stellt sich eine Erwärmung der betroffenen Kopfseite ein, aber wohl kaum die angestrebte Vermehrung der Innenohrdurchblutung.

> In Abwägung des relativ hohen Risikos (in der Umgebung des Grenzstrangs tief im Hals finden sich viele lebenswichtige Strukturen) gegen den nicht zu erwartenden Nutzen sollte diese Methode nicht beim Morbus Menière eingesetzt werden.

Kalziumkanalantagonisten

Nachdem Düwel et al. (2003) im Tiermodell einen druckabhängigen kalziumabhängigen Kaliumkanal in Haarzellen des Gleichgewichtsorgans vermutet, stellt er die Frage, ob Kalziumkanalantagonisten sinnvoll für eine Anfallstherapie sind. Die Übertragung seiner Ergebnisse aus der Grundlagenforschung auf das menschliche Menière-Geschehen steht noch in weiter Ferne, dennoch ermutigen diese ersten Ansätze die Aachener Arbeitsgruppe, diese als Basis für klinische Studien anzusehen.

Gleichgewichtsübungen

Zwar erholt sich nach einem akuten Menière-Anfall das Gleichgewichtssystem in der Regel »von selbst«; das gilt aber nach dem mehrfach wiederholten Anfall nicht mehr unbedingt. Ein (intensives) Bewegungstraining hilft, die im Verlauf der Menière-Krankheit häufig festzustellenden Ausfälle im Gleichgewichtsnetzwerk wieder auszubessern und – nach Eingriffen am Gleichgewichtsapparat – die Kompensationszeit zu verkürzen (Gottshall et al. 2005).

So sind Gleichgewichtsübungen ein wichtiger Schritt zur Erhaltung und zur Wiedergewinnung von Sicherheit in der Bewegung und der »Haltung« im weitesten Sinne. Dies gilt auch für »psychogene« Schwindelzustände! Geachtet werden soll dabei auf die Körperwahrnehmung und die Schulung, insbesondere der Körpereigenfühler und der Augen. Ich möchte im Folgenden ganz konkret den »klassischen« Übungsablauf von Cawthorne u. Friedmann (1969) und Cooksey (1946) vorstellen, auf den letztlich alle Gleichgewichtsübungen aufbauen.

Im Prinzip ähnliche Übungen werden – meist anschaulich bebildert – auch von vielen Krankenkassen und Pharmafirmen angeboten.

> **Cawthorne-Cooksey-Übungen**
>
> **Im Bett**
> 1. Augenbewegungen – erst langsam, dann schneller (mindestens 5-mal):
>   - rauf und runter,
>   - von links nach rechts,
>   - einen Finger fixieren und den Finger vor und zurück führen.
> 2. Kopfbewegungen – erst langsam, dann schneller, später mit geschlossenen Augen:
>   - den Kopf vor- und rückwärts bewegen,
>   - den Kopf von links nach rechts bewegen.
>
> **Im Sitzen**
> 1. Augenbewegungen – erst langsam, dann schneller:
>   - rauf und runter,
>   - von links nach rechts,
>   - einen Finger fixieren, und den Finger vor und zurück führen.
> 2. Kopfbewegungen – erst langsam, dann schneller, später mit geschlossenen Augen:
>   - den Kopf vor- und rückwärts bewegen,
>   - den Kopf von links nach rechts bewegen.
> 3. Schulter hoch und runter bewegen und kreisen lassen.
> 4. Den ganzen Körper nach vorne führen und einen Gegenstand aufheben.
>
> **Im Stehen**
> 1. Augenbewegungen erst langsam, dann schneller:
>   - rauf und runter,
>   - von links nach rechts,
>   - einen Finger fixieren, und den Finger vor und zurück führen.
> 2. Kopfbewegungen – erst langsam, dann schneller, später mit geschlossenen Augen:
>   - den Kopf vor- und rückwärts bewegen,
>   - den Kopf von links nach rechts bewegen.
> 3. Schulter hoch und runter bewegen und kreisen lassen.
> 4. Den ganzen Körper nach vorne führen und einen Gegenstand aufheben.
> 5. Mit offenen und geschlossenen Augen vom Sitzen in die stehende Position gehen.
> 6. In Augenhöhe einen kleinen Ball von einer Hand zur anderen werfen.
> 7. Einen kleinen Ball unter dem Knie von einer Hand zur anderen Hand werfen.
> 8. Wieder vom Sitzen zum Stehen und einmal umdrehen, nacheinander in die eine und dann in die andere Richtung.
> ▼

7.4 Stadienorientierte Behandlung

> **Mit der Gruppe**
> 1. Eine Person steht im Kreis, wirft den Ball einer Person zu und diese wirft den Ball zurück.
> 2. Mit geschlossenen und offenen Augen durch den Raum gehen.
> 3. Mit offenen und geschlossenen Augen einen Hang oder eine schiefe Ebene hinauf und hinab gehen.
> 4. Eine Treppe mit offenen und geschlossenen Augen auf und ab gehen.
> 5. Jedes Spiel mit Geh- und Stoppbewegungen wie Bowling und alle Ballspiele.

Feldenkrais-Methode

Die Feldenkrais-Methode ist ein Lernen besonderer Art, denn sie zeigt fast unendliche Möglichkeiten des Körpers in der Bewegung auf. Die Idee, dass Selbstverwirklichung und Glück durch Körpererfahrung und Körperbewusstsein gefunden werden können, ist eines der Leitmotive von Moshé Feldenkrais, dem Begründer dieser Körpermethode. Zu zeigen, was durch geistige Aktionen körperlich alles möglich ist, zeichnet viele seiner Übungen aus.

Ich brauche hier nicht so sehr in die Tiefe gehen, da die beiden ins Deutsche übersetzten grundlegenden Werke des in vielerlei Hinsicht faszinierenden Menschen als Taschenbuch verfügbar sind: »Die Entdeckung des Selbstverständlichen« (1987) und »Bewusstheit durch Bewegung« (1978). Vor allem in letzterem finden sich eine Menge Übungen, die zumindest mich über meine immer noch vorhandenen Möglichkeiten haben staunen lassen.

Gestoßen bin ich auf Feldenkrais nach meiner Innenohrausschaltung. Ich hatte wochenlang starke Nackenverspannungen und so war meine Bereitschaft zu neuen Dingen notgedrungen außerordentlich groß. Was mir sehr entgegenkam und -kommt, ist, dass weder gymnastische noch sportliche Leistungen gefordert sind. Stattdessen geht es um kleine, sanfte Bewegungen und eine gewisse Aufmerksamkeit für die kleinen Unterschiede und die Qualität in der Bewegung. Diese stellt sich dann auch bei Menschen, die eigentlich nur sportliche Anstrengungen gelernt haben, fast wie von selbst ein, selbst wenn jemand wie ich die Übungen erst einmal gymnastikmäßig »missbraucht«.

Gerade für Menière-Betroffene ist es lohnenswert, durch ein gutes Körpergefühl mögliche Ausfälle im Gleichgewichtsorgan ausgleichen zu können. Dazu sind die Feldenkrais-Übungen hervorragend geeignet und prinzipiell auch ohne Experten erlernbar, sodass ich auch heute noch, spätestens wenn ich mich wieder steif, ungelenk und/oder unsicher auf meinen Beinen fühle, regelmäßig übe.

Speziell empfehlen kann ich die Darstellung der Feldenkrais-Übungen in dem Buch von Thomas Hanna »Beweglich sein – ein Leben lang« (1990). Das Buch von Zemach-Bergin u. Reese (1992) enthält mehrere Übungen zu Hals, Schulter und Nacken, die alle u. a. hervorragend die Koordination zwischen Kopfbewegungen und Augen trainieren helfen.

Tai Chi

Wir arbeiten in Arolsen neben einem individuell abgestimmten, speziellen Gleichgewichtstraining besonders mit den aus dem chinesischen Gesundheitssystem stammenden Tai-Chi-Chuan-Übungen. Diese Übungen sind – auch ohne fernöstliche Weltanschauung – gut zur Förderung der bewussten Wahrnehmung von Körpergefühlen und Sinnesreizen sowie zum Wieder- oder Neufinden sensomotorischer Balance geeignet.

Weiterhin vermitteln sie ohne verstandesmäßige Verkrampfung, dass Körper, Seele und Geist zusammengehören und führen damit i. Allg. dazu, dass die Menschen sich selbst besser annehmen können. Die geistige Komponente entspricht hier nicht so sehr der Denkarbeit, sondern vielmehr einer erweiterten Achtsamkeit und Aufmerksamkeit, die in eine geistige Haltung der Gelassenheit übergehen kann. Praktische Beispiele zur Gleichgewichtssituation, verbunden mit einer grundlegend einführenden Darstellung finden sich in dem ausführlichen Beitrag von H. Brand (jetzt Christmann) in dem Buch: Schwindel – psychosomatisch gesehen (Schaaf et al. 1999a).

Daraus soll ein praktisches Beispiel vorgestellt werden: »Stehe wie ein Baum.«

Übungen mit dem Vorstellungsbild »Stehe wie ein Baum« schaffen ein Wohlgefühl der Stabilität, der Balance und der Orientierung, indem nicht nur bewusst auf den eigenen beiden Füßen gestanden, sondern eine direkte Verbindung mit den Fußsohlen und Zehen zum Fundament geschaffen wird. Das Ertasten des Untergrundes unterstützt den Gleichgewichtssinn, indem die Standfestigkeit mit den Körpereigenfühlern geprüft wird. Die Wahrnehmung von Form, Beschaffenheit und Temperatur des Körpers und seiner Umgebung durch andere Rezeptoren können durch Förderung der »Verwurzelung« das Vertrauen zur tragenden Erde herstellen.

Verfestigt sich das Gefühl der Verankerung, hebt sich Bodenlosigkeit auf und die Grundlage ist geschaffen, die »Zweige zu tragen«, belastbar zu sein und wachsen zu können. Steigt das Gefühl der Verwurzelung durch den gesamten Leib hinauf, wird eine von Grund her aufgebaute, aufgerichtete, lotgerechte Haltung unterstützt.

7.4 Stadienorientierte Behandlung

Übungsbeispiel

- Gehen Sie ein wenig umher. Suchen Sie sich einen Platz, an dem Sie sich wohl fühlen.
- Stellen Sie sich eine angenehme Umgebung vor, in der Sie aufrecht wie ein Baum stehen, so wie er gewachsen ist, eingebunden zwischen Himmel und Erde.
- Ihre Bewegungen sind ruhig und gelassen.

Vorstellungsbild
- Die Füße werden zu Wurzeln, die tief in die Erde wachsen.

- Aus dem Grund strömt Kraft und Halt.

Beispiele für Wirkungsweise
- Schulung der Körpereigenfühler der Füße.
- Die Gewichtsverteilung auf den Füßen stellt direkten Kontakt zu Grund und Boden her.
- Gleichgewicht durch gleichmäßige Verteilung auf beide Füße mit Hauptgewicht auf die Fußsohlenmitte ist die Grundlage für Stabilität und Flexibilität der gesamten Struktur.

Übungsanweisungen
1. Ertasten Sie mit den Zehen den Untergrund (krallen, eingraben, ausstrecken, entspannen).
2. Verlagern Sie das Gewicht abwechselnd auf Ferse und Ballen, ohne die Fußsohle vom Boden zu lösen. Schwingen Sie ebenso von einem Fuß auf den anderen. Probieren Sie unterschiedlich breite Standpositionen aus.

Vorstellungsbild
- Der Baumstamm ist von Säften, die die Wurzeln aufnehmen, durchdrungen.

- Er ist flexibel, behält eine gewisse Festigkeit.

- Er trägt eine leichte grünende Baumkrone, die sich aus der Mitte entfaltet.

Beispiele für Wirkungsweise
- Gelöste flexible Kniegelenke, entspannte Hüftgelenksituation und Kreuzbeinbeweglichkeit, die eine natürliche Beckenaufrichtung (=zentrale Bewegungsachse) herstellt.
- Fertigkeiten Beine / Becken, Stabilität durch Standbein, Flexibilität durch Spielbein.
- In der »eigenen Mitte« sein durch Loslassen von Becken / Bauch und Lenden / Hüfte (Schwerpunktfindung, Zentrumsbezogenheit, Bewegungsimpuls aus Leibesmitte).
- Gewicht nach unten abgeben können (Reduzierung der Spannung, die bei Kopflastigkeit entsteht).

▼

Übungsanweisungen
1. Wenn Sie sich Ihrer Verwurzelung bewusst sind, lösen und strecken Sie sanft Ihre Kniegelenke. Probieren Sie dies in unterschiedlichen Standpositionen.
2. Währenddessen beobachten Sie Ihre Beckenbewegungen. Fühlen Sie Stabilität, wiederholen Sie die bisherigen Übungen, indem Sie abwechselnd das Becken loslassen und festhalten.

Vorstellungsbild
— Die Baumkrone reicht weit ausgedehnt prachtvoll zum Himmel, in alle Richtungen …
— Die Äste, bis in die Spitzen der Zweige, sind nachgiebig, leicht, biegsam … durchlässig für Regen, Luft und Sonnenlicht … getragen von Stamm und Wurzeln.

Beispiele für Wirkungsweise
— Die Wirbelsäule als »Rückgrat« des Körperbewusstseins richtet sich ohne Kraftaufwand auf.
— Gesunkene wohlgespannte Schultern, die weder nach hinten noch nach vorn gezogen sind, fördern die Wirbelsäulenentfaltung. Unangenehme Schwere im Oberkörper und Bodenlosigkeit im Unterkörper wird vermindert.
— Voraussetzung für die Koordination der Arme und Hände (bewusster Einsatz einer Kontakthand und einer ausbalancierenden Hand).
— Leicht gerundete Ellbogen und entspannte Finger entlasten Schulter/Nacken (Handlungsfähigkeit).
— Weitegefühl/Raumfindung im Brustbereich durch Öffnung der Achselhöhlen (Durchatmen, Luftholen, Herz, eingefallenes/aufgeblasenes Ego, ausnutzen der Atemräume, Fähigkeit zum intuitiven Spannungswechsel).

Übungsanweisungen
1. Heben und senken Sie mehrmals abwechselnd Ihre Schultern, dann ziehen Sie ihre Schultern vor und zurück.
2. Pressen Sie Ihre Arme dicht an den Körper; schaffen Sie sich anschließend wieder Raum, indem Sie die Achselhöhlen öffnen.
▼

7.4 Stadienorientierte Behandlung

3. Halten Sie Ihre Arme durchgestreckt in eine Richtung; lösen sie in dieser Position alle Gelenke bis in die Fingerspitzen. Versuchen sie das in verschiedenen Positionen.
4. Beobachten Sie die entstehenden Veränderungen im Unterkörper, Ihrer Mitte und der Wirbelsäule. Gleichen Sie die Bewegungen des Oberkörpers durch Aufrechterhaltung der Wohlspannung und Schwingungsfähigkeit auf Ihrer verlässlichen Basis aus.

Vorstellungsbild
- Die Spitze des Baumes ragt in die Höhe.

- Der Baumgipfel reckt sich wohlig dem Himmel entgegen.
- Er ist fest verankert im Erdreich, der höchste Zweig berührt fast die Federwolken.

- Ein kleiner Zweig (Zunge) im inneren des lichten Wipfels richtet seine Spitze gen Himmel.

- Der Baum hat Aussicht auf eine weite, schöne Umgebung, freut sich an ihr.
- Wind und Wetter können ihm nichts anhaben.

Beispiele für Wirkungsweise
- Verdeckter Kehlkopf ohne eingeschnürte Kehle durch angenehme Ausdehnung des Nackens. Der Kopf sitzt oben auf (Gefühl gerade zu sein).
- Positiver Einfluss auf Kopfgelenksituation durch natürliche HWS-Krümmung. Vorgebeugte/seitliche Kopfhaltungen kommen ins Lot, Blockierungen der Vermittlerfunktion des Halses zwischen Kopf/Körper (Leib) heben sich auf. Einbindung des Kopfes in ganzkörperliche, zentrierte Bewegung.
- Auflösung der Kieferpresse (Kiefergelenkstörung, die durch Schwindel begleitet werden und Auswirkungen auf Ohrbereich haben).
- Orientierung im gesamten, umgebenden Raum, z. B. durch Kontakt von entspannten Augenmuskeln. Weitblick und Übersicht durch in die Körperbewegung einbezogene Blickführung (Lösen von Spannung im Kopf-, Schulter-, Nackenbereich).
- Sehen und gesehen werden.

Übungsanweisungen
Beobachten Sie die Kettenreaktion Ihres Körpers. Werden Sie sich immer wieder Ihrer Verwurzelung bewusst.

Kortison

Seitdem Entzündungsreaktionen am endolymphatischen Sack als Komponente für das Menière-Leiden diskutiert werden (Rask-Andersen et al. 1991), hat auch die Antiimmun-Allzweckwaffe Kortison in der Behandlung des Morbus Menière wieder neuen Auftrieb erhalten. Auch wenn man sich nicht jedem »neuesten« Trend nach der nun ursächlichen (kausalen) Therapie anschließen mag, so hat der Einsatz von Kortison doch offensichtlich mehr Berechtigung als jedes sog. durchblutungsfördernde Medikament. Eine Untersuchung von Wilson et al. (1980) hat gezeigt, dass Kortison bei Innenohrschäden immerhin bessere Ergebnisse als Plazebos erzielen kann, möglicherweise lag dann aber auch die Sonderform der immunbedingten Hörverluste vor. Kortison kann entzündungshemmend und »membranstabilisierend« sein. Vielleicht kann es so auch auf die Funktion des endolymphatischen Sacks Einfluss nehmen, sodass dieser wieder bessere Resorptionsleistungen bringen kann.

So setzen wir Kortison in der Klinik ein, wenn sich große Hörveränderungen – mit oder ohne Schwindel – akut (!) einstellen, in der Vorstellung, evtl. immunbedingte Schädigungen positiv zu beeinflussen (als Infusion 2 Tage 250 mg, 2 Tage 125 mg, 2 Tage 64 mg). Stellt sich – dies ist leider eher selten der Fall – ein Erfolg ein, so geben wir Kortison absteigend über 3–6 Monate als Tabletten: 8 Tage 32 mg, 8 Tage 16 mg, 8 Tage 8 mg, die nächsten Wochen 4 mg. Stellt sich kein Erfolg ein, so halbieren wir die Dosis täglich (32/16/8/4/2) und beenden am 6. Tag diesen Therapieversuch.

Insgesamt muss man aber auch hier darauf hinweisen, dass der Effekt in keinster Weise statistisch gesichert ist (Jahnke 1994); deswegen hat Jahnke Kortison auch nicht als Basismaßnahme benannt.

So bewertet auch Schmalzing (2006) nach einer ausführlichen Durchsicht der bis dato publizierten Literatur die Erkenntnislage kritisch. Er beschreibt, dass es auch für medikamentöse Hörsturzbehandlung keinen wirklich sicheren Wirkungsnachweis gibt. So zeige die einzige prospektive Doppelblindstudie von Wilson (1980) auch nur deswegen signifikante Ergebnisse, weil eine der beiden beteiligten Kliniken so exzellente Ergebnisse berichtet hatte, dass die nicht den Wirknachweis erbringenden Ergebnisse der anderen Klinik in der Gesamtrechung ausgeglichen wurden. Hinzu komme, dass zwei weitere Doppelblindstudien für die Wirkungslosigkeit des Kortisons zu sprechen scheinen. Dabei sei eine zusammenfassende Auswertung der publizierten Daten in Form einer Metaanalyse praktisch unmöglich, weil die vielen Studien auf »Schrotschusstherapien« basierten, die Vergleiche erschwerten bzw. unmöglich machen.

Hinzu kommt, dass Kortison in höheren Mengen durchaus bekannte und unerwünschte Nebenwirkungen wie Blutdrucksteigerung, diabetische Stoffwechsellage, Glaukom und psychische Abweichungen haben kann, auch wenn die Therapie mit Kortison »stereotyp in vielen Hörsturzpublikationen als nebenwirkungsfrei deklariert wird« (Schmalzing 2006).

Um eine echte Nutzen-Risiko-Analyse im Sinne des Patienten treffen zu können, müssten die Nebenwirkungen in einer großen Studie prospektiv miterfasst werden. Eine ungefähre Abschätzung des Stichprobenumfangs kommt dabei auf mindestens 203 Patienten pro Gruppe, um vor dem Hin-

7.4 Stadienorientierte Behandlung

tergrund einer Spontanheilungsrate von 60% eine Heilungsrate von unter 75% als signifikant erkennen zu können. Ein Einschluss weiterer Parameter wie etwa Angaben zur Hörverbesserung in Dezibel dürfte den erforderlichen Stichprobenumfang auf 1.000 und mehr Patienten pro Gruppe treiben. Dies wäre – wenn überhaupt – nur in einer großen Gemeinschaftsleistung möglich.

Bis eine solche multizentrische Studie vorliegt, erscheint es Schmalzing der beste Weg zu sein, den Patienten über Therapiemöglichkeiten und die möglicherweise gleiche Prognose mit und ohne Therapie ebenso aufzuklären wie über potenzielle unerwünschte Arzneimittelwirkungen. Dadurch sollte der mündige Patient in die Lage versetzt werden, selbst eine Entscheidung zu treffen, ob er unter den gegebenen Umständen eine Therapie vorzieht, die möglicherweise unwirksam ist, oder lieber – medikamentös – unbehandelt bleibt.

Hörgeräte zur Unterstützung der Hörfunktion

Schwerhörigkeit ist oft ein deutlicher Bestandteil der Menière-Erkrankung und kann zu sozialer Isolation führen. Eine einseitige Schwerhörigkeit kann zwar meist grob kompensiert werden, führt aber in der Regel zum Verlust des Richtungshörens, da Richtungshören nur beidseitig möglich ist. Ebenso führt sie zu einer verminderten Wahrnehmung, die sich ebenfalls auf das Denken auswirken kann, da Sprache und Denkleistung in großen Teilen gekoppelt sind.

Ist ein Tinnitus vorhanden, so wird dieser bei Schwerhörigen vermehrt wahrgenommen, da die überdeckenden (maskierenden) Außengeräusche fehlen. Deswegen kann bei schwerhörigen Menschen mit Tinnitusleiden ein Hörgerät oft Wunder bewirken, nicht nur im Ausgleich des Hörvermögens, sondern auch bei der Tinnitusmaskierung (◘ Abb. 7.2).

Tinnitusmaskierung

> Bei Menière-Patienten, deren Hörverlust den Sprachbereich (◘ Abb. 7.4) ergriffen hat, sollte eine Hörgeräteversorgung besprochen und, wenn möglich, durchgeführt werden.

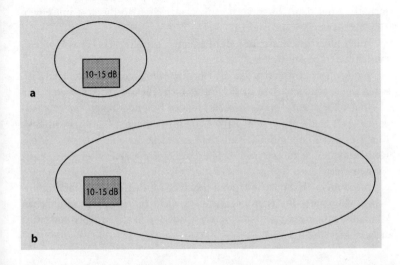

◘ Abb. 7.2a,b. a Der Tinnitus, der auch bei Menière-Patienten in der Regel 10–15 dB über der Hörschwelle bestimmt wird, macht bei Schwerhörigkeit bis zu 90% der Hörwirklichkeit auf dem betroffenen Ohr aus, b ein oft einfaches Hörgerät kann durch die Erweiterung der akustischen Wahrnehmung, in der wieder Stimmen, Vogelgezwitscher oder Schneeknirschen vernommen werden können, dazu beitragen, den gleich laut bestimmbaren Tinnitus auf 10% der Wahrnehmung zu reduzieren

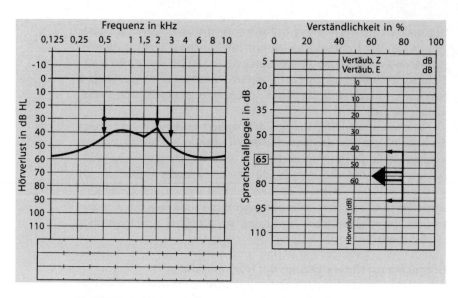

Abb. 7.3a,b. Hörgeräteindikation. **a** Hörverlust, **b** Sprachschallpegel

Nach den Hilfsmittelrichtlinien des Bundesausschusses der Ärzte und Krankenkassen können Hörgeräte dann verschrieben werden, wenn:
- bei beidseitiger Schwerhörigkeit der (tonaudiometrische) Hörverlust auf dem besseren Ohr 30 dB oder mehr in mindestens einer der Frequenzen zwischen 500 und 3.000 Hz beträgt und die Verstehensquote für einsilbige Worte auf dem besseren Ohr bei 65 dB nicht größer als 80% ist;
- bei einer einseitigen Schwerhörigkeit muss der tonaudiometrische Hörverlust bei 2.000 Hz oder mindestens bei 2 Prüffrequenzen zwischen 500 und 3.000 Hz 30 dB erreichen.

Notwendig ist aber, dass der Patient in der Lage ist, ein Hörgerät zu bedienen; hierbei kann es oft sehr sinnvoll sein, eine Anpassungsphase in Zusammenarbeit mit dem Hörgeräteakustiker oder eine Hörtherapie mit einem Hörtherapeuten voranzustellen.

Auch muss der Entschluss des Patienten deutlich sein, dass Hörgerät tatsächlich tragen zu wollen.

Ein häufiger Einwand gegen die Hörgeräteversorgung bei Menière-Patienten ist die Möglichkeit, dass sich die Hörschwelle öfter verschieben kann.

In der Tat ist dies eine der zu beachtenden Besonderheiten, die von Patienten, Arzt und Hörgeräteakustiker einen besonderen Aufwand an Zeit, Kenntnis und Kooperationsbereitschaft erfordert. So kann es sein, dass das Hörgerät von Zeit zu Zeit nachreguliert und ggf. ein neues Gerät angepasst werden muss.

Als weitere Besonderheit muss beachtet werden, dass die herkömmlichen Hörgeräte die Tieftonverluste oft nicht befriedigend ausgleichen können, da die normalen Hörgeräte v. a. auf den häufigen Hochtonverlust ausgerichtet sind.

Moderne digitale Hörgeräte haben auch bei Tieftonverlusten mehr Möglichkeiten. Sie können gezielt die tiefen Töne verstärken und die hohen Töne unverstärkt lassen, und sie können die im tieffrequenten Bereich oft vorhandenen Störgeräusche herausfiltern.

Verschiedene umgebungsangepasste Programme helfen dabei, Sprache wahrzunehmen, besonders in lauter Umgebung. Extrem akkurate Einstellung, computergesteuerte Anpassung und gute Messungen vor Ort garantieren eine breite dynamische Spannbreite sowie eine nur geringfügige Verzerrung.

Um Verzerrungen und Rückkopplungen zu vermeiden, muss von Seiten des Hörgeräteakustikers darauf geachtet werden, dass der Hörschlauch im Durchmesser oft kleiner als bei den herkömmlichen Geräten sein muss.

In einigen Fällen muss das Hörgerät so angepasst werden, dass der Gehörgang nicht verschlossen wird: Dies bedeutet eine offene Versorgung bzw. offene Otoplastik.

Natürlich ist es notwendig, Hörgeräte im Einklang mit der fluktuierenden Hörschwelle zu regulieren. Häufig ist zusätzlich ein spezielles Hörtraining notwendig. Besonders die ständigen Schwankungen der Hörschwelle (Fluktuation) benötigen von Seiten des Patienten ein hohes Maß an Wissen. Adäquates Training beinhaltet u. a. Hörstrategien und das Erleben verschiedener Hörsituationen.

Hörtraining

So ist eine zwar teure, aber dennoch sinnvolle und in der Regel auch im Sinne des Gesetzgebers angemessene Hörgeräteversorgung möglich, bei allen Schwierigkeiten.

7.4.2 Wenn der Schwindel öfter kommt – Stadien 2b und 3

Wenn trotz der oben aufgeführten Versuche die Schwindelanfälle die Lebensqualität und/oder Arbeitsfähigkeit durcheinander wirbeln, kommen die nachfolgend genannten Eingriffe in Betracht.

Solange noch ein Hörvermögen im Sprachbereich vorliegt, werden Eingriffe angestrebt, bei denen zumindest theoretisch eine Erhaltung des Hörvermögens möglich ist.

Tritt der – innenohrbedingte (!) – Schwindel öfter als 2-mal pro Woche auf, und ist das Hörvermögen im Sprachbereich ausgefallen, dann kommen auch rein destruktive Maßnahmen in Betracht (Morgenstern 1994b).

Da letztendlich alle Verfahren nicht wirklich ursächlich ansetzen, steht im Vordergrund aller Bemühungen die Idee, möglichst wenig zu schaden und ein Minimum von möglichen Risiken und Nebenwirkungen einzugehen (Koitschev 2003). Dies hat teilweise dazu geführt, dass Verfahren mit wenig Nebenwirkung, aber auch kaum ernsthafter Hauptwirkung propagiert wurden und auch noch werden.

Von zahlreichen Operationsverfahren, die in der Literatur beschrieben werden, haben sich nur wenige etablieren können. Wer sich – aus didaktischen oder historischen Gründen – für die ganze Breite der zum größten Teil längst verworfenen Ansätze interessiert, sei auf Meyer zum Gottesberge und Stupp (s. Link et al. 1980, Bd. III, Teil II) verwiesen. Aus der Fülle der Verfahren will ich nur die gebräuchlichen vorstellen, d. h. die, die sich nach der Anwendung an sehr vielen Menschen immer noch als hoffnungsvoll erwiesen haben.

Paukenröhrchen

Wieder öfter wird das Einlegen eines sog. Paukenröhrchens in das Trommelfell durchgeführt. Dadurch wird die Belüftung des Mittelohrs verbessert; dies ist insbesondere beim Hennebert-Symptom sinnvoll (▶ Abschn. 5.2.6). Auch soll eine Tubenfunktionsstörung bei ca. einem Drittel aller Patienten mit der Diagnose Morbus Menière vorkommen (Hall u. Brackmann 1977) – und dabei kann ein Paukenröhrchen die Mittelohrsituation deutlich entlasten.

Auch wenn dadurch nicht der Morbus Menière »in der gängigen Definition«, sondern eine Mittelohrproblematik angegangen wurde, ist sicher nichts dagegen zu sagen, wenn dies dann hilft.

Als funktionserhaltende Eingriffe werden Entlastungsversuche am Saccus endolymphaticus bezeichnet.

> Alle Formen der Labyrinthausschaltung, ob auf chirurgischem oder chemischem Wege und die Durchtrennung des Gehör- und Gleichgewichtsnervs, sind zerstörende Eingriffe.

Eingriffe am endolymphatischen Sack

Weltweit werden Operationen am Saccus endolymphaticus vorgenommen. Bei allen Unklarheiten scheint dieser dafür verantwortlich zu sein, dass die Endolymphe nicht genügend ausgeschleust werden kann. Die Sakkotomie hat die Druckentlastung des endolymphatischen Hydrops zum Ziel. Bei konservativ nichtbehandelbaren (!) Menière-Formen soll nach diesem Eingriff in 72–86% der Fälle nicht nur der Schwindel abnehmen, sondern sich in bemerkenswerter Häufigkeit auch das Hörvermögen verbessern und das Ohrgeräusch erträglicher werden (Huang et al. in: Huang 1991, S. 145–154).

Der Saccus endolymphaticus ist chirurgisch hinter dem Ohr erreichbar (◘ Abb. 7.4). Dazu müssen die Operateure zunächst den sog. Warzenfortsatz (Mastoid) ausräumen, um von dort aus nahe an das Labyrinth heranzukommen. In der hinteren Schädelgrube wird dann die Hirnhaut freigelegt und der Saccus meist relativ weit vorne gefunden. Dies ist auch die einzige Stelle im Endolymphsystem, so Meyer zum Gottesberge und Stupp (in: Link et al. 1980), wo eine Öffnung ohne Gefahr für den Gleichgewichtsapparat möglich ist. Der Saccus liegt immerhin gut 1 cm vom Labyrinth entfernt, so dass das Ertaubungsrisiko durch die Operation als gering anzusehen ist (1–5%; Krausbeck 1984).

Komplikationen

Baier, Frimberger, Schwager und Helms (2005) – für diesen Eingriff bekannte Operateure – beschreiben für den Zeitraum von 1989-2001 bei 11 von 151 Patienten die Komplikationen nach Sakkotomie. Bei 4 Patienten (2,7%) kam es zu einer Duraverletzung und bei 3 Patienten (2%) zu einer Eröffnung des Bogenganges mit anschließender Ertaubung. Insgesamt ertaubten 7 Patienten (4,6%) nach Sakkotomie, wobei in allen Fällen vorher schon eine hochgradige Schwerhörigkeit von 60–70 dB bestand.

7.4 Stadienorientierte Behandlung

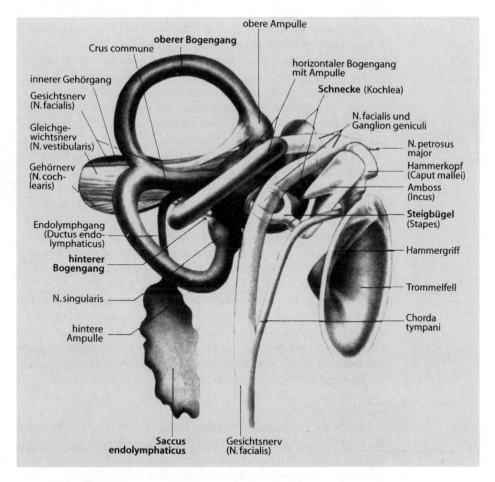

Abb. 7.4. Einblick in das Innenohr, insbesondere auf das Gleichgewichtsorgan und auf die Schnecke. (Aus Helms 1985)

Die Sakkotomie wurde schon 1927 von Portmann eingeführt. Er eröffnete dazu den Saccus und leitete ihn in das offene Zellsystem des Warzenfortsatzes. Dadurch befreite er das meist zusammengeschrumpfte Organ aus der narbigen Umklammerung (nach Entzündungen oder Immunreaktionen) und sorgte für den Abfluss der übermäßigen Flüssigkeit. Diese Grundidee hat sich weltweit verbreitet. Sie ist aber mannigfaltig abgeändert worden, weil sich herausstellte, dass der Erfolg schnell wieder durch Verwachsungen und Neuwachstum des abgetragenen Knochens zunichte gemacht wurde. Aber auch alle Variationen mit unterschiedlichen Ableitungswegen und -größen sowie diversen Ableitungsimplantaten kommen trotz ausgeklügeltster Ansätze und Erklärungen bei langfristigen Nachuntersuchungen immer auf die gleichen Erfolgsraten. Diese – und das muss zu denken geben – liegen nicht höher als die Erfolge einer sog. Plazebooperation. Bei dieser wurde nur der Warzenfortsatz ausgeräumt, und siehe da, auch hier stellten sich die beschriebenen Verbesserungen ein (Thomsen et al. 1981, 1996). Dies bestätigt alle Zweifel an Erklärungen der pathophy-

siologischen Grundlagen, die schon Schuknecht 1981 (in: Vosteen 1981, S. 236–241) auf den Punkt gebracht hat:
- Die chirurgische Epithelschädigung, die durch die Eröffnung entsteht, kann die resorptive Leistungsfähigkeit nur weiter reduzieren (denn, so Morgenstern 1985, der Saccus hat keine einfache Filterfunktion, sondern weist eine aktive, das Ionenmilieu regulierende Tätigkeit auf. Deshalb ist zu erwarten, dass eine Verletzung oder gar Zerstörung nur noch negativere Ergebnisse zeitigen müsste).
- Da der Druck im Subarachnoidalraum (flüssigkeitsgefüllter Raum unter der Hirnhaut) größer ist als im Endolymphsystem, kann eine operativ geschaffene, künstliche Verbindung (Drainage) zwischen beiden eigentlich nur dazu führen, dass Gehirnflüssigkeit in das Endolymphsystem eindringt und so den Druck noch erhöht und nicht umgekehrt Endolymphflüssigkeit abfließen kann.
- Drainageröhrchen (künstliche Verbindungsstücke) werden nahezu mit Sicherheit schnell durch Bindegewebe funktionsunfähig gemacht.

Dazu beschreibt Schuknecht noch die Schwierigkeit, dass in einigen Fällen der Saccus entweder so klein ist, dass eine Ableitung nicht möglich ist, oder er ist chirurgisch so durch Knochen oder Bindegewebe blockiert, dass ein operatives Vorgehen nicht möglich ist. Dies ist vor der Operation nicht abschätzbar, sondern kann leider immer erst »vor Ort« festgestellt werden.

Eine erneute Evaluierung der Methode erfolgte durch Welling und Nagaraja (2000), die der These einer Plazebooperation »Sakkotomie« widersprachen.

Was bleibt, ist eine letztlich unklare Situation und die Zuversicht, durch die Erweiterung der oft verengten Verhältnisse einen besseren Fluss von Blut und Lymphe in dieser Region zu ermöglichen, sodass indirekt auch die Resorption der Lymphe verbessert wird (Jahnke 1994).

Dank dieser Zuversicht stellt die Sakkotomie heute immer noch die chirurgische Methode Nr. 1 bei vielen HNO-Ärzten dar. Dies ist in der Bundesrepublik, in Taiwan (Huang et al. in Huang 1991, S. 145–154), den USA und Japan (Kitahara 1990, S. 181–187) so. Sehr wohl besteht aber die Vorstellung, dass noch weitere Verbesserungen erzielt werden müssen. Zugleich fordert Kitahara (1990) eindringlich, dass nur erfahrene Operateure diese zwar risikoarme, aber wichtige Operation durchführen sollten.

Elektrokochleographie

Der direkte, zumindest für diesen Augenblick messbare Erfolg kann inzwischen mit Hilfe einer Elektrokochleographie während der Operation gemessen werden (Ahrenberg in: Huang 1991, S. 53–64; Gibson in: Huang 1991, S. 65–73).

Folgeeingriff

Da leider viele trotz Operation weiter unter den Menière-Beschwerden leiden, haben sich Verfechter der Methode Gedanken gemacht, wie es dann weitergehen soll. Huang schlägt vor, nicht nur den wieder stärker werdenden Schwindel bei den Erwägungen für eine erneute Operation einzubeziehen, sondern auch ein sich verschlechterndes Hörvermögen. Er geht davon aus, dass sich das Gehör durch die Operation erhalten oder gar verbessern lässt

(Huang et al. in: Huang 1991, S. 145–154). Zudem biete ein Revisionseingriff die Möglichkeit zu ergründen, welcher Faktor zu den erneuten Problemen geführt habe, damit das Verfahren doch weiter verbessert werden könnte.

Allerdings ist der Zweiteingriff, wie jeder Revisionseingriff, nicht nur schwieriger, sondern auch mit höheren Misserfolgsraten belastet. Auch treten diese Misserfolge früher auf: Während sich beim Ersteingriff ein Schwindel erst nach 2 Jahren und mehr bei den ca. 30–40% der Patienten häuft, denen das Verfahren keine Schwindelfreiheit garantieren konnte, ist dies beim Zweiteingriff schon nach einem halben Jahr der Fall (Huang u. Lin in: Huang 1991, S. 131–144). Das liegt natürlich auch mit daran, dass diese Betroffenen schon besonders schwierige Verhältnisse aufweisen, da sie zu denen gehören, die schon vom 1. Eingriff nicht profitieren konnten.

Ich muss aus meiner Sicht – allerdings ohne jede operative Erfahrung – sagen, dass mir die Sinnhaftigkeit dieses Eingriffs nicht einleuchtet und ich in der Klinik sehr viele Patienten gesehen habe, die nach diesem Eingriff weiter mit Beschwerden zu uns kamen. Von daher rate ich bei entsprechender Notwendigkeit (Indikation) nicht zur Sakkotomie, sondern eher zur – im Anschluss dargestellten – Gentamycinbehandlung.

Es gibt hierzu aber vehement andere Meinungen von operativ erfahrenen Kollegen, etwa von Baier et al. (2005).

Grundsätzlich gilt für alle Verfahren, dass Patienten oft die Behandler wechseln, wenn sie mit dem Ergebnis unzufrieden sind. Das ist verständlich, macht aber ohne Rückmeldung die Kontrolle über die Ergebnisse der Behandlung schwer.

Daher möchte ich gerne alle ermuntern, den Behandlern mitzuteilen, welche Ergebnisse die durchgeführte Maßnahme erbracht hat. Dies kann ja auch schriftlich erfolgen und macht zumindest die Möglichkeit des Hinzulernens größer – das gilt für alle Verfahren.

Chemische Zerstörung des Labyrinths

Gentamycin in die Paukenhöhle

Eine wirksame Alternative ist die (Teil-)Ausschaltung des Gleichgewichtsanteils mit dem für das Innenohr giftigen Antibiotikum Gentamycin. Dieses Verfahren wurde ursprünglich nur bei schon sehr schlechtem Gehör (Stadium 3) angewandt. Seitdem sich aber herausgestellt hat, dass mit dieser Methode
- der Schwindel sicher unterdrückbar ist und
- sich das Hörvermögen nicht gerade verbessert, aber meist auch nicht wesentlich verschlechtern muss,

wird die Methode zunehmend auch für das Stadium 2b empfohlen (Jahnke 1994), wenn mehr als 2 Schwindelattacken pro Woche auftreten (Morgenstern 1994a).

Die Methode hat sich inzwischen so weiterentwickelt, dass durch ein vorsichtiges Vorgehen und flankierende Schutzmaßnahmen mit immer weniger Gentamycin und damit immer weniger Nebenwirkungen Erfolge bei der Schwindelausschaltung erzielt werden. In vielen Fällen wird das Hörvermögen durch die Maßnahme nicht bedeutend verschlechtert, so

Lange (Lange et al. 2003) in seiner Bilanz nach immerhin gut 30 Jahren eigener Erfahrung mit der Methode.

Aminoglykoside, so heißt die Substanzklasse, zu der Gentamycin und das für diesen Zweck vorher verwandte Streptomycin gehören, »unterdrücken« (schädigen) die Sinneszellen im Innenohr. Der Effekt entspricht damit den radikalen operativen Methoden. Allerdings schädigt Gentamycin – laut Lehrmeinung – spezifisch sehr viel mehr das Gleichgewichtsorgan als das Hörorgan.

Entdeckt wurde die ohrschädigende Wirkung der Aminoglykoside bei der Behandlung von Tuberkulosekranken. Neben der Hauptwirkung, der zurückgedrängten Infektion, zeigten sich bei Langzeitbehandelten Hörverlust, Doppeltsehen und Augenzittern; dies ließ auf eine Schädigung des Gleichgewichtsorgans schließen.

Zur bewussten Innenohrausschaltung wurde Streptomycin erstmals von Fowler (1948) in intravenöser Form und über den direkten Zugang zum Mittelohr von Schuknecht (1957) angewandt. Da praktisch alle Patienten ertaubten, wurde das Verfahren erst einmal wieder aufgegeben. Als sich in Tierexperimenten zeigte, dass der Gehöranteil mit Hilfe der gleichzeitigen Gabe anderer Medikamente (Ozothine) geschützt werden kann, griff Lange (1977) die Methode auf und verfeinerte sie dadurch, indem er das für das Gehör weniger giftige Gentamycin verwendete.

Gentamycin gelangt durch Diffusion über die Membranen der Pauke in die Innenohrflüssigkeiten, hauptsächlich über das runde Fenster. Vermutlich spielen beim Transport auch Gefäßverbindungen zwischen Mittelohrschleimhaut und Labyrinth eine Rolle.

Da Aminoglykoside sehr gut wasserlöslich sind, reichern sie sich in den Innenohrflüssigkeiten an und verteilen sich dort. Ein weiterer Vorteil ist, dass sie die Blut-Hirn-Schranke nicht passieren können.

Technische Voraussetzung ist ein kleiner chirurgischer Eingriff. Unter lokaler Betäubung wird ein kleiner Schlitz in das Trommelfell gemacht und ggf. ein nur wenige Millimeter großes Paukenröhrchen eingesetzt, über das Gentamycin ins Mittelohr gegeben wird.

Unter Kopfschräglage und leichtem Druck (solange keine Entzündung des Gehörgangs vorliegt), bekommt die Gentamycinlösung Kontakt zum ovalen Fenster; von dort diffundiert sie ins Labyrinth.

Es lassen sich derzeit 5 Arten der Verabreichung unterscheiden:
1. die mehrfache tägliche Applikation (3 Dosen täglich für 4 Tage oder mehr),
2. eine wöchentliche Applikation (maximal 4 Dosen wöchentlich),
3. die niedrig dosierte Verabreichung (1-2 Gaben, nur bei Anfällen erneut),
4. eine kontinuierliche Verabreichung über einen kleinen Katheter (Schlauch) und
5. die steigernde Gabe (tägliche oder wöchentliche Gabe bis zum Einsetzen von Spontannystagmus bzw. Schwindelbeschwerden oder Hörstörungen).

7.4 Stadienorientierte Behandlung

Im Verlauf der zunehmenden Erfahrungen mit dieser Methode hat sich herausgestellt, dass Gentamycin sowohl mit Verzögerung in das Innenohr aufgenommen als auch nur langsam abgebaut wird (Hayashida et al. 1989). Dies hat dazu geführt, dass heutzutage mit bedeutend geringeren Wirkmengen gearbeitet wird und – wegen der verzögerten Wirkung – auch länger auf den Therapieerfolg, den Ausfallschwindel, gewartet wird. Ebenso scheint eine Teilausschaltung des Gleichgewichtsorgans zur Besserung der Symptomatik auszureichen (Hoffmann et al. 1993; Magnusson et al. in: Huang 1991, S. 120–122).

Deshalb orientieren wir uns in Arolsen weitestgehend an dem Vorgehen Langes (2003; s. nachfolgende Übersicht), da hier die aus unserer Sicht nicht sicher zu vermeidenden Hörverluste am geringsten bleiben – anders als bei der täglichen Gabe oder gar Mehrfachgabe täglich. Wir legen aber beim ersten Mal ein Paukenröhrchen, auch um in der Folge einen einfacheren, schmerzfreien Zugang zu haben.

verzögerte Wirkung

> **Technik nach Lange (2003)**
> - Lange bevorzugt die Technik einer Punktion des Trommelfells (unter lokaler Betäubung bis zu maximal 3-mal innerhalb von 15 Tagen) im vorderen oberen Quadranten des Trommelfells. Dann werden 0,3 ml Gentamycin=12 mg unter mikroskopischer Kontrolle durch das Trommelfell hindurch injiziert.
> - Der Patient liegt auf dem Rücken und dreht den Kopf um 45° zur gesunden Seite. Das kranke Ohr liegt oben, die Innenohrfenster des erkrankten Ohres bilden in dieser Position den tiefsten Punkt der Paukenhöhle.
> - Die Injektionsstelle sollte vorn oben gewählt werden, dem im Liegen höchstgelegenen Bezirk des Trommelfells.
> - Das Gentamycin sammelt sich so zwangsläufig in den Nischen der Innenohrfenster an. Nach der Injektion bleibt der Patient für mindestens 30 min mit zur Gegenseite gedrehtem Kopf liegen. Das Gentamycin bleibt so in den Fensternischen konzentriert.
> - In der geschilderten Kopflage mündet die Ohrtrompete ganz oben in die Paukenhöhle. Das flüssige Gentamycin kann also nicht vorzeitig abfließen oder abtransportiert werden.
> - Am ersten Tag werden 0,3 ml Gentamycinsulfat in das Mittelohr appliziert. 53% (n=30) der 57 Patienten Langes (2003) benötigten nur eine Gentamycindosis.
> - Am achten Tag wird die Injektion wiederholt, wenn noch keine Reaktionen (Nystagmus oder Schwindelbeschwerden) auftreten. Das war bei 27 der 57 Patienten Langes (2003) der Fall.
> - Sind am 15. Tag noch keine Innenohrsymptome vorhanden (etwa ein Viertel der Patienten bei Lange), wird letztmalig behandelt.
> - Anschließend wird für mindestens 2–3 Monate bis zu einer erneuten Therapie abgewartet.

Aufgehört wird spätestens, wenn den Behandelten so richtig und andauernd schlecht wird. Dies ist das Zeichen dafür, dass die Labyrinthfunktionen ausfallen und dem attackenförmigen Schwindel die Grundlage entzogen wird. Was bleibt, sind eine – mit der Zeit abnehmende – Übelkeit und ein Augenzittern zur gesunden Seite hin, das mit der Zerstörung des Labyrinths einhergeht (Ausfallnystagmus). Es hört auf, wenn sich das Zentralnervensystem an die neue Situation mit nur noch einem funktionierenden Gleichgewichtsorgan auf der einen und einem ausgeschalteten auf der anderen Seite gewöhnt hat.

Gleichzeitig zeigen tierexperimentelle Studien, dass eine Regeneration von vestibulären Haarzellen bereits 24 Wochen nach Gentamycinapplikation eintreten kann (Wang u. Wang 1997). Forge, Li und Nevill bestätigen 1998 diese Ergebnisse anhand eigener Untersuchungen. So muss ggf. noch einmal Gentamycin zum Ausschalten gegeben werden.

Eine Regeneration der kochleären Haarzellen konnte jedoch nicht gefunden werden (Forge et al. 1998).

Langes (2003) Optimismus geht so weit, dass er empfiehlt, eine niedrig dosierte Gentamycinbehandlung schon sehr frühzeitig bei wiederholten schweren Menière-Anfällen einzusetzen. Dies schlägt er auch für das Stadium 1 vor, wenn das Hörvermögen immer wieder Normalwerte erreichen kann.

Er vermutet gar, dass sich der Menière-Verlauf durch die Gentamycinintervention tatsächlich stoppen lasse. Auch würde Lange nicht zögern, nach erfolgreicher einseitiger Therapie auch die Gegenseite zu behandeln.

Ich würde Langes nicht zu belegende »Vermutung« als Hoffnung oder Wunsch interpretieren und habe die Sorge, dass hier im Überschwang der sicher guten Ergebnisse dann doch zu viel in diese Methode hineingedeutet wird.

Zwar wurde von Sparwald et al. (1973) die Hoffnung geäußert, dass die Gentamycin-Gabe sehr gezielt auf die Verminderung der Endolymphproduktion wirken könne. Diese Vorstellung musste dann aber leider dennoch sehr schnell verworfen werden, da sich letztendlich die Zerstörung von Sinneszellen als das eigentliche Erfolgsprinzip der Minderung des Gleichgewichtsorgans herausgestellt hat.

Unter Berücksichtigung der psychosomatischen Zusammenhänge sowie der psychogenen Anteile des Menière-Schwindels muss auch bei dieser Intervention immer mitbedacht werden, inwieweit der Eingriff selber schon eine starke Wirkung auf die Stabilisierung des Patienten hat. Es ist doch der ganze Mensch und nicht allein das Ohr, das behandelt wird. Darüber hinaus sind bei dem so unvorhersehbaren Verlauf des Morbus Menière meines Erachtens deutlich längere Beobachtungszeiten notwendig.

In diesem Sinne bleibt mir die eher vorsichtig abwartende Einschätzung, mit diesem Eingriff mit seinen möglichen Nebenwirkungen so lange zu warten, bis mehr als 2-mal pro Woche real innenohrbedingte Anfälle auftreten.

Sicher ist, dass man mit schwindelstoppenden Maßnahmen nicht warten muss, bis das Gehör endgültig ausgebrannt ist und bis möglicherweise im Verlauf Berufsunfähigkeit, Invalidität oder massive depressive Reaktionen aus organischen Ursachen eingetreten sind.

7.4 Stadienorientierte Behandlung

Sicher ist auch, dass die Erfolgsraten der intratympanalen Gentamycinapplikation – gemessen an der Ausschaltung des Innenohr-bedingten Attackenschwindels – hoch sind (Blakley 2000; Diamond et al. 2003). In einer 2004 publizierten Metaanalyse der intratympanalen Gentamycintherapie (1978-2002, 27 Studien, n=980) wurde eine durchschnittliche Erfolgsrate von 90,2 % ermittelt (Chia et al. 2004).

hohe Erfolgsrate

Nebenwirkungen

Bis die andere Gehirnseite die Funktion der (teil-)ausgeschalteten Seite übernommen hat, bleibt ein Augenzittern zur gesunden Seite (Ausfallnystagmus). Dies hängt aber von der Menge des insgesamt notwendig gewordenen Gentamycins ab. Je weniger nötig, desto geringer auch die schwindelnde Zeit hinterher. Auch von daher ist die neue Technik mit dem alten Medikament ein großer Fortschritt.

In den ersten drei Ausgaben dieses Menière-Buches habe ich beschrieben, wie ich nach meiner Innenohrausschaltung noch gelitten habe. Dies scheint ungewollt auch dazu geführt zu haben, dass viele Menschen sehr lange sehr zögerlich gegenüber dieser Methode geblieben sind und dann erstaunt waren, dass ich oft gerade die Gentamycintherapie empfehle.

Obwohl ich glaubte, mein spezielles Leiden und meine von mir selbst viel zu hoch dosierte Gentamycin-Gabe differenziert dargestellt zu haben, kam bei vielen offensichtlich die wesentliche Botschaft an: Die Gentamycinausschaltung ziehe lang anhaltende Gleichgewichtsstörungen nach sich und sei schmerzhaft.

Bei mir war es in der Tat aber auch deshalb so, weil ich mir selbst zuviel Gentamycin und anschließend auch Streptomycin ins Ohr gegeben habe. Dementsprechend lange waren auch die Nebenwirkungen vorhanden.

Inzwischen muss man sagen, dass insbesondere die Operateure, die mit der Methode vertraut sind, die Gentamycinausschaltung sehr viel sorgfältiger und vorsichtiger und vor allem – wie oben beschrieben – mit sehr viel geringeren Mengen an Gentamycin durchführen.

Aus diesem Grund kann ich die Gentamycintherapie insbesondere dann empfehlen, wenn die Anfallshäufigkeit schon zu groß ist und das Hörvermögen noch zu gut ist, um ganz einfach das Innenohr chirurgisch auszuschalten. Letzteres wird manchmal dann vorgeschlagen, wenn die Hörfunktion gegen null geht.

> **Wenn man, wie es richtig ist, Gentamycin vorsichtig und gut verteilt über einen längeren Zeitraum ins Mittelohr gibt, so ist die Wahrscheinlichkeit der schmerzhaften Nebenwirkungen sehr gering. Auch sorgt dann wahrscheinlich die kontinuierliche langsame Innenohrausschaltung dafür, dass mit weniger Ausfallschwindel zu rechnen ist.**

Bei einem schon längeren Menière-Verlauf mit vielen Anfällen wird der Ausfallschwindel nach einer Gentamycin-Ausschaltung eher gering sein, während er am Anfang einer Menière-Erkrankung mit nur wenigen Anfällen eher deutlicher ausfallen kann.

So darf man an dieser Stelle Lange als dem »Altmeister« der Gentamycintherapie nur zustimmen: Die Beurteilung der Kranken und ihrer Reaktionen erfordert Geduld und Erfahrung und sollte nicht den Fehler machen, das Innenohr mit dem Aminoglykosid zu überlasten und dadurch die Funktion der Schnecke zu zerstören. Es ist deshalb im Zweifel immer richtig, eine Therapiepause einzulegen, wenn man sich über den Zustand des Labyrinthes nicht sicher ist, um die Hörfunktion zu schonen.

Besser ist es dann, die Gentamycintherapie wegen eventuell anhaltender Schwindelattacken nach einer Pause von 2–3 Monaten neu aufzunehmen (Lange 2003).

Um es noch einmal ganz deutlich zu sagen, es spricht unter Abwägung von Risiken und Nutzen sehr viel für diese Art der Ausschaltung des erkrankten Gleichgewichtsorgans, wenn die oben beschriebenen Umstände vorliegen, s. etwa auch Arnold (2001).

> **Aufklärung für eine Gentamycin-Ausschaltung**
> Fasst man die möglichen Nebenwirkungen und Risiken einer Gentamycin-Ausschaltung ins Auge, so muss man an folgende, meist sehr seltenen Nebenwirkungen denken:
> 1. Bei der Lokalanästhesie zur Betäubung des Trommelfells kann es minimal im äußeren Gehörgang bluten oder ein kleiner Nerv irritiert werden
> 2. Bei der Punktion (mit einem Millimeter kleinen Durchstich des Trommelfells unter lokaler Betäubung) kann es zu einer minimalen Blutung und zu Irritationen oder Verletzungen der dahinterliegenden Strukturen kommen
> 3. Durch die Gabe von Gentamycin ins Mittelohr gelangt das Gentamycin ins Innenohr und auch in den Höranteil, sodass es zu Hörverschlechterungen kommen kann. Diese Hörverschlechterungen sind bei entsprechend niedriger und nur gestückelter Gabe sehr gering. Meisten erholen sie sich sogar wieder bis zum ursprünglichen Hörbefund vor der Gentamycingabe. Dennoch kann nicht ausgeschlossen werden, dass auch eine deutliche Hörminderung eintreten kann, die im Zweifel auch bis zur Taubheit führen kann
> 4. Eine gewollte Nebenwirkung der Gentamycingabe ist die Ausschaltung oder zumindestens die Minderung des Gleichgewichtsanteils im Innenohr
>   Dabei kommt es meistens zu Schwindelerscheinungen, die bei den meisten nur kurzfristig anhalten (etwa einen Tag). Dabei kann auch ein Drehschwindel wie beim Menière-Anfall auftreten, der dann aber typischerweise eine andere Richtung aufzeigt, das heißt, die Augenbewegung geht nicht in die Richtung des betroffenen Ohres, sondern zeigt als Ausfallnystagmus zur entgegengesetzten Seite ▼

5. Je nach Menge des Gentamycins und je nach Funktionsfähigkeit des Gleichgewichtsorgans kann dieser Schwindel dann entweder nur wenige Stunden bis zu einem Tag anhalten oder es bleibt ein Unsicherheits- und Schwankschwindelgefühl für einen Tag, bei wenigen bis zu mehreren Tagen, was aber Stück für Stück und vor allen Dingen mit zunehmender Übung besser wird
6. Wie schon bei der Menière-Erkrankung selbst, ist auch nach der Gentamycingabe so lange von einer Fahrunfähigkeit auszugehen, bis die Schwindelbeschwerden sicher – mindestens einen Monat – ausgeblieben sind und ausreichende Kompensationsmechanismen (z. B. kein Ausgleichsnystagmus nach schneller Kopfdrehbewegung, kein Abweichen zu einer Seite beim Treten auf der Stelle) entwickelt sind

Labyrinthanästhesie

Wieder im Gespräch ist die von Illberg in Frankfurt vertretene, zeitweise Ausschaltung des Labyrinths mit Procain oder Lidocain (Adunka et al. 2003). Beides sind Lokalanästhetika (lokale Betäubungsmittel), deren Wirkung reversibler (wieder rückgängig machbar) ist, als die der Aminoglykoside. Gstoettner und Adunka (2004) berichten, dass die Methode bei ca. 85% der Behandelten die Schwindelanfälle für Monate oder Jahre beseitigt oder wesentlich gebessert habe. Was für die Methode spricht ist, dass hierbei in keinem Fall eine Hörverschlechterung zu erwarten ist.

keine Hörverschlechterung

Es ist aber zu erwarten, dass sich mit der Erholung des Gleichgewichtsorgans auch die Schwindelanfälle wieder einstellen, da sich an der Funktionsfähigkeit der schwindelauslösenden Innenohrverhältnisse nichts geändert hat.

Schwindelanfälle können wiederkehren

Vorteil ist allerdings, dass in der Zeit keine Maßnahme ergriffen wurde, die nicht wieder rückgängig zu machen ist. Für den Fall, dass ein therapeutischer Durchbruch gelingen sollte, haben diese Patienten dann wieder alle Karten in der Hand.

Dabei würde ich aber schon zu bedenken geben, dass es Vor- und Nachteile haben kann, mit einem (möglichen) Erwartungsschwindel zu leben oder eben ganz sicher zu sein, dass sich für einen solchen Eingriff mit dazu stimmigem Befund dann eine weitestgehende Schwindelfreiheit erreichen lässt.

Zerstörung des Innenohrs: die Kochleosakkulotomie

Wenn das Ohr ganz taub ist, greifen (noch) »einfachere« chirurgische Ausschaltungsmöglichkeiten (periphere Labyrinthausschaltungen durch das Innenohr).

Eine radikale Operationsmethode in der Peripherie – ohne wie bei der Durchtrennung des Gleichgewichtsnerven neurochirurgisch tätig werden zu müssen – ist die Kochleosakkulotomie. Die Methode ist auf dem amerikanischen Kontinent verbreiteter als in Europa.

endo-perilymphatischer Shunt

Ziel dieser Methode ist die Herstellung eines anhaltenden endo-perilymphatischen Shunts (dauerhafte Verbindung) zur Vermeidung eines endolymphatischen Hydrops (Walther 2005; Schuknecht 1983).

Das Verfahren kann in Lokalanästhesie durchgeführt werden. Ein scharfes, rechteckig gebogenes Häkchen (2–3 mm) wird dabei so in die Rundfenstermembran eingeführt, dass die Spitze in die Mitte der Fußplatte zeigt. Der Haken wird anschließend etwas nach rechts und nach links bewegt. Dadurch wird eine Zerstörung der knöchernen Schicht (Lamina spiralis ossea) zwischen dem Perilymphraum und dem Endolymphraum (Ductus cochlearis) hervorgerufen. Danach wird die Prozedur wiederholt und das Fenster bindegewebig verschlossen (Walther 2005).

nachfolgende Hörminderungen

Die Langzeiterfolge liegen zwischen 82% und 89% (Montandon et al. 1985). Wegen des hohen Prozentsatzes an nachfolgenden Hörminderungen ist die Methode nur bei Patienten mit hochgradiger Hörstörung indiziert.

Durchtrennung des Gleichgewichtsnervs

Neurektomie

Wenn die bisher beschriebenen invasiven Maßnahmen den Schwindel nicht zufrieden stellend unterdrücken können, kann noch weiter gegangen werden. Dann werden alle Nervenverbindungen zwischen dem peripheren Sinnesorgan und dem zentralen Gleichgewichtszentrum durchtrennt; dies nennt sich Neurektomie. Dabei wird jeder Ansatz vom Eingreifen in das Krankheitsgeschehen selbst aufgegeben. Soll im Ohr wirbeln, was will, die Leitung zum Zentralnervensystem wird durchgeschnitten. Es soll endlich Schluss sein mit den nichtertragbaren Schwindelanfällen.

Auch hier gilt in Bezug auf die Wahl der Operationsvariante: Je weiter das Hörvermögen erloschen ist, desto einfacher kann die operative Technik sein und desto sicherer ist der Erfolg. So wird bei noch bestehendem Hörvermögen »transtemporal« (durch den Schläfenknochen) vorgegangen und der dort noch getrennt vom Hörnerv verlaufende Gleichgewichtsnerv aufgesucht und durchtrennt. Um den Gleichgewichtsnerv aufzusuchen, ist ein Eingriff im Schädel notwendig. (Eine anschauliche photograhische Darstellung findet sich in Haid et al. 2002, S. 37–40). Dieser Eingriff wurde erstmals von dem Neurochirurgen W. Dandy durchgeführt (Dandy 1933, 1937).

Dandy-Phänomen

Während der Schwindel tatsächlich verschwand, wunderte sich Dandy damals, dass die Menschen bei beidseitigen Eingriffen Schwierigkeiten hatten, im Dunkeln ihr Gleichgewicht zu bewahren. Diese von ihm veröffentlichte unerwünschte Nebenwirkung, tragischerweise nicht die Einführung seiner inzwischen weiterentwickelten Methode, hat zur Benennung eines Phänomens nach ihm geführt: dem Dandy-Phänomen.

Auch diese Methode wurde wegen Todesfällen und Lähmungen des Gesichtsnervs erst einmal verlassen. Inzwischen können diese Risiken mit Hilfe mikrochirurgischer Techniken und differenzierter Zugänge weitgehend ausgeschaltet werden. Auch können der eng benachbarte Hörnerv und der Gesichtsnerv weitestgehend geschont werden. Unbeeinflusst bleibt natürlich das Endolymphgeschehen selbst; dies kann sich auf die Hörsituation weiter auswirken.

So kann es auch nach dieser Operation im weiteren Verlauf dazu kommen, dass das Hörvermögen genauso wie ohne eine Ausschaltung, weiter leidet und eine Minderung des Hörvermögens resultiert (Iro et al. 2001).

Ist das Hörvermögen erloschen, reicht es auch, einen »einfachen«, peripheren Zugang durch das Innenohr unter lokaler Betäubung zu suchen und die Gleichgewichts- und Hörnerven zu zerstören. Zur Sicherheit wird meist auch noch Gentamycin hinzugegeben. Diese Maßnahme ist im Prinzip durch die Labyrinthausschaltung mit Gentamycin, wie oben beschrieben, ersetzt worden. Wie bei dieser tritt auch bei der operativen Labyrinthausschaltung zunächst Dauerschwindel auf. Dieser lässt laut Jahnke (1994) meistens innerhalb von Tagen bis Wochen nach. Vor allem ältere Menschen hätten manchmal Umstellungsprobleme über viele Monate oder gar intensivere Gangunsicherheiten bis zu 2 Jahren (Helms 1985).

Dennoch ist dieses Vorgehen, wenn nichts anderes geholfen hat, ein sicheres Verfahren zur Amputation des Gleichgewichtsorgans. Von erfahrenen HNO-Ärzten (!) durchgeführt, werden gute Langzeitergebnisse mit kleinem Komplikationsrisiko berichtet (Helms 1985; Hillman et al. 2004).

Walther (2005) weist zu recht darauf hin, dass die Methode keinen Einfluss auf den Pathomechanismus des Morbus Menière hat. Die Neurektomie »schützt« **nicht** vor fluktuierenden Hörstörungen infolge eines weiterhin bestehenden endolymphatischen Hydrops mit weiter schwankendem Hörvermögen.

> Der Zustand nach Neurektomie entspricht dem eines einseitigen Gleichgewichtsausfalls. Daher müssen gleichgewichtstrainierenden Therapiemethoden bis zur optimalen Kompensation angewendet werden.

Überlegungen für chirurgische Therapieformen beim Morbus Menière

Wie die mit der Erkrankung vertraute Universitätsklinik Aachen abgestuft vorgeht, wenn die medikamentös konservativen Verfahren nicht greifen, schildert Walther (2005): So sieht man Indikationen für eine chirurgische Therapie beim Morbus Menière in der HNO-Abteilung der Universitätsklinik Aachen als gegeben, wenn

- Patienten nicht oder nicht ausreichend auf konservative Therapie (ca. 6–12 Monate) ansprechen,
- eine Beeinträchtigung durch eine progrediente Verschlechterung der cochleären Funktion vorliegt,
- die Lebensqualität und/oder die berufliche Aktivität durch eine erhöhte Anfallsfrequenz (mehr als 2-mal pro Woche) stark beeinträchtigt sind (relative Indikation).

Die ein- oder beidseitige Einlage eines **Paukenröhrchens** erfolgt bei Patienten mit nachgewiesener temporärer Störung der Otolithenfunktion, wenn sich in der Impedanzaudiometrie reproduzierbar (zu mindestens zwei Untersuchungszeitpunkten) eine Verschiebung der maximalen

Compliance von mehr als 50 daPa oder Einschränkungen der Tubenfunktion nachweisbar und objektivierbar sind.

Sowohl bei der endo- als auch bei der perilymphatischen Hypertension werden die Otolithenorgane aufgrund ihrer zentralen Lage bevorzugt erreicht und in Mitleidenschaft gezogen.

Dagegen sehen wir keine Operationsindikation für eine Paukendrainage bei alleinigen Bogengangsfunktionsstörungen. Durch die Belüftung der Pauke kann ggf. in Ergänzung weiterer Therapiemaßnahmen eine deutliche Verbesserung der Beschwerden erzielt werden.

Im Falle eines therapierefraktären endolymphatischen Hydrops empfehlen wir eine **funktionserhaltende endolymphatische Shuntoperation.** Dafür ist zumindest eine Restfunktion der Makula und/oder Crista Voraussetzung. Die Druckentlastung erfolgt nach Schlitzung des Saccus auf transmastoidalem Wege. Die Einlage eines dünnen, keilförmigen, tannenbaumartig zugeschnittenen Silikonstreifens in den Saccus bietet nach unserer Auffassung eine höhere Sicherheit im Vergleich zur einfachen Saccusdekompression. Sie führt nach unseren Beobachtungen zur Bildung eines Neosaccus. Während Saccusrevisionen fand sich eine um die Silikonfolie reichende, extrem vergrößerte Pars lateralis des Saccus endolymphaticus.

Eine **Ausschaltung der Labyrinthfunktion** ist indiziert, wenn konservative Rehabilitation und funktionserhaltende Maßnahmen nicht zu einem gewünschten Rehabilitationsergebnis führen.

Die Indikation zur **Neurektomie** des Nervus vestibularis wird bei erhaltenem sozialen Gehör gestellt. Dabei stellt auch eine bilaterale Erkrankung keine Kontraindikation dar. Liegt primär kein verwertbares Hörvermögen vor, sind **labyrinthdestruierende Eingriffe als operative Primärtherapie** indiziert.

Eine **Cochleosacculotomie** empfehlen wir bei normalem kontralateralem aber nicht mehr vorhandenem sozialen Hörvermögen ipsilateral (Westhofen 2001).

Ein **physiotherapeutisches Training** zur Förderung der Kompensation ist in Analogie zum akuten isolierten Vestibularisausfall bei akuten einseitigen Funktionsstörungen mit Verminderung der thermischen Erregbarkeit die Methode der Wahl beim Morbus Menière.

(s. auch Westhofen 2006)

Die Gentamycinbehandlung wird – anders als in Arolsen – in der HNO-Uniklinik Aachen kaum durchgeführt, wohl auch, weil sich insbesondere die Otolithenorgane wieder erholen könnten.

Dies wäre für uns der Anlass, die Behandlung noch einmal zu wiederholen oder – bei allzu hartnäckigen und der Gentamycintherapie trotzenden Schwindelanfällen, dann die chirurgische Ausschaltung zu empfehlen.

7.4.3 Ausgebrannter oder austherapierter Morbus Menière – Stadium 4

Durchschnittlich nach 9 Jahren scheint bei 75% der Unbehandelten und nichtchirurgisch Therapierten (!) die Menière-Krankheit »auszubrennen«, d. h. die Schwindelanfälle werden schwächer oder verschwinden ganz (Stahle et al. u. Kitahara in: Huang 1991). In diesem Stadium befinden sich Menière-Betroffene organisch auf einem Niveau mit Menschen, die aus anderen Gründen, etwa durch eine Entzündung, ein Gleichgewichtsorgan verloren haben. Dem vorausgegangen sind allerdings möglicherweise dramatische Erlebnisse von lang anhaltender Unsicherheit, die Narben hinterlassen haben können. Treten keine attackenweise Anfälle mehr auf, so kann die verminderte Gleichgewichtsfunktion nun v. a. mit in ▶ Abschn. 7.2.1 beschriebenen Gleichgewichtsübungen wieder so weit wie möglich aufgebaut und erhalten werden. Der Hörverlust sollte mit Hörgeräten oder CROS-Geräten ausgeglichen werden.

Ohne Anspruch auf endgültige Wahrheit sind in ◘ Tab. 7.1 die bis hierhin ausführlich besprochenen Maßnahmen kurz tabellarisch gewertet.

Dass es keinen »Königsweg« in der Therapie zwischen den Anfällen gibt, soll noch einmal eine Übersicht Morgensterns aus dem Jahre 1985 zeigen, in der er die »Therapieversager« bei 739 Patienten, die innerhalb von 25 Jahren zur Behandlung in die HNO-Abteilung der Universität Düsseldorf kamen, ausgewertet hat (◘ Abb. 7.5).

Alle Verfahren, ob medikamentös oder chirurgisch, zeigen – bis auf die Durchtrennung des Gleichgewichtsnervs – je ein Drittel Therapieversager. Beachtet werden muss, dass die Menschen erst operiert wurden, als die konservativen, medikamentösen Maßnahmen keine Beschwerdefreiheit brachten, und eine Neurektomie findet in der Regel erst statt, wenn vorher gar nichts anderes geholfen hat.

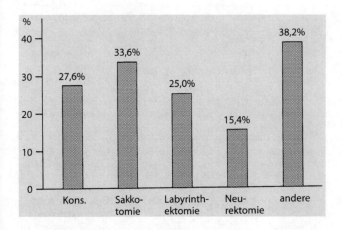

◘ **Abb. 7.5.** Rezidivquote der einzelnen Behandlungsarten bei Morbus Menière. Prozentsatz der Patienten, die nach einem bestimmten Therapieverfahren erneut stationär behandelt werden mussten (von 1955–1980). (Aus Morgenstern 1985)

Tab. 7.1. Übersicht – Maßnahmen bei Morbus Menière: Vorteile, Nachteile und Chancen

Maßnahme	Idee	Vorteil	Nachteil	Bewertung
Salzarme und kaliumreiche Ernährung	Verkleinerung des Endolymphhydrops	Wenig Nebenwirkungen, auch gut bei Herzproblemen	Kann Endolymphhydrops nicht wirklich beeinflussen	Empfehlung: Vermeidung von übermäßiger Salzzufuhr
Nikotinvermeidung	Vermeidung eines Nervengifts	Vermeidung einer Blutgefäßverengung	Keine	Sinnvoll, aber oft aussichtslos
Alkoholreduktion	Potentes Gleichgewichtsgift auslassen	Schutz des Gleichgewichtssystems	Keine	Beschränkung auf Alkoholgenuss
Koffein-/Teeinreduktion	Auslassung eines schwachen Nervengifts	Vermeidung einer Nervenschädigung	Kaffee kann auch das Gleichgewichtssystem stimulieren	Kaffee und Tee in Maßen genießen
Autogenes Training, progressive Muskelrelaxation	Anleitung zur Entspannung	Einstieg in andere Stressbewältigungsmöglichkeiten	Keine	Sinnvoll bei Druckgefühl im Ohr, v. a. PMR
Psychotherapie	Externe Hilfestellung in der Verwirklichung	Veränderte Erlebensweise möglich	Nichts geht mehr so wie früher	Empfohlen bei Gefährdung der Lebensfähigkeit und Schwindel der Seele
Psychopharmaka	Abblocken von emotionalen Reaktionen	Antidepressiva und Neuroleptika können eine Stütze auf Zeit und ein Einstieg in die Therapie sein	Sie können aber auch lösungsverhindernd sein; Suchtgefahr z. B. bei Valiumpräparaten	Möglich etwa bei Depressionen; nicht sinnvoll gegen den »Schwindel«
Diuretika	Verringerung des Endolymphhydrops	Kurzfristige Druckentlastung	Diuretika sind auch »ohrengiftig«	Auf Dauer nicht sinnvoll
Betahistin und andere Durchblutungsförderer wie Pentoxifyllin. Symphatikusausschaltung	Vermehrte Durchblutung soll eine Verbesserung der Symptomatik erreichen	Wenig Gefahr bis auf die Sympathikusausschaltung	Selbst wenn eine Durchblutungssteigerung erreicht würde, ist eine Hydropsbeeinflussung schwer vorstellbar	Nicht sinnvoll und teuer, allerdings verständlich, dass nach solchen Strohhalmen gegriffen wird
Kortison	Soll Immunschädigungen abwehren	Kann in Einzelfällen wirken	Hohe Nebenwirkungsmöglichkeiten	Statistisch nicht gesichert
Gleichgewichtsübungen und Körperverfahren	Soll nicht betroffene Gleichgewichtsanteile stärken	Kompensation im Gleichgewichtssystem möglich	Keine	Empfehlenswert bis notwendig
Hörgeräte; CROS-Gerät	Ausgleich des Hörverlusts und des Richtungshörens	Hoher Erfolg auch zur Tinnitus-Maskierung	Keine, nur wenn sie in der Schublade verschwinden	Empfehlenswert; nicht abweisen lassen!
Sakkotomie	Soll Endolymphsack Platz schaffen	Wenig Risiko für den Gehöranteil	Erfolg nicht höher als Plazebo	Wenig sinnvoll, aber auch nicht schädlich
Labyrinthausschaltung mit Gentamicin	Überwiegend Ausschaltung der Sinneszellen	Einfacher Eingriff, ziemlich sichere Verminderung des Schwindels	Kaum vermeidbare Gefährdung des Höranteils	Sinnvoll, wenn der organisch bedingte Schwindel das Leben durcheinander wirbelt

7.4 Stadienorientierte Behandlung

Tab. 7.1. Fortsetzung

Maßnahme	Idee	Vorteil	Nachteil	Bewertung
Ausschaltung mit Lokalanästhetika	Vorübergehende Ausschaltung	Einfacher Eingriff auf Zeit	Dennoch Gefährdung des Höranteils	Versuchseingriff
Neurektomie zentral/peripher	Ausschaltung der Weiterleitung	Hohe Erfolgsrate	Aufwendig, mit Risiken behaftet	Letzte Maßnahme
Homöophatie	Gleiches mit Gleichem heilen	Anderes -- systematisches Herangehen	Keine Kassenleistung	Im Einzelfall besprechen und entscheiden
Akupunktur	Energiefluss harmonisieren	Keine Nachteile	Keine Kassenleistung	Als symptomatische Hilfe möglich
»Biomentale Therapie"	Psychovegetative/neurohormonelle Stressbeeinflussung	Schadet organisch nicht	Nicht haltbares, teures Heilversprechen	Abzuraten

Contralateral-routing-of-signals-Geräte bei einseitiger Taubheit

Ist es durch den Verlauf der Erkrankung und/oder durch die Behandlung zu einer einseitigen Taubheit gekommen, ist kein räumliches Hören mehr möglich. Um dies im Ansatz auszugleichen, wurden sog. Contralateral-routing-of-signals-(CROS-)Geräte konstruiert. Diese bestehen im Wesentlichen aus einer Mikrofoneinheit hinter dem ertaubten Ohr, das mit einem dünnen Kabel zum Verstärker auf der anderen Ohrseite verbunden ist (Abb. 7.6). So werden die Signale von der ertaubten Seite wenigstens auf dem anderen Ohr mitgehört. Dieses wie ein beidseitiges Hörgerät aussehende CROS-Gerät, das auch über eine Brille verlegt werden kann, hilft v. a. gegen Einseitigkeit in der sozialen Kommunikation. Möglich, aber entspre-

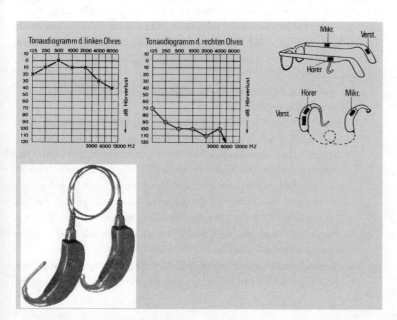

Abb. 7.6. Die Hörkurve rechts zeigt eine De-facto-Taubheit, darunter sieht man das Modell eines CROS-Gerätes und einer integrierten CROS-Versorgung in einer Brille. (Erläuterung s. Text; mit freundlicher Genehmigung der Fa. KIND)

chend teuer ist eine drahtlose Verbindung zwischen beiden Ohren. Es ist also wieder möglich, sich mit Menschen rechts und links zu unterhalten, statt in Gesellschaft von einer Hälfte de facto abgeschnitten zu sein. Auch im Straßenverkehr ist es nützlich, Fahrzeuge von beiden Seiten zu hören, ehe sie zu nahe kommen.

7.5 Grundrisse einer stationären psychosomatischen Behandlung bei Morbus Menière

Das Menière-Leiden führt dazu, dass sich die körperliche Unsicherheit sehr schnell auch in der Seele auswirken kann. Wenn sich die Menière-Krankheit in ihrer ernsthafteren Form einstellt, sind deshalb Maßnahmen weit über die rein medikamentöse Akuttherapie hinaus, wie oben ausgeführt, nötig, um Lebensqualität und Arbeitsfähigkeit zu erhalten.

So ist bei Morbus Menière eine psychosomatische oder somatopsychische Betrachtung und Behandlung sinnvoll und oft auch nötig. Diese geht davon aus, dass Körper, Seele und Geist zusammenwirken, auch wenn man sich dem Gesamtmenschen, z. B. diagnostisch, erst vom Körper oder von der Seele her annähert. Grundsätzlich ist dies natürlich – zumindest in Teilen – auch ambulant möglich. Nötig dazu ist ein verständiger und kooperativer Arzt des Vertrauens. Das kann durchaus der Hausarzt sein, der die notwendigen Schritte einleitet. Natürlich muss auch die nötige Infrastruktur – etwa in einer Großstadt – vorhanden sein. Meist fehlen jedoch die Zeit und das fachübergreifende, z. T. auch sehr spezielle Wissen.

Therapieabstimmung

Der Vorteil einer stationären Behandlung ergibt sich aus der institutionalisierten Zusammenarbeit der verschiedenen Therapeuten – von Ärzten über Psychotherapeuten bis hin zu Hör- und Bewegungstherapeuten. Daraus kann eine gemeinsame Therapieabstimmung resultieren, in der die verschiedenen, einzeln erhobenen Therapieschritte aufeinander abgestimmt sind und sich nicht gegenseitig behindern. Notwendig wird die stationäre Behandlung, wenn die Behandlungsmöglichkeiten ambulant ausgeschöpft sind und/oder die individuellen Gestaltungsmöglichkeiten zu klein oder unzureichend sind.

Eine stationäre Behandlung sollte folgende Elemente beinhalten:
- Eine **genaue Diagnostik**:
    - So versammeln sich etwa hinter der diffusen Bezeichnung eines »menièreiformes Syndroms« sehr viele Krankheitsbilder vom gutartigen Lagerungsschwindel bis zum psychogenen Schwindel mit Ohrgeräuschen. Zur Klärung bedarf es einer guten neurootologischen und psychosomatischen Diagnostik. Ungemein wichtig ist für beide Seiten, nachvollziehbar zu klären, ob es sich bei den Schwindelanfällen um Attacken aus dem Innenohr oder etwa psychogene Schwindelformen und/oder um begleitende oder reaktive depressive Krisen handelt.
- Eine **professionelle psychotherapeutische Unterstützung** muss sich insbesondere den seelischen Komponenten widmen und Veränderungen

7.5 Grundrisse einer stationären psychosomatischen Behandlung bei Morbus Menière

in der (Er-)Lebensweise ermöglichen können. Psychotherapeutisch muss gearbeitet werden, wenn sich
- durch die organische Erkrankung (z. B. Morbus Menière, Vestibularisausfall, Schädel-Hirn-Trauma)
- oder durch eine organische Erkrankung »angestoßen« oder hervorgerufen
- oder möglicherweise auch in die organische oder organisch wahrgenommene Erkrankung mündende

relevante seelische Erkrankung als – zumindest aufrechterhaltend – für eine (psychologisch/psychiatrisch zu verifizierende) Dekompensation erweist.

Ein individuell abgestimmtes Gleichgewichtstraining soll die empfindliche Gleichgewichtssituation kompensieren und aufbauen helfen. Das Gleichgewichtstraining in der Klinik Arolsen besteht sowohl aus sehr spezifischen Übungseinheiten als auch aus allgemeinen, die Körperwahrnehmung und die Schulung des verbliebenen, insbesondere Körpereigenfühler und Augen betreffenden Gleichgewichtssystems. Systematisch werden in der Klinik Arolsen zudem Tai Chi und Feldenkrais-Übungen als bewegungstherapeutische Verfahren eingesetzt.

Gleichgewichtstraining

Falls eine versorgungsbedürftige Schwerhörigkeit mit oder ohne Tinnitusleiden besteht, sollte eine kompetente Hörgeräteversorgung möglich sein. Dies sollte durch ein spezifisches Hör- und Geräuschtraining unterstützt werden.

Als spezielles Anliegen der Klinik Arolsen sehen wir es an, die Struktur dafür zu bieten, die einzelnen Puzzlesteinchen mit den Betroffenen zusammenzusetzen und die verschiedenen Diagnosen in ein Gesamtbild zu ordnen.

Aufgabe der Patienten ist dabei, erkennbare und nachvollziehbare Handlungsmöglichkeiten aufzunehmen und neue Schritte zu versuchen.

Offen ist die Chance, über einen ersten Schritt aus der Ohnmacht hinaus in einen Lebensweg zu kommen, in dem wieder eigene Gestaltung und eine neue Lebensqualität möglich sind. Dennoch kann dies nur als »institutionelles Angebot« gesehen werden. Jeder und jede Betroffene entscheidet letztlich für sich, wie weit er oder sie mitgehen kann und möchte. Viele Patienten brauchen für das, was sie wollen, unsere Hilfe nicht oder nicht so umfassend. Für einige – auch das soll gesagt werden – reichen unsere Möglichkeiten nicht aus.

Aus medizinisch-psychotherapeutischer Sicht sind Einweisungsgründe gegeben (Schaaf 2001a):
- bei fehlender Alltagskompetenz,
- bei Unklarheit hinsichtlich des organisch bedingten und des psychisch aufrechterhaltenden Anteils,
- bei der Unklarheit hinsichtlich des Zusammenwirkens dieser Faktoren, die letztlich ungeklärt oft als »menièreformes Krankheitsbild« bezeichnet werden.

Einweisungsgründe

Des Weiteren gelten die Gründe für die stationäre Psychotherapie (z. B. Streek et al. 2002).

> **Übersicht**
> **Gründe für die stationäre Psychotherapie**
> Diese können vorliegen,
> - wenn es zu Krankschreibungen über drei Monate hinaus gekommen ist oder bei anderen Gefährdungen der Berufs- und Erwerbsfähigkeit
> - wenn sich nach sechs Monaten ambulanter Psychotherapie keine symptombezogene Besserung erkennen lässt
> - zur Herauslösung aus einem pathogenen Milieu, um die Voraussetzungen für eine potenziell erfolgversprechende Behandlung zu schaffen
> - wenn ein fachübergereifendes, aber integriertes therapeutisches Vorgehen erforderlich ist (z. B. eine eng abgestimmte medizinische und psychotherapeutische Behandlung, ein verbales und ein körperorientiertes Verfahren)
> - bei Vorliegen einer erheblichen psychischen Komorbidität (z. B. Persönlichkeitsstörung) oder einer die somatoforme Störung (bzw. den Schwindel) komplizierenden körperlichen Erkrankung
> - bei Erkrankungen primär somatischer Genese (also auch dem M. Menière, Endolymphschwankungen, Vestibularisausfall), bei denen eine bis dahin kompensierte Konfliktsituation oder eine relativ stabil kompensierte Persönlichkeitsstörung dekompensiert und zu psychischer bzw. psychosomatischer Destabilisierung und/oder zur Verstärkung der primär körperlichen Symptomatik führt
> - bei Patienten mit schweren neurotischen oder Persönlichkeitsstörungen, die nicht in der Lage sind, im ambulanten Rahmen eine therapeutische Beziehung aufzunehmen und aufrechtzuerhalten
> - oder bei Patienten, die zu schwereren Formen des Agierens neigen und eines stabilen therapeutischen Rahmens bedürfen, der ambulant nicht aufrecht zu erhalten ist
> - bei Patienten, deren neurotische oder Persönlichkeitsstörung mit schwer wiegenden sozialen Folgeerscheinungen einhergeht, die des Rahmens einer psychosomatischen/psychotherapeutischen Klinik bedürfen, um unterbrochen werden zu können
> - bei einer akuten Dekompensation neurotischer oder Persönlichkeitsstörungen, wobei die stationäre Behandlung im Sinne einer Krisenintervention die Fortführung einer bereits begonnenen ambulanten Behandlung oder den ersten Schritt dahin gewährleisten soll,
>
> wenn durch eine stationäre Therapie eine hinreichende Motivation für eine indizierte ambulante Psychotherapie erzielt werden kann

7.6 Wenn der Tinnitus im Vordergrund steht

Wenn der Schwindel in den Hintergrund getreten ist, leiden durchaus auch viele Menière-Patienten unter Tinnitus (Kolbe 2000). Allerdings besteht bei Tinnitusleidenden aufgrund einer Menière-Erkrankung – meistens – die glückliche Situation, dass sie seit längerem anfallsfrei sind. In unserer Studie untersuchten wir 96 Patienten, die von April 1994 bis August 1997 in der Tinnitus-Klinik stationär behandelt wurden. Im Durchschnitt zeigten sich die Menière-Patienten durch den Tinnitus mittelgradig beeinträchtigt.

Bei Menière-Patienten ohne wesentliche Beeinträchtigung durch den Schwindel arbeiten wir wie mit den anderen Tinnitusleidenden. Dabei stützt sich unsere Arbeit im Wesentlichen auf 4 Säulen:
1. Ernsthafte und medizinisch fundierte Aufklärung, gestützt auf eine umfassende neurootologische Diagnostik,
2. Hör- und Geräuschtraining zur »Gewöhnung« (Habituation),
3. psychotherapeutische Bearbeitung des Tinnitusleidens,
4. integrative Körperarbeit.

Als Besonderheit ist bei Menière-Patienten zu beachten, dass bei ihnen aufgrund der Endolymphschwankungen tatsächlich das Ohrgeräusch lauter werden kann. Dies kann die Bedeutung (im Sinne von Information) haben, dass sich ein Schwindelanfall ankündigt. Hier ist es wichtig, unterscheiden zu lernen zwischen unbedeutendem und bedeutendem Tinnitus. Der unbedeutende, stets gleiche, meist als tiefes Grundrauschen empfundene Tinnitus ohne Informationscharakter wird behandelt wie andere Tinnitusarten. Der Tinnitus mit Bedeutung kann einen möglichen Anfall ankündigen und deshalb, so schrecklich es ist, genutzt werden, um sich auf den Anfall vorzubreiten. Auch hier ist schon viel gewonnen, wenn beides unterschieden werden kann.

Nach dem stationären Aufenthalt zeigte sich bei den von uns untersuchten Patienten eine statistisch hoch signifikante Verbesserung der Tinnitusbeeinträchtigung um 10 Punkte von 50,75 auf 40,75. Diese Verbesserung blieb bis zur Nachsorge stabil (Kolbe 2000).

7.7 Alternativen und Außenseiter – Chancen und Gefahren

Nach der ausführlichen Schilderung medizinischer und psychologischer Ansätze, sollen nun, so weit es möglich ist, kurz einige »alternative Ansätze« dargestellt werden. Dies scheint einerseits sinnvoll, da die Schulmedizin bei chronischen Erkrankungen wie beim Morbus Menière viele Fragen offen lässt, und andererseits notwendig, da – verständlicherweise – auch Menière-Betroffene in ihrer Not Alternativen suchen, die ihnen Hilfe in Aussicht stellen, sie aber oft auch »teuer« zu stehen kommen.

Dabei können auch »Magische Therapien« ihren Sinn haben, wenn es sich um ein Halten, auch um Hoffen dreht oder wenn sie als Überbrückung gedacht sind mit der Idee »Du wirst es schaffen, wieder mit eigenen Kräften durchs Leben zu gehen«.

Sie sind gefährlich und verschlechtern die Situation, wenn der Satz heißt: »Du wirst es oder mich brauchen.«

Zwei wichtige Ansätze sollen etwas ausführlicher beschrieben werden: die Homöopathie und die Akupunktur.

Homöopathie

Die Homöopathie hat weniger eine spezielle Krankheit, wie den Morbus Menière, als den ganzen Menschen im Blick. Am Anfang einer Behandlung steht eine gründliche, zwischen 2 h und 4 h dauernde homöopathische Erhebung der Krankengeschichte unter spezifischen Gesichtspunkten. Dabei spielt die Abklärung der Symptome, die auch die Schulmedizin erhebt, eine notwendige, aber nicht hinreichende Rolle. Einen großen Raum nehmen Fragen ein, die auch Psychologen stellen würden. So fragen Homöopathen nach Träumen, ob man sich lieber im Warmen oder im Kalten aufhält, lieber auf dem Rücken oder dem Bauch schläft und nach der Lieblingsfarbe, aber auch viel nach der ganz persönlichen Geschichte von der Kindheit an. Ist der Mensch »erfasst«, suchen sie ein Mittel, das ihn stärken soll. Das ist auch der grundsätzlich andere Ansatz als bei der Schulmedizin. Diese versucht, in eine kausale Krankheitskette einzugreifen, um entweder eine Ursache oder die Reaktion auszuschalten – aus der Sicht der Homöopathie ein zerstörerischer bzw. unterdrückender Ansatz. Die Homöopathie geht davon aus, dass der Körper selbst alles versucht, um gesund zu werden, und dass er bei diesen Bemühungen unterstützt werden muss. Dazu sollen mit Hilfe der Homöopathika seine Energien erhöht werden.

Bei der Auswahl des homöopathischen Medikaments steht die Auffassung im Vordergrund, dass Gleiches mit Gleichem geheilt wird. So löst das Medikament, ob als Globuli (Kügelchen) oder als Tropfen genommen, idealerweise die gleichen Symptome aus, wie die Krankheit selbst. Dabei werden z. B. so giftige Stoffe wie Arsen und Quecksilber eingesetzt, allerdings in einer so verdünnten Form, dass Schulmediziner dem jede – positive wie negative – Wirkung absprechen. Homöopathen nennen die von ihnen vorgenommenen Verdünnungen jedoch »Potenzierungen«, und für sie ist das wirksamste Mittel das am weitesten verdünnte.

Festgehalten ist ihr Wissen in dicken Büchern, in denen die homöopathischen Mittel den einzelnen Symptomen zugeordnet sind. Das Medikament, das die maximale Übereinstimmung zeigt, wird zuerst eingesetzt, und dann werden in enger Abstimmung mit den Patienten Erfahrungen gesammelt, bis das individuell passende Medikament gefunden worden ist.

Ich selbst bin zur Homöopathie genauso wie zur Psychotherapie gekommen: aus Verzweiflung. In der Überzeugung, dass mir die Schulmedizin nur noch durch die Zerstörung meines Gleichgewichtsorgans helfen kann, war ich gegenüber diesen Therapieformen, von denen ich bisher nichts gehalten hatte, außerordentlich aufgeschlossen – was sollte auch schon passieren? Schlimmer kommen konnte es kaum noch, dachte ich, und wenn wir Schulmediziner der Homöopathie schon keine Wirkung zuschreiben, konnte sie auch keine Nebenwirkungen haben. Das würden Homöopathen allerdings ganz anders sehen.

7.7 Alternativen und Außenseiter – Chancen und Gefahren

Ob es tatsächlich geholfen hat, kann ich nicht sagen. Ich war beeindruckt von der ganz anderen Art, wie mit mir umgegangen wurde, und ich habe dabei auch gelernt, mich selbst anders zu beobachten und zu sehen. Auch habe ich zur Bewertung der Therapie – auf Anraten meines Homöopathen – angefangen, täglich die Schwere meiner Symptome, später auch meines Wohlbefindens, zu notieren und ein, zwei Bemerkungen zu Besonderheiten oder auch den täglichen Grausamkeiten meines Alltags zu machen. So habe ich einen ziemlich genauen Verlauf über 2 Jahre meines Lebens, der durch meine Tagebuchaufzeichnungen, die ich am »Anfang vom Ende« begonnen habe, vervollständigt wird. Letztlich habe ich mich dann doch schulmedizinisch durch eine Innenohrausschaltung mit Gentamycin »definitiv« versorgen lassen, so sehr ich es mir auch anders gewünscht habe. Dennoch bereue ich diesen Versuch nicht. Zum einen bleibt mir das sichere Gefühl, keine Alternative vor diesem schwer wiegenden Schritt ausgelassen zu haben, zum anderen hat mir der freundliche und mitfühlende Umgang sehr gut getan.

Wenig hilfreich und die Methode in Verruf bringend sind Vereinfachungen und Beiträge wie der des HNO-Arztes K. Friese (1995):

> »Die homöopathische Behandlung des Morbus Menière ist sehr einfach. Das Mittel der Wahl ist Cocculus, es wird als Cocculus D6 (3-mal 1 Tabl.) verordnet, über mehrere Wochen … . Der akute Anfall ist so ähnlich, als ob man seine erste Zigarette raucht. Daher ist hier Tabacum als homöopatisches Similie angezeigt. Im Anfall sollen die Patienten dann alle 5 min 5 Tropfen Tabacum D12 nehmen. Die Anfälle hören dadurch schnell auf. … In meiner Praxis habe ich recht viele Menière-Patienten, die Behandlung ist ausgesprochen einfach und dankbar.«

Akupunktur

Durch Akupunktur soll der Energiefluss des Menschen in heilende Bahnen gelenkt werden. Um den gestörten Energiefluss zu erfassen, geht auch der Akupunktur eine ausführliche, wiederum spezifische Erhebung der Krankheitsgeschichte voraus, bei der u. a. die Beurteilung der Zunge und der Pulsqualitäten wichtige Eckpunkte sind. Es gibt inzwischen viele, auch schulmedizinische Erklärungen für die objektiv vorhandene Wirkung der Akupunktur. Speziell die »Yin-und-Yang-Vorstellung« lässt sich mühelos mit den beiden entgegengesetzten, aber miteinander funktionierenden Anteilen des autonomen Nervensystems in Einklang bringen. Es gibt keine Belege dafür, dass Akupunktur organisch die Menière-Krankheit beeinflussen kann. Akupunktur kann aber durchaus als Unterstützung beim Umgang mit der Krankheit in Einzelfällen nützlich sein.

Biomentale Therapie und Teleklinik

Wer – frustriert von schlechten Erfahrungen mit der Schul- und/oder Alternativmedizin – stets weiter sucht, trifft irgendwann auch auf Dr. Greuel, der mit seiner »biomentalen Therapie« und seinen Heilsversprechungen große Hoffnungen weckt. Voll dem Trend der Zeit folgend stellt er sich medienwirksam auf allen, auch Internet-Kanälen, mit einer eigens gegründeten

»Teleklinik« dar. Publizistisch begonnen hat er mit seinem Buch »Viel um die Ohren« (1993). Darin beschreibt er, wie sich Stress auf das empfindliche Hör- und Gleichgewichtsorgan auswirken kann. Aus diesen Beobachtungen und Suggestionsbehandlungen hat er ein Konzept entwickelt, das nur er anwendet und anwenden darf, da er Namen und Methode urheberrechtlich geschützt hat. So gut seine Beobachtungen oft sind, so vage bleibt er in seiner nahezu jährlichen Publikationsfolge bei der Beschreibung dessen, was seine »biomentale Therapie« ausmacht. So wird erst nach Ende der Behandlung – und nach Bezahlung – klar, was eigentlich passiert – oder auch nicht.

Ich habe in der Produktionsphase zur 1. Aufl. dieses Buchs Dr. Greuel interviewt und inzwischen in der Tinnitus-Klinik Arolsen viele Patienten befragen können, die nach ihrer Behandlung durch Dr. Greuel dorthin kamen. Aus diesen Eindrücken und seinen Veröffentlichungen habe ich Folgendes zusammengefasst (eine ausführlichere Darstellung findet sich im Tinnitus-Forum 2/97: H. Schaaf: Biomentale Therapie & Teleklinik):

Morbus Menière als erweiterte Form des Hörsturzes?

Dem Konzept der biomentalen Therapie liegt die Vorstellung eines Krankheitskreislaufs zwischen Persönlichkeitsstress, Berufs-, Alltags- und Erkrankungsstress zugrunde, ein Kreislauf, der mit einer ambulanten therapeutischen Intervention zu unterbrechen sei. Greuel behandelt den Morbus Menière als eine erweiterte Form des Hörsturzes. Die Organerkrankungen des Ohrs sind laut Greuel eine Folge permanenter oder sich häufig wiederholender psychovegetativer Reaktionen. Greuel meint, dass auch der Hydrops endolymphaticus auf psychovegetativem bzw. psychoneurohormonellem Weg entstanden und therapierbar sei, kann dies jedoch nicht weiter belegen (Greuel 1992). Auf den Einwand, dass eine therapeutische Beeinflussung der Durchblutung nicht die Erklärung seiner Methode sein kann, wie er das in seinen Veröffentlichungen darstellt, meint er, dass dies dann eben auf hormonellem Wege geschehe. Er sagt, ganz im Gegenteil zu (fast) allen anderen, dass bei ihm Heilung (er benutzt dieses Wort) möglich ist – auch von beidseitigen Menière-Formen. Die Ergebnisse anderer, etwa der Langzeitstudie von Morgenstern (Morgenstern et al. 1983) tangieren ihn nicht.

De facto beginnt der Einstieg in die »biomentale Therapie« mit der Aufforderung der »Teleklinik«, sich die Bücher und Kassetten aus Greuels Verlag zu kaufen. Dann führt der Weg über ein Vorgespräch zu einer Woche standardisierten Autosuggestionsprogrammen mit Biofeedback-Entspannungs-Techniken auf einem Wasserbett mit diversen Zusätzen, wie Rotlicht, »erdmagnetischer« Strahlung, Sauerstoffzugabe etc.. Dem schließt sich eine halbjährige Übungsphase dieser Techniken zu Hause mit Hilfe von Kassetten an. Erst danach setzt die individuelle Arbeit mit ihm selbst ein; hierbei stellt er sein biomentales Training als Konzentration auf die Verbindung zwischen Körper und Geist dar.

Woran es Greuel vollkommen fehlen lässt, sind längerfristige Erfolgskontrollen in irgendeiner Form. Der Aussage Greuels, er könne Patienten heilen, denen anderswo nicht geholfen wurde, steht die Aussage von vielen Kollegen gegenüber, dass die von Greuel erfolglos behandelten Patienten hinterher zu ihnen kämen. Inzwischen habe ich selbst etliche Patienten kennen gelernt, bei denen es nicht zu dauerhaften Erfolgen gekommen ist.

Was letztlich gegen seine Behandlungsmethode spricht, sind:

7.7 Alternativen und Außenseiter – Chancen und Gefahren

- die hohe persönliche Bindung der Patienten an seine Person,
- ein Heilungsversprechen, das auch er nicht einhalten kann,
- der sektenförmig anmutende Club der Freunde und Förderer der biomentalen Therapie, der zudem als Konkurrenz zur DTL organisiert ist,
- die wenig konkreten Äußerungen Greuels über das, was seine Therapie ausmacht,
- nicht zuletzt der Preis.´

Nun nutzt es sicher wenig, sich über die wenig seriösen, aber alle Mal juristisch gut abgesicherten Werbemaßnahmen aufzuregen. In der Tinnitus- und Menière-Landschaft wird Greuel von ständiger Präsenz sein, solange es kein stimmiges Konzept für die Betroffenen gibt. Die beste Maßnahme zum Schutz der Patienten ist daher meines Erachtens die Etablierung eines solchen Konzepts, das sich in der Praxis bewährt, und Aufklärung, damit man weiß, wofür man sein Geld ausgibt.

»Druckpuls« gegen Schwindel bei Morbus Menière?

Seit einigen Jahren wird Meniére-Patienten ein Therapiegerät mit dem Namen »Meniett 20« zur Behandlung des Morbus Menière angeboten. Bei dem Gerät handelt sich um einen »Druckpulsgenerator«, der einen »pulsierenden« Druck von 12 mbar (entsprechend 12 cm Wassersäule) erzeugt. Dies soll von den Patienten zur Eigenbehandlung 3-mal täglich angewandt werden und die Schwindelattacken reduzieren. Die Veraussetzung dazu ist, dass vom HNO-Arzt vorher ein Paukenröhrchen in das betroffene Ohr gelegt wird.

Diese Methode greift eine alte Beobachtung auf, dass Belüftungsstörungen des Mittelohrs (Paukenbelüftungsstörungen) mit Schwindel einhergehen können. Dieses Phänomen wurde auch schon von Prosper Menière beschrieben (Michel 2000). Von daher wurde immer wieder schon einmal von einigen HNO-Ärzten vermutet, dass ein erhöhter Mittelohrdruck etwas mit dem Morbus Menière zu tun haben könnte. Die Not der Patienten vor Augen wurden so – sicherlich auch in der gut gemeinten Überlegung, alle denkbaren Möglichkeiten auszuschöpfen – vor allen Dingen in Großbritannien und in den skandinavischen Ländern Morbus-Menière-Patienten sehr oft mit einem Paukenröhrchen behandelt.

Allerdings zeigt eine Studie von 1975 bei 21 Patienten, das im Vergleich mit einem Nicht-Menière-Betroffenen letztlich keine Grundlage für die generelle Anwendung eines Paukenröhrchen besteht (Michel 2000).

Bei dem Druckpulsgenerator wird – ähnlich wie bei wie der früher bekannten »Trommelfellmassage« – über eine Pumpe und einen Schlauch Druck im äußeren Gehörgang aufgebaut. Dabei entspricht der Spitzendruck einem Untertauchen von 12 cm ins Wasser. Das Legen eines Paukenröhrchen soll über die Verbindung ins Innenohr dafür sorgen, dass sich dieser Druck vom Mittelohr auf das Innenohr fortpflanzt. Dort soll der endolymphatische Hydrops beeinflusst werden.

Wissenschaftlich – so führt Michel (2000) aus – ist es aber nur schwer zu erklären, warum nicht auch Druckänderungen im Mittelohr, wie sie durch Schlucken und Gähnen entstehen oder im Wechsel im Sauerstoff- oder Kohlendioxidgehalt der Mittelohrräume, eine Beeinflussung des

Innenohrs hervorrufen. Auch gäbe es keine Berichte über Menière-Anfälle, die im Flugzeug beim Sink- oder Steigflug oder beim schnellen Aufzugfahren aufgetreten wären, bei dem ähnliches im Mittelohr geschieht.

Gleichzeitig können sogar Behandlungen von Patienten mit Morbus Menière in einer **Unterdruckkammer** in ca. 30% der Fälle Besserungen vermelden (van Deelen et al. 1987). Tjernström (in Pfaltz 1986, S. 96–98) propagierte, dass Unterdruck bei gut 50% der Menière-Attacken einen akuten Anfall verkürzt. Er geht davon aus, dass durch den Unterdruck der endolymphatische Hydrops ebenso wie bei osmotischen Verfahren verkleinert wird.

Auch wenn Thomsen et al. (2005) bei 40 Patienten glaubten, Trends zur Besserung der subjektiven Befindlichkeit finden zu können – ohne dass dabei die Anfallshäufigkeit signifikant vermindert wurde und weil Rajan et al. (2005) bei 18 Patienten Vergleiche zwischen unvergleichbaren Ausgangslagen für eine viel zu kurze Zeit anstellten, bleibt das Beste, was man sicher sagen kann: es ist ungefährlich.

In diesem Sinne fasste Michel (2000) Folgendes zusammen:

»So kann mangels reproduzierbarer Erkenntnisse zum jetzigen Zeitpunkt noch keine allgemeine Empfehlung zur Behandlung mit ‚Meniett® gegeben werden. Ich persönlich bin immer noch sehr viel skeptischer.«

Die Durchtrennung des M. tensor tympani und M. stapedius (Steigbügelmuskelchens)

Nahezu »unglaublich« erscheint der Bericht von Franz, Hamzavi, Schneider, Ehrenberger (2003) über positive Erfahrungen mit der Durchtrennung des Steigbügelmüskelchens (Tenotomie des M. tensor tympani und M. stapedius). Zwei Jahre nach dem Eingriff soll bei 31 Patienten eine völlige Anfallsfreiheit eingetreten sein und bei sieben eine signifikante Verbesserung des Schwindels bei teilweise dramatischer und andauernder Hörverbesserung.

Stapediusreflex beeinträchtigt

Generell ist festzustellen, dass bei Durchtrennung des M. stapedius bzw. der Sehne in Bezug auf die Schallübertragung lediglich der Stapediusreflex zum Schutz vor zu lauten Tönen beeinträchtigt wird und dann nicht mehr auslösbar ist. Das heißt konkret, dass diese Schutzfunktion bei großen Lautstärken wegfiele.

Therapeutisch ändert sich in Bezug auf die Druckverhältnisse im Innenohr durch die Durchtrennung dieses Muskels nichts. So wundere ich mich manchmal, was alles veröffentlicht wird.

Service

Gerade für noch nicht oder sich nie etablierende Verfahren ist der Morbus Menière ein reizvolles Feld, über schnelle Erfolge zu berichten – aus Gründen, die bisher ausführlich dargelegt wurden.

In der Rubrik »Aktuelles« meiner Homepage finden Sie bis zur nächsten Auflage neu erarbeitetes oder eingeschätztes unter www.drschaaf.de.

Beidseitige Erkrankung

Obwohl die Menière-Krankheit meist einseitig auftritt, kann sie leider auch beide Ohren betreffen. Die Zahlen schwanken von 10–73%. Diese ungeheuerliche Breite hängt ab
- von der Zahl der untersuchten Patienten,
- der Länge des Untersuchungszeitraums
- und natürlich von den erfassten Kriterien.

So wird manchmal schon ein auf dem anderen Ohr hinzugekommener Tinnitus, viel zu oft aber ein schwankendes Hörvermögen auf dem zweiten Ohr als Zeichen eines dann beidseitigen M. Menière gewertet (Friedrichs u. Thornton 2001). Darüber hinaus ist meist wohl kaum zu klären, ob gut zwischen organisch bedingtem und psychogen hinzugekommenem Schwindel unterschieden werden konnte.

Green et al. (1991) fanden in einem Nachuntersuchungszeitraum von 18 Jahren: Je länger der Zeitraum zwischen dem Beginn der Erkrankung und der Untersuchung der Patienten ist, desto höher wird die Zahl derer, bei denen die Beidseitigkeit der Menière-Symptomatik festgestellt wird. So fanden sich zu Beginn ihrer Untersuchung 13% beidseitig Betroffene, am Ende 45%. Diese Tendenz und größenordnungsmäßig auch die Prozentzahlen werden von Stahle et al. (in: Huang 1991, S. 78–83) bei 161 schwedischen Patienten, die über 9 Jahre untersucht wurden, wie auch von einer japanischen Multizenterstudie (Kitahara in: Huang 1991, S. 74–77) bestätigt.

Erfreulicheres zeigt eine neuere Studie von Perez, Chen und Nedzelski (2004). Sie fanden »nur« 5% beidseitige Menière-Erkrankungen, vielleicht auch, weil sie genauer hingeguckt hatten und nicht jede Endolymphschwankung gleich als neuen M. Menière klassifizierten.

So grenzten sie die bei 16% der einseitig Menière-Betroffenen auf dem anderen Ohr neu auftretende zusätzliche Tieftonschwerhörigkeiten als zusätzliche Hörschwankung ab – stuften sie eben nicht als »nun beidseitigen« M. Menière ein.

Wir gehen auch davon aus, ohne es genau untersuchen zu können, dass sich durchaus auf der einen Seite ein Morbus Menière zeigen kann, während auf der anderen Seite, aus welchem Grund auch immer, endolymphatische Schwankungen hinzukommen können, die nicht gleich einen beidseitigen Menière bedeuten.

Wenn aber ein beidseitiger Morbus Menière vorliegt, so wird er mit den gleichen symptomorientierten Maßnahmen behandelt wie ein einseitiges Leiden. Unterschiedliche Meinungen gibt es über die Art und Weise der Gentamycinausschaltung bei dem als zweitem betroffenen Ohr.

Lange (2003) würde nicht zögern, beidseitig niedrig dosiert Gentamycin einzusetzen.

Jahnke (1999) hingegen versucht, wenn eine konservative Therapie nicht greift, eine vorsichtige, sich an den Erfolg heranschleichende Gabe von Gentamycin über den Blutweg. Er vermutet, dass hierbei der Grat zwischen der Zerstörung des Gleichgewichts und der Zerstörung des Hörvermögens breiter ist als beim Vorgehen über das Mittelohr.

Bei normalgewichtigen Patienten gibt er zunächst 2-mal 120 mg Gentamycin/Tag über anfänglich eine Woche, gelöst in 500 ml Ringer-Lösung

8 Beidseitige Erkrankung

über 2–3 h über einen Zeitraum von 5–6 Tagen. Bei Bedarf wird in einer 2. Serie weiter Gentamycin appliziert (Jahnke u. Arweiler 1997). Die Erfolgsquote war hoch. Fünf von sechs Patienten (Nachbeobachtungszeitraum nach Therapieende ca. 5 Jahre) waren beschwerdefrei.

Böhmer (1993) wiederum spricht selbst bei beidseitiger Ausschaltung der Gleichgewichtsnerven von akzeptablen Nebenwirkungen und einer erstaunlichen Symptomarmut.

Obwohl die Aussichten bei beidseitiger Erkrankung weder rosig noch schön zu reden sind, ist auch nach komplettem Ausfall beider Gleichgewichtsorgane ein aufrechter Gang möglich (s. auch Bussche 1999). Zumindest physiologisch gibt es viele Kompensationsmechanismen, die allerdings sicher lange geübt werden müssen. Hier kann ein intensives Gleichgewichtstraining dazu beitragen, sehr viel besser mit der neuen Situation umzugehen, auch wenn »objektiv« größere Einschränkungen bleiben als beim einseitigen Ausfall (Herdman u. Whitney 2000).

intensives Gleichgewichtstraining

In Bezug auf die Kompensation des Hörens wird die Entwicklung immer hoffnungsvoller. Bei einer nicht mehr durch noch so gute Hörgeräte auszugleichenden Taubheit werden inzwischen »Cochlea-Implants«, implantierte Sonden, als Ersatz für die Schnecke ins Innenohr eingesetzt: Zusammen mit Lippenablesetrainings kann dabei die Kommunikationsfähigkeit weitestgehend wiederhergestellt werden und teilweise können die Betroffenen sogar wieder telefonieren (Infos auch über die Deutsche Cochleaimplantgesellschaft e. V., Gehägerstr. 28–30, 30655 Hannover).

Ich habe natürlich auch selbst Angst, dass mir in dieser Hinsicht noch etwas bevorstehen könnte, erst recht, seitdem mein linkes Ohr auch »endolymphatisch« schwankt. Das Wissen um einen möglichen, menschenwürdigen Umgang und vor allem die Erfahrungen nach meiner einseitigen Innenohrausschaltung machen mir aber Hoffnung, dass auch ein beidseitiger Morbus Menière nicht das Ende eines lebenswerten Lebens bedeutet. Für mich ist es manchmal auch hilfreich, mich mit der schlimmsten Möglichkeit, der Taubheit, zu beschäftigen, auch wenn die Gefahr, tatsächlich ganz zu ertauben, nicht so wahrscheinlich ist. So merke ich, dass ich mich zunehmend für Gebärdensprache interessiere und diese nach Lektüre der »Stumme(n) Stimmen« von Oliver Sacks faszinierend und auch erlernbar finde. Ich schaue mich danach um, was die Entwicklung der Sprachcomputer macht, wo man Lippenabsehen erlernen kann etc.. Alles ist sicher kein Ersatz für eine »normale Kommunikation«, aber es sind lebens- und liebenswerte Perspektiven.

Gebärdensprache, Sprachcomputer

> Hilfe aus dem Weg der Hör- und Sprachlosigkeit können Ertaubte, Gehörlose und hochgradig Schwerhörige über den Deutschen Schwerhörigenbund e. V. und den Deutschen Gehörlosenbund e. V. erfragen (s. Anhang).

Empfehlenswert ist auch das Rehabilitationszentrum für Hörgeschädigte, Paradeplatz 3, 24768 Rendsburg (www.hoergeschaedigt.de). Hier sind ambulant Gebärdensprachenseminare sowie lautsprachenbegleitende Gebärden zu erlernen. Die Kurse richten sich an hörgeschädigte Personen sowie an normalhörige Interessenten. Die Seminare haben das Ziel, Grundlagen für eine visuelle Kommunikation mit den Hörgeschädigten zu erarbeiten. Darüber hinaus werden Kenntnisse in lautsprachenbegleitenden Gebärden sowie in der deutschen Gebärdensprache in entsprechenden Aufbauseminaren vermittelt. Über die Kostenübernahme entscheidet der zuständige Rehabilitationsträger im Einzelfall. Dies können sein: Krankenkassen, Rentenversicherungsträger, Arbeitsämter, Berufsgenossenschaften oder Hauptfürsorgestellen.

Spezieller eingerichtet sind folgende Kliniken:
- Klinik »Am Stiftsberg«, Reha-Klinik f. Hörgeschädigte und Tinnitus-Betroffene, Sebastian Kneipp-Allee 3a, 87730 Grönenbach, Tel. 08334/98167500,
- Baumrain-Klinik, Klinik f. Physikalische Therapie und Rehabilitation. Lärchenweg 8, 57319 Bad Berleburg, Tel. 02751/870,
- Psychosomatische Klinik Bad Arolsen, Tinnitus-Klinik, Große Allee 1-3, 34454 Arolsen, Tel. 05691/8966,

Hier steht Patienten, denen eine normale lautsprachige Kommunikation weitestgehend unmöglich ist, neben speziell eingerichteten Zimmern und Sondereinrichtungen (z. B. Lichtblitzanlage, technische Hörhilfen etc.) ein therapeutisch ausgebildetes Personal zur Verfügung. Alle drei Kliniken bieten sich im Rahmen von Rehabilitationsverfahren und Anschlussheilbehandlungen besonders für Ertaubte, Gehörlose und hochgradig Schwerhörige an.

Lippenablesetraining und Gebärdensprachkurse sind an vielen Orten der Bundesrepublik möglich; eine Liste dazu stellt der Deutsche Gehörlosenbund e. V. (http://www.gehoerlosen-bund.de/) zur Verfügung. Er weist darauf hin, dass es in Bezug auf die Gebärdensprache immer sinnvoll ist, Kontakt mit dem jeweiligen Landesverband der Gehörlosen aufzunehmen.

Wie geht es weiter?

9.1 **Arbeitsfähigkeit und -unfähigkeit** –164

9.2 **Schwerbehinderung und Minderung der Erwerbsfähigkeit** –166

9.3 **Verkehrstauglichkeit** –169

9.4 **Angehörige** –170
9.4.1 Gemeinsame depressive Verarbeitung –170
9.4.2 Verdrängender Umgang mit der Erkrankung –171
9.4.3 Sich gegenseitig unterstützende und – im Idealfall – fördernde Verarbeitung der Erkrankung –171
9.4.4 Fazit –171

9.1 Arbeitsfähigkeit und -unfähigkeit

Die Arbeitsfähigkeit hängt von der Häufigkeit und der Schwere der Schwindelanfälle ab und davon, ob die Menière-Krankheit beidseitig ausgeprägt ist. Es gibt Patienten, die im anfallsfreien Intervall über Jahre bis Jahrzehnte ihre Erkrankung voll ausgleichen können. Allerdings sollten Tätigkeiten vermieden werden, die sie selbst und andere gefährden (Höhenarbeiter, Berufsfahrer usw.). Einseitige Taubheit ist in der Regel kein Grund für eine Arbeitseinschränkung, sehr wohl sind dies aber längere und stärkere Drehschwindelattacken und eine beidseitige Taubheit.

> **Morgenstern (1994a) geht dann von einer Arbeitsunfähigkeit aus, wenn mehr als drei schwere Anfälle pro Woche auftreten. In der Regel wird dann eine Berentung auf Zeit (zunächst zwei Jahre, verlängerbar auf zwei weitere Jahre (Stoll et al. 1992) ausgesprochen, da davon ausgegangen wird, dass es sich – organisch – beim Morbus Menière um ein Krankheitsbild handelt, das, wenn es schon nicht therapierbar ist, so aber doch irgendwann »ausbrennt«.**

Da sich der Morbus Menière bei jedem anders auswirken kann, gibt es mehrere Möglichkeiten, hinsichtlich der Arbeitsfähigkeit zu entscheiden. So gibt es Menschen, die gerne weiter arbeiten wollen und dies aus medizinischer Sicht auch können, bei denen aber der Arbeitgeber die Weiterbeschäftigung in Frage stellt.

Häufig wird aber das Menière-Leiden in seiner Tragweite nicht anerkannt. Für beide Fälle habe ich im Folgenden einen Text für ein Attest angefügt, wie wir es den Betroffenen mitgegeben haben.

> **Mögliche ärztliche Bescheinigungen**

A) Weitestgehend kompensierter Morbus Menière mit mittelgradiger, durch Hörgeräte auszugleichender Schwerhörigkeit
Herr ... leidet seit dem ... unter einem Morbus Menière mit Tinnitus beidseits, der sich bei 700 Hz- und 70 dB-Verdeckbarkeit bestimmen lässt. Audiometrisch findet sich rechts eine Tieftonsenke bis 60 dB, links eine Tieftonsenke bis 40 dB. Hinzu kommt ein anfallsweiser Drehschwindel, der zu Veränderungen in der Arbeitsfähigkeit geführt hat.
Zur dauerhaften Erhaltung der Arbeitsfähigkeit von Herrn ... ist ein stabiler Rahmen auch der Arbeitszeit und Arbeitsbelastung nötig.
Aus unserer Sicht empfiehlt sich eine stufenweise Wiedereingliederung in das Berufsleben, beginnend mit 6 h täglich und einer Begrenzung auf höchstens 8 h.
Bei diesem Krankheitsbild können gelegentlich unvorhersehbare Schwindelanfälle auftreten. Dann muss Herrn ... so lange Erholungszeit zugestanden werden, wie zur Stabilisierung des Gleichgewichtssytems und zur Raumorientierung nötig ist. Dies kann zwischen Stunden und auch wenigen Tagen liegen. Unter diesen Bedingungen ist von einem positiven Verlauf der Erkrankung und einer dauerhaften Erhaltung der Arbeitsfähigkeit auszugehen.

B) Morbus Menière beidseits mit depressiver Episode ICD-10 F 32.1 bei beidseitiger Schwerhörigkeit und beidseitigem Tinnitus

Herr … leidet unter einem Morbus Menière, der mit zunehmendem Schwindel und einem sich verschlimmernden Tinnitusleiden einhergeht. Der Tinnitus lässt sich bei 500 Hz und einer Verdeckbarkeit von 70 dB bestimmen. Audiometrisch findet sich links eine ausgeprägte Innenohrschwerhörigkeit, die kaum noch durch Hörgeräte ausgeglichen werden kann. Rechts findet sich eine mittelgradige Innenohrschwerhörigkeit, die mit einem Hörgerät kompensiert werden kann.

Besonders belastend sind bei Herrn … die attackenweise auftretenden Drehschwindelanfälle, die mehrere Stunden andauern können. Darüber hinaus besteht ein ausgeprägter psychovegetativer Erschöpfungszustand mit deutlich depressiven Verstimmungen.

Aufgrund der Chronifizierung besteht bei Herrn … mit hoher Wahrscheinlichkeit die Gefahr, bei Rückkehr an seinen Arbeitsplatz in die alten Mechanismen zurückzufallen. So ist davon auszugehen, dass ein hohes Risiko erneuter körperlicher und psychischer Krisen besteht. Um der eingeschränkten Fähigkeit von Herrn … Sorge für die eigenen Leistungsgrenzen zu tragen, müsste durch eine umfassende äußere Strukturierung des Arbeitsplatzes (nach Möglichkeit in Form von festen Arbeitszeiten ohne Schichtdienst, kein Wochenenddienst etc.) begegnet werden.

Die Schwere der depressiven Erschöpfung sowie des Menière-Krankheitsbildes lassen z. Z. eine längere Arbeitsunfähigkeit von ca. 6 Monaten zur Wiederherstellung der Leistungsfähigkeit notwendig erscheinen. Des Weiteren ist ein solcher Zeitraum nötig, um die Techniken zum Umgang mit den Schwindelanfällen zu festigen und die Sicherheit im Umgang mit der eigenen Körperbewegung zu erhöhen. Eine ambulante psychotherapeutische Betreuung ist für die weitere Stabilisierung dringend erforderlich. Sie soll die begonnene Auseinandersetzung mit der chronischen Erkrankung sowie den daraus resultierenden Veränderungen und Verlusten für das weitere Leben aufarbeiten und zu Lösungsstrategien beitragen.

C) Dekompensierendes Menière-Leiden mit Schwindelanfällen bis zu 2- bis 3-mal pro Woche. Insgesamt zunehmende Intensität des Schwindelerlebens, einhergehend mit zunehmendem Hörausfall und zunehmender Schwindelfrequenz. Pantonale hochgradige Schwerhörigkeit rechts. Quälender tieffrequenter Tinnitus beidseits

Herr … leidet unter einem rechtsseitigen Morbus Menière mit Übelkeit und Erbrechen. Hierbei erfolgte zur Bewältigung der durch die Schwindelereignisse und die sich dabei zunehmend einstellende Unsicherheit und depressive Dekompensation ein stationärer psychosomatischer Aufenthalt. Seitdem ist Herr … in meiner ambulanten Weiterbehandlung.

Zunächst konnte mit Hilfe einer stufenweisen Wiedereingliederung die Arbeitsfähigkeit von Herrn … erhalten bleiben. Dazu waren auch das weiter durchgeführte stabilisierende Gleichgewichtstraining sowie die Entspannungsverfahren nützlich und hilfreich. Dennoch hat sich inzwischen gezeigt, dass zur Kompensation und akut immer häufiger werdenden Schwindelzuständen nun immer mehr Kraft aufgewandt werden muss, die letztendlich zur nach außen nur noch schwer zu kaschierenden depressiven Erschöpfung geführt hat. Dabei stellen sich auch erhebliche Selbstwertzweifel ein.

Insgesamt ist auch eine deutliche narzisstische Kränkung festzustellen, dass über die Leistungskompensation nicht mehr die früher erreichten Erfolge erzielt werden können und auch für den Patienten beruflich nicht stimmig gearbeitet werden kann. Hierbei hat der Patient versucht, zunächst mit hoher Kraftanstrengung die offen zu Tage getretenen körperlichen und seelischen Probleme dennoch zu meistern.

Hier hat sich letztendlich ein Zusammenbruch vieler Kompensations- und Abwehrmechanismen erwiesen, der nun in einer depressiven Erschöpfungsphase gegipfelt ist. Zudem hat sich auch weiter der Hörbefund so verschlechtert, so dass von einer einseitigen Defakto-Taubheit auszugehen ist. Dies wiederum mindert bei dem Berufsbild des Patienten die Leistungsfähigkeit und erhöht das Missverstehen.

Zentraler Punkt bleibt aber die ständige Unsicherheit hinsichtlich sowohl der organischen Schwindelattacken als auch der begleitenden psychovegetativen und psychogenen Unsicherheit, die teilweise mit Vomex A® kaschiert werden kann. Aber dennoch kann auch dies hinsichtlich des Medikamentenprofils keine Dauerlösung sein.

Insgesamt muss man sagen, dass Herr … so selbst unter der stufenweisen Reduktion aus medizinischer Sicht nicht dauerhaft berufsfähig ist und so weit absehbar, von einer dauerhaften Arbeitsunfähigkeit und Berufsunfähigkeit ausgegangen werden muss.

Ansonsten besteht die Gefahr der weiteren gesundheitlichen Verschlechterung mit einem ebenfalls zu befürchtenden kompletten Zusammenbruch auch weiterer Organsysteme.

9.2 Schwerbehinderung und Minderung der Erwerbsfähigkeit

Entsprechend den Anhaltspunkten für die ärztliche Gutachtertätigkeit sind Menière-Anfälle, die 1- bis 2-mal pro Jahr auftreten, mit einer Minderung der Erwerbsfähigkeit (MdE) von 0–10% zu bewerten, häufigere Anfälle – je nach Schweregrad – mit einer MdE von 20–40% und schwere Anfälle mehrmals pro Monat mit einer MdE von 50%. Zum Vergleich: wöchentliche epileptische Anfälle werden bei 90–100% eingestuft.

Antrag beim Versorgungsamt

Um zu einem Schwerbehindertenausweis oder der Bestätigung der MdE zu kommen, muss ein Antrag beim zuständigen Versorgungsamt gestellt werden. Dieser kann in der Regel selbst ausgefüllt werden. Bei Morbus Menière empfiehlt es sich, die Diagnose mit den Zusatzsymptomen Schwerhörigkeit, Tinnitus, Druckgefühl und v. a. dem Schwindel mit der empfundenen Häufigkeit anzugeben, auch wenn an sich alles in dem Begriff Morbus Menière vereint ist. Sollten zusätzliche Behinderungen bestehen, so ist es natürlich sinnvoll, diese mit anzugeben.

Nach der neuen Gesetzgebung werden nicht mehr – wie früher – einzelne Behinderungen einfach zusammengezählt. Jetzt muss der Gutachter

9.2 Schwerbehinderung und Minderung der Erwerbsfähigkeit

aus dem Gesamtbild einen angemessenen Grad der Schädigung in Prozent ermitteln.

Hilfe dazu kann bei den Selbsthilfegruppen »Kontakte und Informationen für Morbus Menière« (K.I.M.M) und der Deutschen Tinnitus-Liga (DTL) erfragt werden; diese können auch versierte Rechtsexperten benennen.

Die »Anhaltspunkte für die ärztliche Gutachtertätigkeit im sozialen Entschädigungsrecht nach dem Schwerbehindertengesetz«, Ausgabe November 1996, lauten in einem »Auszug aus dem Buch des Bundesministeriums für Arbeits- und Sozialordnung« wie im Folgenden aufgeführt.

Hör- und Gleichgewichtsorgan
Gleichgewichtsstörungen
Normabweichung in apparativ erhobenen neurootologischen Untersuchungsbefunden bedingen für sich allein noch keinen GdB-MdE-Grad. (GdB: Grad der Behinderung; übersetzt: **Nicht allein die Befunde, sondern die Auswirkungen der Störungen auf den Menschen werden bewertet!**)

Menière-Krankheit

1–2 Anfälle pro Jahr	0–10%
Häufigere Anfälle je nach Schweregrad	20–40%
Mehrmals monatlich schwere Anfälle	50%

Bleibende Hörstörung und Ohrgeräusche (Tinnitus) sind zusätzlich zu bewerten!

Beim »ausgebrannten« oder ausgeschalteten Morbus Menière, der dann anderen Gleichgewichtsstörungen gleichgesetzt wird, gilt Folgendes:

Gleichgewichtsstörungen
Ohne wesentliche Folgen: 0–10%
- Beschwerdefrei, allenfalls Gefühl der Unsicherheit bei **alltäglichen Belastungen** (z. B. Gehen, Bücken, Aufrichten, Kopfdrehen, leichte Arbeiten in wechselnder Körperhaltung);
- leichte Unsicherheit, geringe Schwindelerscheinung (Schwanken) bei **höheren Belastungen** (z. B. Heben von Lasten, Gehen im Dunkeln, abrupte Körperbewegung);
- stärkere Unsicherheit mit Schwindelerscheinungen (Fallneigung, Ziehen nach einer Seite) erst bei **außergewöhnlichen Belastungen** (z. B. Stehen und Gehen auf Gerüsten, sportliche Übungen mit leichten Körperbewegungen);
- keine nennenswerten Abweichungen bei den Geh- und Stehversuchen. ▼

Mit leichten Folgen: 20%
- Leichte Unsicherheit, geringe Schwindelerscheinungen wie Schwanken, Stolpern, Ausfallschritte bei **alltäglichen Belastungen;**
- starke Unsicherheit und Schwindelerscheinungen bei **höheren Belastungen;**
- leichte Abweichungen bei Geh- und Stehversuchen erst auf **höherer Belastungsstufe.**

Mit mittelgradigen Folgen: 30–40%
- Stärkere Unsicherheit, Schwindelerscheinungen mit Fallneigung bereits bei **alltäglichen Belastungen;**
- heftiger Schwindel (mit vegetativen Erscheinungen, gelegentlich Übelkeit, Erbrechen) bei **höheren und außergewöhnlichen Belastungen;**
- deutliche Abweichungen bei den Geh- und Stehversuchen bereits auf **niedriger Belastungsstufe.**

Mit schweren Folgen: 50–70%
- Heftiger Schwindel, erhebliche Unsicherheit und Schwierigkeiten bereits beim Gehen und Stehen im Hellen und anderen **alltäglichen Belastungen, teilweise Gehhilfe erforderlich;**
- bei Unfähigkeit, ohne Unterstützung zu Gehen oder zu Stehen.

Auch hier gilt: Bleibende Hörstörung und Ohrgeräusche (Tinnitus) sind zusätzlich zu bewerten!

Hörstörungen
Maßgebend für die Bewertung des GdB-MdE-Grads bei Hörstörungen ist die Herabsetzung des Sprachgehörs, deren Umfang durch Prüfung ohne Hörhilfen zu bestimmen ist. Der Beurteilung ist die von der Deutschen Gesellschaft für Hals-Nasen-Ohren-Heilkunde, Kopf- und Halschirurgie empfohlene Tabelle zugrunde zu legen. Nach Durchführung eines Ton- und Sprachaudiogramms ist der Prozentsatz des Hörverlusts aus entsprechenden Tabellen abzuleiten.

Die in der GdB-MdE-Tabelle enthaltenen GdB-MdE-Werte zur Schwerhörigkeit berücksichtigen die Möglichkeit eines Teilausgleichs durch Hörhilfen mit.

Sind mit der Hörstörung andere Erscheinungen, z. B. Ohrgeräusche, Gleichgewichtsstörungen, Artikulationsstörungen oder außergewöhnliche psychoreaktive Störungen verbunden, so kann der GdB-MdE-Grad entsprechend höher bewertet werden.

Angeborene oder in der Kindheit erworbene Taubheit oder an Taubheit grenzende Schwerhörigkeit

mit Sprachstörungen	100%
Sonstige später erworbene Taubheit je nach Sprachstörungen	80–90%

▼

Sonstige, d. h. nach dem Spracherwerb eingetretene Schwerhörigkeiten je nach Befund und tabellarischer Auswertung. (Aus Boeninghaus 1990)

	Einseitig	Beidseitig
Einseitige Taubheit	15%	60–80%
Hochgradige Schwerhörigkeit	10%	45–50%
Mittelgradige Schwerhörigkeit	10%	30–35%
Geringradige Schwerhörigkeit	0%	15–20%

Ohrgeräusche (Tinnitus)

Ohne nennenswerte psychische Begleiterscheinungen	0–10%
Mit erheblichen psychovegetativen Begleiterscheinungen	20%
Mit wesentlicher Einschränkung der Erlebnis- und Gestaltungsfähigkeit (z. B. ausgeprägte depressive Störung)	30–40%
Mit schweren psychischen Störungen und sozialen Anpassungsschwierigkeiten	50% und ggf. mehr

9.3 Verkehrstauglichkeit

Wenn Menière-Patienten Auto fahren, bedeutet dies für sie und die anderen Teilnehmer im Straßenverkehr ein deutlich höheres Risiko, denn nur ein Teil der Schwindelanfälle kündigt sich vorher an. Trotzdem ist die Frage nach der Verkehrstauglichkeit von Menière-Patienten schwierig zu beantworten, obwohl sie aus ärztlicher Sicht klar mit einem großen NEIN beantwortet werden muss.

Ein Ausgeschlossensein vom Individualverkehr kann in dieser auf das Auto und nicht auf den Menschen ausgerichteten Gesellschaft einen echten Ausschluss vom öffentlichen Leben bedeuten, v. a. auf dem Land. Die allgemeine Forderung kann daher eindeutig nur auf das Schaffen eines autoarmen, durch öffentlichen Nah- und Fernverkehr vernetzten Verkehrsverbundes zielen. Letztlich muss sich wohl jeder selbst ernsthaft fragen, ob er oder sie das erhöhte Risiko sich und anderen gegenüber eingehen will.

> Da aber Menière-Anfälle auch plötzlich kommen können, sollte man im eigenen Interesse vom Führen eines Kraftfahrzeugs ablassen (s. auch Hamann 2002). Dies muss erst recht gelten, wenn Tumarkin-Anfälle hinzukommen. In diesem Sinne verbietet sich nach Hamann nicht nur die Personenbeförderung, sondern auch die Erlaubnis für den privaten Gebrauch eines Fahrzeuges.

Lediglich bei Menschen, die ihren Anfall vorher bemerken, ist ein Nachdenken über diese Frage vertretbar. Es sollte immer bedacht werden, dass nicht nur die eigene Person, sondern auch andere auf der anderen Seite dem Auto Entgegenkommende extrem gefährdet werden.

Nach einer definitiven Ausschaltung der schwindelerregenden Seite, wie nach der Gentamycintherapie und der Neurektomie, kann neu überlegt werden. Wenn Schwindelfreiheit über längere Zeit und eine ausreichende Kompensation (!) der Ausfallserscheinungen eingetreten sind, dürfte bei einseitigen Krankheitsformen eigentlich tagsüber das Führen eines Fahrzeuges wieder möglich sein. Dies ist aber sicher eine Einzelfallentscheidung unter fachärztlicher Beratung [ausführlich s. Kratzsch u. Schaaf (2004)].

9.4 Angehörige

Die Menière-Erkrankung betrifft nicht nur den Erkrankten, sondern in aller Regel auch die Menschen, die mit dem Erkrankten leben. Oft entscheidet sich auch im sozialen und familiären Umfeld, ob die Krankheit getragen und ob und wie der Betroffene aufgefangen werden kann wie etwa eine gemeinsame Entwicklung möglich ist.

Mit den Auswirkungen der Menière-Erkrankung auf die Partnerschaft befasst sich die Diplom-Psychologin Christine Praetorius seit Jahren in Theorie und Praxis auch mit der Selbsthilfeorganisation K.I.M.M, sodass im Wesentlichen auf ihre Arbeiten verwiesen werden kann (Praetorius 1995, 1999). Ich möchte im Folgenden einige der von ihr beschriebenen möglichen Verarbeitungsformen als Überblick wiedergeben.

9.4.1 Gemeinsame depressive Verarbeitung

Bei einer gemeinsamen depressiven Verarbeitung der Erkrankung ziehen sich der Partner wie der erkrankte Angehörige vom geselligen Leben fast gänzlich zurück. So kommt es im Krankheitsverlauf zu einer zunehmenden Verminderung gesellschaftlicher Kontakte; der Freundeskreis schrumpft. Dadurch entfallen wichtige Möglichkeiten zur Entspannung, Regenerierung und sozialen Unterstützung. Urlaubspläne werden aus Angst vor dem nächsten Anfall fallen gelassen. Kinder werden zur Rücksichtnahme erzogen und dazu, nicht laut zu sein – allerdings in einem Ausmaß, das dem gesunden Partner widernatürlich erscheint.

Meistens findet ein Rollenwechsel statt, eine Beziehungsänderung in dem Sinn, dass eine stark aktive Verantwortungsübernahme für die Lebensgestaltung vom Gesunden einseitig übernommen wird oder dass er sich dieser Aufgabe nicht gewachsen sieht und in Passivität verfällt.

Neid entsteht auf bekannte Ehepaare, die beide aktiv ihr Leben gestalten. Neben den Neidgefühlen entsteht auch Scham, dass der einstmals gesellige Partner nun gereizt ist, unfreundlich wirkt, Kontakte vermeidet.

Teufelskreis

Ein Teufelskreis von Zukunftsangst und Depression entsteht gleichermaßen in Verzahnung mit der psychischen Situation des Betroffenen. Die Erkrankung führt in den Augen des Mitbetroffenen zu »egoistischem« Rückzugs- bzw. Krankheitsverhalten.

9.4 Angehörige

> Teilweise kann dann im Verlauf die Krankheit des Partners aber auch als ein von ihm vorgeschobener Grund für sein passives Verhalten gesehen werden.

Das Zurückstellen eigener Bedürfnisse, Überlastung und die erlebte Hilflosigkeit führen bei diesen Mitbetroffenen zu Depressionen.

9.4.2 Verdrängender Umgang mit der Erkrankung

Bei einigen Mitbetroffenen zeigt sich ein gänzlich anderes Bild. Sie sind nicht in der Lage, die Bedürfnisse ihres erkrankten Partners wahrzunehmen. Fahrdienste und praktische Hilfestellung werden bewerkstelligt; Verständnis für die Nöte des Gegenübers wird jedoch nicht aufgebracht. Krankheitsbezogene Themen werden abgeblockt. Direkt oder indirekt wird dem Erkrankten vermittelt, dass er eine Belastung sei. Früheres Verhalten, aus beschwerdefreier Zeit, wird angemahnt.

9.4.3 Sich gegenseitig unterstützende und – im Idealfall – fördernde Verarbeitung der Erkrankung

Anders gestaltet es sich bei Paaren, bei denen der nichtbetroffene Partner bereits eine andere Erkrankung hat oder im Verlauf bekommt. Die notwendige wechselweise Verantwortungsübernahme für das Wohlergehen des Partners bei bestehenden Erkrankungen bewirkt gegenseitige Abhängigkeiten und Dankbarkeit für die erlebte Unterstützung. Gegenseitige Rücksichtnahme wird erforderlich, und sich gegenseitig unterstützend wird die Ehe gefestigt.

In einigen Fällen ist der positive Verlauf bemerkenswert. Es zeichnet sich ab, dass der Mitbetroffene sehr stark die Erkrankung des Partners wahrnimmt und aktiv an deren Bewältigung mitarbeitet. Der Erkrankte wird ernst genommen und seine Eigeninitiative bei der Krankheitsbewältigung gefördert. Das gemeinsame Leben wird realitätsentsprechend auf die Erkrankung eingestellt. Eigene Bedürfnisse des Mitbetroffenen werden jedoch weiter beachtet. Der Erkrankte zeigt viel Eigenverantwortung, nimmt auch die Belastung, die der Partner mitträgt, ernst. Beide ertragen gemeinsam die anfängliche Hilflosigkeit, entwickeln bald aber so viel Kompetenz in der Bewältigung, wie ihnen möglich ist. Dabei versäumen sie es nicht, für die Zukunft Bewältigungsmöglichkeiten zu erkunden, um auf eventuelle Veränderungen im Krankheitsverlauf frühzeitig eingehen zu können.

Positiv: Partner arbeitet aktiv mit

9.4.4 Fazit

Um möglichst von der verständlichen, aber für alle Beteiligten nicht günstigen depressiven Verarbeitung zu einer zunehmend sich und den anderen

Partner in Therapieplanung einbinden

fördernden Haltung kommen zu können, sollten die Partner frühzeitig in eine Therapieplanung miteingebunden werden.

Neben Informationen über mögliche Krankheitsverläufe sollte rechtzeitig auf die verschiedenen Möglichkeiten der Krankheitsbewältigung durch den Erkrankten hingewiesen werden. Effektive Strategien sollten benannt werden, aber auch die Gefahr von Fehlentwicklungen (unangemessene Angst, Rückzug, generalisierte Hilflosigkeit, Aufgabe von Mitverantwortung u. a.) sollte erläutert werden. Die Neuorientierung, die für die ganze Familie notwendig werden kann, muss besprochen werden dürfen, ggf. auch mit fachtherapeutischer Hilfe. Bei starkem Leidensdruck oder den erwähnten Fehlentwicklungen, ist sicher auch Psychotherapie sinnvoll, die auch während einer Einzeltherapie Familiengespräche beinhalten sollte.

Resümee – Rückblick – Ausblick

Zwar scheint es beim Morbus Menière keine Heilung im klassischen Sinne zu geben, aber es ist – so hoffe ich – deutlich geworden, dass es doch viele Kompensationsmöglichkeiten und Möglichkeiten des Umgangs sowie lebenswerte Alternativen gibt.

Das aus meiner Sicht wichtigste dabei ist der Weg in eine eigene Gestaltungsfähigkeit mit oder aus der Krankheit heraus. Dies ist nun leider kaum in Büchern nachlesbar und letztlich eine existenzielle Frage. Es rührt an die Lebensfrage »Wie gehe ich mit einem nicht rückgängig zu machenden Leid um, ohne – meist vergeblich – auf Erlösung von außen zu warten oder in Anschuldigungen an wen auch immer zu verharren?«. Es ist auch die Frage »Wie kann ich – trotzdem – Chancen erarbeiten und nutzen?« Dass – im Nachhinein gesehene – auch gute Veränderungen eigentlich sehr oft erst durch Leiden angestoßen werden, erscheint bei den heutigen Möglichkeiten zunächst ungewöhnlich, unnötig, verständlicherweise auch als unfair. Wir vergessen oft und gerne, dass wir unendliches Glück haben, hier und jetzt leben zu dürfen: Nicht hier vor noch 50, 100 oder 150 Jahren, und nicht jetzt vielleicht nur 500–1.000 km entfernt in Regionen, in denen Krieg und Not, Ungerechtigkeit und Grausamkeit an der Tagesordnung sind.

seelische Reifungsvorgänge

Dennoch sind wir vom Paradies auf Erden meilenweit entfernt, wenn es denn im Sinne individueller Entwicklung überhaupt wünschenswert ist. Zumindest seelische Entwicklungen scheinen Hindernisse und Widerstände mit Gelegenheit zum Wachstum zu brauchen. Nimmt man Märchen als Geschichten, die über Generationen hinweg Grundmuster allgemein-menschlichen Verhaltens weitererzählen, so zeigt sich schon dort, dass zumindest seelische Reifungsvorgänge nicht glatt von der Hand gehen. Kein Prinz bekommt seine Prinzessin ohne Prüfung oder Kampf gegen den Drachen; keiner Prinzessin fällt der Wunschprinz in den Schoß. Innere Reife im Leben scheint erst nach einer Leidensstrecke erlangt werden zu können, und so zeigen Märchen immer wieder das volle menschliche Leben mit allem Dunklen, Bösen, Leiden, aber auch den dagegen wirkenden lichten, guten und heilenden Kräften.

In den entsprechenden Märchenmotiven wird etwa Rotkäppchen verschlungen. Bei dieser Grausamkeit bleibt es aber nicht, sondern es folgt, wie bei den meisten Märchenmotiven, auf die Qual oder den Tod die Wiederauferstehung als Symbol für das geglückte Erreichen der nächsthöheren Reifungsstufe. Es werden also Qualen der Reifung dargestellt, die zumindest im Unbewussten Vorstellungen über Bedrohung und Errettung bilden helfen (Kleespies 1998).

fruchtbare innere Auseinandersetzung

Das findet man auch sehr deutlich bei den bei Morbus-Menière-Erkrankten häufigen depressiven Entwicklungen. Wenn sich daraus eine fruchtbare innere Auseinandersetzung ergibt, so können Menschen auch aus den Qualen gereift hervorgehen.

Alles logo? Wo liegt der Sinn?

Oft geht es schlechthin um den Sinn des Lebens: »Was soll ich und ausgerechnet ich auf dieser Welt, was ist mein Beitrag, meine Aufgabe aber auch meine ganz eigene Entwicklung?«

Die Zuversicht in die bedingungslose Sinnhaftigkeit des Lebens hat Viktor E. Frankl (1996) systematisch in die Psychotherapie eingeführt. Auch noch so tiefe Abgründe von Leid, Schuld oder Tod minderten diese Aussage nicht, im Gegenteil hat er diese als Herausforderung des Lebens an die Person und die menschliche Reaktionsweise formuliert. So fördere Leid die Hellsichtigkeit des Menschen und die Durchsichtigkeit der Welt. In beiden Fällen werde die Sicht des Menschen erweitert, erneuert, evtl. korrigiert, auf jeden Fall intensiviert. So sehe der leidende Mensch mehr: Er sehe nicht nur mit seinen Augen im Gesicht, sondern auch mit den Augen des Geistes und nehme geistig mehr wahr.

Als weniger hilfreich und »sinnvoll« wird die Frage nach dem Warum betrachtet. »Warum ist meine Tochter behindert?« »Warum ist mein Mann ein Trinker?« »Warum hat mich meine Frau betrogen?« »Warum bin ich krank geworden?« und dann natürlich auch die Frage: »Warum habe ausgerechnet ich einen Morbus Menière?«

Dieses Forschen nach dem »Warum« sei zwar öfter erfolgreich, aber eben selten hilfreich, weil es uns auf die falsche Fährte locke. So schreibt Frankl (1996):

> »Das Leben ist es, das den Menschen die Fragen stellt. Der Mensch hat nicht zu fragen, er ist vielmehr der vom Leben her Befragte, der dem Leben zu antworten – das Leben zu verantworten hat. Die Antworten aber, die der Mensch gibt, können nur konkrete Antworten auf konkrete Lebensfragen sein.«

Die Fragen, die das Leben uns stellt, könnten wir uns nicht aussuchen. Aber die Antworten, die wir darauf geben, seien Zeugnisse unserer ureigensten geistigen Haltung, gleichsam Fingerabdrücke unseres Lebens.

In dem Augenblick, in dem ich nicht mehr die Frage nach dem »Warum« stelle, sondern: »Wie reagiere ich darauf«, käme ein Reifeprozess in Gang, der der eigenen Entwicklung diene.

In diesem Sinne wird entgegen der landläufigen Meinung angenommen, dass nicht die Eindrücke, die Impulse, die aus der Umwelt auf uns einströmen, uns prägen, sondern die von uns ausgehenden Antworten. So mache uns nicht etwa das Leiden, das wir empfangen, böse, sondern ein Leid, das wir erzeugen.

Der unbedingte Glaube an die bedingungslose Sinnhaftigkeit des Lebens führe dann dazu, wie Frankl (1996) postuliert, dass nichts auf der Welt Anlass zu Hoffnungslosigkeit und Zweifel bietet, weil bei aller Tragik die Hoffnung bestehen bleibt, dass etwas Sinnvolles daraus erwächst. Für sich selber hat dies Frankl selbst unter widrigsten Bedingungen im Konzentrationslager gelebt und nicht letztlich daraus seine »Logotherapie« (Logos, griechisch = Sinn) entwickelt.

Für uns Normalsterbliche, die wir Leid und Trauer lieber auf der weit weggerückten Seite unseres Lebens sehen, ist der Ansatz nicht einfach und sicherlich oft auch überfordernd. Da ich mir nun aber nicht mehr aussuchen kann, ob ich erkrankt bin und wie schwer ich bis jetzt erkrankt bin, kann auf der Suche nach dem Gesunden und dem Hilfreichen eine Perspektive entwickelt werden, in der wieder Gestaltung möglich ist.

Bei der Betrachtung psychosomatischer Erkrankungen gehen logotherapeutische Ansätze, wie von E. Lukas (1997) in dem meines Erachtens sehr lesenswerten Buch von der »Sehnsucht nach Sinn« beschrieben, nicht nur der psychosomatischen Wirkungskette bis zur Schädigung nach. Sie vermuten darüber hinaus, dass nicht nur (schädigende) Faktoren von außen eine Rolle spielen, sondern auch nicht gelebte Möglichkeiten der Betroffenen.

> **Wer die Möglichkeiten der Gegenwart nicht ausschöpft, verliert Ausschöpfungskräfte. Alle nicht gebrauchten Glieder werden schwach und analog dezimieren sich geistige Ressourcen ungebraucht. Wer Kräfte verliert, hat wiederum keinen Widerstand gegen Krankheit und Siechtum, aus Einzelfällen wird chronisches Leiden. So findet sich in großen Prozentsätzen bei psychosomatisch chronisch kranken Patienten ein diffuses Schuldgefühl, nicht mehr aus ihrem Leben gemacht zu haben, und in Reaktion darauf eine Lähmung der Bereitschaft, aus dem Rest ihres Lebens noch etwas zu machen.**

Und selbst?!

Ich habe in Arolsen, »weit weg von Köln und noch hinter Düsseldorf« noch Jahre gebraucht, um zu sehen, dass meine Menière-Erkrankung auch eine für mich nun positive Wende eingeleitet hat, auch wenn ich mir eine weniger schwindelerregende Dramatik gewünscht hätte.

Inzwischen lebe und arbeite ich mit meiner weitestgehend beruhigten Krankheit sowie meiner hier kennen gelernten Frau, Hedwig Holtmann, immer noch in Arolsen.

Gelernt habe ich, teilweise wohl erst im Erleben des Verlustes und des Ringens um Ausgleich, die Koordinaten des Gleichgewichtssystems in seinen organischen und psychischen Komponenten besser wahrzunehmen.

So möchte ich die hier sehr andere Beschäftigung und den Umgang mit – auch meiner – Gesundheit, nicht mehr gegen meine frühere eintauschen, auch wenn ich immer noch »Köln« und das, was daran hängt, sehr vermisse.

Ich bin dankbar, in harten und schwindelnden Zeiten unterstützende Menschen und auch gute professionelle Helfer an meiner Seite gehabt zu haben. Dabei hat mir die Tatsache, selbst Mediziner zu sein, oft geholfen, vieles aber auch schwerer gemacht, v. a. im Umgang mit Kollegen; hierbei will ich den (Haus-)Arzt meines Vertrauens ausdrücklich ausnehmen.

Ohne die psychotherapeutische Unterstützung von Irene Wielpütz aus Köln weiß ich nicht, ob ich die Engen des Lebens durchgestanden hätte. Ihr und meinem – späterem – psychotherapeutischen Ausbilder Dr. Volker Warnke aus Kiel verdanke ich viele lebensrettende Anstöße.

Trotzdem bleibt natürlich auch mir meine – oft verzweifelte – Angst, schwerhörig oder gar taub zu werden und den ganzen Schwindel einer Menière-Erkrankung vielleicht auf meinem jetzt gesünderen Ohr noch einmal mitmachen zu müssen, erst recht seit es »endolymphatisch« schwankt.

Auch reaktivieren neue und alte Konflikte oft bewährte Reaktionen – auch bei mir.

Hier ist mir neben der Selbsterfahrung oft der Umgang mit den Patienten hilfreich, die in vielen Fällen noch sehr viel schlechtere Hörkurven haben und mich doch hören können. Und neben den Menière-Patienten, denen ich helfen kann, finden sich auch immer wieder solche, die ich in ihren Fähigkeiten, nach einem Anfall auch wieder aufzustehen, nur bewundern kann – und vieles von ihnen lerne.

> Nicht zuletzt das eigene Erleben, schon einmal eine Krise bewältigt zu haben, und das Schielen auf immer besser werdende technische Hilfen machen mir Hoffnung, dass auch ein beidseitiger Morbus Menière nicht das Ende eines lebenswerten Lebens bedeutet.

Aber davon ist leichter gesprochen als gehandelt, und – siehe oben – nicht immer kann man diese Zeiten allein durchstehen. Allerdings macht erlebtes und durchgemachtes Leid eben auch ein bisschen »hellsichtiger«, wenn es das richtige Wort ist, und es macht neben ein paar verschlossenen Türen auch einige neue auf.

Ihnen als Leser wünsche ich als Arzt – nicht nur bei der Behandlung der Menière-Erkrankung – eine Medizin, die den Menschen als Ganzes betrachten kann und Sie auf der Suche nach neuen Möglichkeiten therapeutisch professionell und menschlich unterstützend begleitet. Eine solche Medizin ist anstrengend und alles andere als einfach und auch für Patienten nicht umsonst zu haben: Sie erfordert den Abschied von einer Konsumhaltung gegenüber der Gesundheit, Eigeninitiative, Geduld und gelegentlich auch das Aushalten schier unaushaltbar scheinender Zustände. Gewonnen werden können dafür ein Rückerhalt der Verantwortung und selbstverantwortliche Gestaltungsmöglichkeiten der eigenen Gesundheit mit möglicherweise neu hinzu gewonnen Ergebnissen einer – sicher nicht einfachen – Suche.

Kurze Antworten auf häufig gestellte Fragen

Für eilige Leser

Was ist die Menière-Krankheit?	Die Menière-Krankheit betrifft das Innenohr und wirkt sich auf den Gleichgewichts- und Höranteil aus. Bei den Betroffenen liegt ein sog. **endolymphatischer Hydrops** vor. Dieser wird als Folge eines Missverhältnisses von Produktion und Abtransport der Flüssigkeit in den Innenohrschläuchelchen gedeutet. Dadurch kann es zu Störungen im Gleichgewichts- und zu Ausfällen im Hörorgan kommen. Diese äußern sich in dem typischen, unvorhersehbaren, attackenweisen Schwindel sowie in chronischem Hörverlust und in Ohrgeräuschen (Tinnitus). Bei wiederholten Anfällen kann sich aus der Angst bei und vor dem Schwindel auch ein »Schwindel der Seele« entwickeln.
Was verursacht die Menière-Krankheit?	Für den endolymphatischen Hydrops wird eine verminderte Abtransport-(Resorptions-)leistung im **Saccus endolymphaticus** verantwortlich gemacht. Möglich ist, dass der endolymphatische Sack mit Immunabwehraufgaben, für die er wohl auch verantwortlich ist, überfordert sein könnte, sodass er diese Doppelaufgabe nicht ausreichend übernehmen kann. Der endolymphatische Sack könnte aber auch z. B. infolge abgelaufener Infekte geschädigt sein. Hier kommen schon lange zurückliegende Mumpsinfektionen, Mittelohrentzündungen, oder eine Entzündung des Labyrinths durch Bakterien oder Viren in Betracht.
Wie häufig ist die Menière-Krankheit?	Die Häufigkeit der Menière-Erkrankung wird in Industrienationen um 1:1.000 (0,1%) angenommen. Es wird vermutet, dass pro Jahr in Deutschland 3.200–9.000 Neuerkrankungen auftreten. Genaue Angaben für die Bundesrepublik gibt es nicht. In Ländern mit staatlichem Gesundheitswesen, wie England und Schweden, liegen Zahlen vor: So wird das Vorkommen in Großbritannien auf 1:1.000, in Schweden auf 1:2.174 angegeben (Pfaltz u. Thomsen 1986, S. 2f). Die Menière-Krankheit tritt gehäuft im 3. und 4. Lebensjahrzehnt auf und betrifft nur ganz selten Kinder (Morgenstern et al. 1983).
Müssen alle 3 Kriterien erfüllt sein, damit die Diagnose des Morbus Menière feststeht?	Ja, allerdings sind im Anfangsstadium manchmal noch nicht alle 3 Symptome (Schwindel, Hörverlust, Ohrensausen) komplett; das ändert sich aber meistens innerhalb eines Jahres. Immer ist aber eine genaue Abklärung von anderen Krankheiten mit ähnlichen Symptomen wichtig, da ggf. ganz unterschiedliche Therapien eingeleitet werden müssen. Auch ist vor einer voreiligen Einstufung, insbesondere der rein auf den Hörteil begrenzten Endolymphschwankungen, zu warnen, da sonst aus Angst ein sicher unnötiger psychogener Schwindel hinzukommen kann.
Sind Hörschwankungen im Tieftonbereich mit Tieftontinnitus ein Vorzeichen des M. Menière?	Nein: Ein meist brummender, dröhnender tiefer Tinnitus, der oft verbunden ist mit wiederholten Hörschwankungen im Tieftonbereich, stellt eine relativ häufige Erkrankung des Innenohrs dar. Diese Sonderform des Tinnitus- und Hörgeschehens wird zwar vielfach als Hörsturz oder als Vorstufe zum Morbus Menière verkannt, es ist

aber sehr wahrscheinlich, dass es sich um ein eigenständiges Krankheitsbild handelt (Lehnhardt 1984; Zenner 1994). Dabei bilden sog. endolymphatische Schwankungen im »Gehörschlauch« der Schnecke die organische Endstrecke dieser Erkrankung.

In Untersuchungen zeigte sich (Yamasoba et al. 1994; Schaaf et al. 2001), dass ca. 10% der mit diesem Krankheitsbild aufgenommenen Patienten eine Menière-Erkrankung bekommen. Die meisten entwickeln wieder ein ganz normales Hörvermögen; ca. 30% der Patienten behalten ein schwankendes Hörvermögen.

Richtig ist, dass Menière-Erkrankungen mit Endolymphschwankungen beginnen können, ehe sich dann, meist innerhalb eines Jahres, das Vollbild des Morbus Menière ergibt.

Richtig ist aber auch, dass nur die wenigsten Menschen mit Endolymphschwankungen einen Morbus Menière bekommen.

Kann die Menière-Krankheit auch beidseitig vorkommen?

Leider ja. Von einem beidseitigen Morbus Menière kann aber erst gesprochen werden, wenn alle 3 Symptome: Hörverlust, Ohrgeräusche und innenohrbedingter (!) Schwindel (nicht ein zusätzlicher »Schwindel der Seele«) auch auf der anderen Seite festzustellen sind. Vor allem die Ohrgeräusche treten sehr häufig beidseitig auf, ohne dass sich daraus ein neues Schwindelzentrum entwickeln muss.

Gibt es eine Heilung für die Menière-Krankheit?

Es ist bis jetzt keine Heilung bekannt. Dies folgt schon daraus, dass keine genaue Ursache bekannt ist. Leider ist bis jetzt nur klar, wie sich die Krankheit auf das Innenohr auswirkt. Die Medizin kann aber effektive symptomatische Maßnahmen anbieten. Vor allem für die akuten, heftigen Schwindelattacken ist eine sichere Symptombekämpfung mit Mitteln gegen die oft heftige Übelkeit (Antiemetika) bekannt, die auch ohne ärztliche Anwesenheit möglich ist.

Heilung wird nur von Außenseitermethoden und Heilslehren propagiert, die allerdings für diese Versprechen keine nachprüfbaren Belege erbracht haben.

Wie wird die Menière-Krankheit behandelt?

Der Morbus Menière sollte in seinen körperlichen und seelischen Aspekten professionell behandelt werden. Wenn sich die Menière-Krankheit in ihrer ernsthafteren Form einstellt, zieht dies Maßnahmen weit über die rein medikamentöse Akuttherapie hinaus nach sich. Wichtig und möglicherweise lebensrettend ist dabei, ein Konzept erlebbar werden zu lassen, das ohne falsche Versprechungen auch bei möglichen Schädigungen im Gleichgewichts- und Hörbereich weitere Gestaltungsmöglichkeiten erkennen lässt.

Dazu ist eine verständliche, nachempfindbare, erst einmal medizinische **Aufklärung über das Krankheitsbild,** u. a. hinsichtlich des Wesens des Krankheitsbildes als auch hinsichtlich des Umgangs mit den daraus erwachsenden möglichen Problemen, wie Schwindel und Unsicherheit, unerlässlich. Ungemein wichtig ist dabei zu klären, ob es sich bei den »Schwindelanfällen« um Attacken aus dem Innenohr oder etwa um begleitende oder reaktive seelische Schwindelformen und/oder depressive Krisen handelt, die sich im Erleben ähnlich oder gleich anfühlen können. Hier ergeben sich zwei sehr unterschiedliche Therapie- und Bewältigungsansätze.

Eine **psychische Bearbeitung** der durch die Krankheit geänderten Lebenssituation ist spätestens dann nötig, wenn die Krankheit in ihrem organischen und auch psychischen Anteil zu reaktiven Veränderungen wie Depressionen, Angstzuständen, ggf. in Begleitung von Schlafstörungen, Leistungs- und Konzentrationsminderung bis hin zu Berufsunfähigkeit und Suizidtendenzen, führt.

Eine wichtige Rolle nimmt das **Gleichgewichtstraining** ein, das die empfindliche Gleichgewichtssituation kompensieren und aufbauen kann. Dieses sollte aus sehr spezifischen wie auch aus allgemeinen Übungseinheiten bestehen, die zur Körperwahrnehmung und Schulung insbesondere der Körpereigenfühler und der Augen beitragen. Empfehlenswert sind auch **systematische bewegungstherapeutische Verfahren** wie Feldenkrais und Tai Chi.

Hörgeräte können bei Schwerhörigkeit entscheidend helfen, ein Cochlea Implant bei Taubheit.

Wenn der Schwindel das Leben bestimmt nach Morgenstern (1994a) mindestens 2 Schwindelanfälle pro Woche, sollten nicht rückgängig zu machende Maßnahmen erwogen werden. Nach dem aktuellen Stand scheint dabei **die Innenohrausschaltung mit Gentamycin** die sinnvollste Maßnahme zu sein.

Die Notwendigkeit einer **stationären psychosomatischen Behandlung** ergibt sich, wenn die ambulanten Möglichkeiten überschritten sind. Im stationären Behandlungsraum kann eine medizinisch, psychologisch und bewegungstherapeutisch abgestimmte und ineinander greifende Therapie den Einstieg für eine langfristig angelegte und grundsätzliche Stabilisierung ermöglichen.

Gibt es Einflüsse von Stress oder Emotionen auf die Menière-Krankheit?	Eine Mitbeteiligung von Stress und Emotionen wird zumindest als Auslöser angegeben. So sollte die psychologische Unterstützung ein wichtiger Bestandteil des medizinischen Vorgehens sein. Diese kann sich allerdings nicht auf die Erteilung guter Ratschläge wie »Kopf hoch« beschränken, sondern muss auch eine reale Hilfestellung, vom angeleiteten Entspannungsverfahren bis zu professioneller psychotherapeutischer Hilfe, beinhalten.
Gibt es einen Zusammenhang zwischen Migräne und Menière-Krankheit?	Beide Krankheiten werden oft gleichzeitig oder bei denselben Patienten zu verschiedenen Zeiten beobachtet. Sie sind sich in ihren Symptomen manchmal zum Verwechseln ähnlich (Brandt et al. 2004). Vor allem beim Lermoyez-Syndrom werden öfter Gleichzeitigkeiten festgestellt (Paparella in: Huang 1991, S. 108–114).

So werden Verbindungen zwischen Migräne und dem Menière vermutet (Lempert u. Neuhauser 2001). Allerdings könnte es auch sein, dass diese Verbindung deswegen so oft erhoben wird, weil letztendlich die Abgrenzungen so schwierig sind (Brandt et al. 2004; Straube u. Sostak 2004). So bleibt die Unterscheidung gegenüber dem M. Menière gelegentlich so schwierig, dass nach Brandt et al. (2004) erst die stufenweise Prophylaxe etwa mit Carbamazepin oder Betarezeptorenblockern und der Verlauf Klarheit bringen kann.

Da Menière-Anfälle meist plötzlich kommen, sollte man im eigenen Interesse vom Führen eines Kraftfahrzeugs ablassen (s. auch Hamann 2002). Dies muss erst recht gelten, wenn Tumarkin-Anfälle (▶ Kap. 4.2.) hinzukommen. In diesem Sinne verbietet sich nach Hamann nicht nur die Personenförderung, sondern auch die Erlaubnis für den privaten Gebrauch eines Fahrzeugs.

Dürfen Menière-Kranke noch Auto fahren?

Diese schwere Konsequenz kann bei den oft mehr als unzureichenden Angeboten des öffentlichen Nahverkehrs, v. a. auf dem Land, eine echte Behinderung bedeuten.

Lediglich bei Menschen, die ihren Anfall vorher bemerken, ist ein Nachdenken über diese Frage vertretbar. Es sollte immer bedacht werden, dass nicht nur die eigene Person, sondern auch andere extrem gefährdet werden.

Nach einer definitiven Ausschaltung der schwindelerregenden Seite, wie nach der Gentamycintherapie und der Neurektomie, kann neu überlegt werden. Wenn Schwindelfreiheit über längere Zeit und gleichzeitig eine ausreichende Kompensation der Ausfallserscheinungen eingetreten sind, dürfte bei einseitigen Krankheitsformen eigentlich tagsüber das Führen eines Fahrzeuges wieder möglich sein. Dies ist aber sicher eine Einzelfallentscheidung unter fachärztlicher Beratung.

Inzwischen lassen einige Untersuchungen vermuten, dass eine gewisse Anlage oder »Bereitschaft« zur Menière-Erkrankung in Teilen auch vererbbar sein könnte (Arweiler et al. 1995; Martini 1982). Meines Erachtens reicht dies aber nicht aus, um zu verallgemeinerbaren Schlüssen zu kommen. Auch scheint generell zu gelten, dass die Wahrscheinlichkeit, an einer bestimmten Krankheit zu erkranken, eher vererbt als erworben ist. Aber die Schwere der Erkrankung und ihre Auswirkungen sowie die Chance, die Krankheit tatsächlich zu bekommen, hängen wohl deutlich mehr von den erworbenen Möglichkeiten und Bewältigungsstrategien ab. So ist es sicher wichtiger, ein lebbares Konzept zu entwickeln, als den – möglichen – Erbschaden zu beklagen.

Ist die Menière-Krankheit vererbbar?

Es gibt Frauen, bei denen sich während der Schwangerschaft die Symptomatik bessert, und andere, bei denen sich gar nichts ändert. Vorsichtig sein muss die Schwangere auf jeden Fall mit jeder Art von Dauermedikation; hierbei helfen die Beipackzettel in der Regel wenig weiter. Dies gilt auch für die Notfallmedikamente beim Schwindelanfall. Wenn auch einmalige Gaben sicher eine weit geringere Gefahr darstellen als Dauereinnahmen, gibt es für kein Medikament eine absolute Sicherheit. Es scheint aber die Einnahme von Diazepam, das schon sehr lange im Handel ist und von dem offensichtlich keine schweren Nebenwirkungen bekannt sind, bei der Anfallsbekämpfung der Menière-Attacken am wenigsten bedenklich (s. ausführlich ▶ Abschn. 7.2).

Hat die Menière-Krankheit Einfluss auf die Schwangerschaft?

Nutzen Hörgeräte etwas bei der Menière-Krankheit?

Schwerhörigkeit, oft ein deutlicher Bestandteil der Menière-Erkrankung, kann zu akustischer und sozialer Isolierung führen. So sind auch bei Menière-Patienten Hörgeräte zur symptomatischen Hilfe bei Hörminderungen unerlässlich. Allerdings verschiebt sich bei Menière-Kranken öfter die Hörschwelle, und so muss das Hörgerät von Zeit zu Zeit nachreguliert werden. Dies sollte Betroffene aber nicht davon abhalten, zu dieser wichtigen Kommunikationshilfe zu greifen, wenn das Hörvermögen – auch einseitig – entsprechend eingeschränkt ist.

Bei einseitiger Taubheit kann ein sog. Contralateral-routing-of-signals-(CROS-)Gerät das Richtungshören verbessern.

Kann eine Narkose Einfluss auf die Menière-Symptome nehmen?

Bei der sogenannten Spinalanästhesie, die auch fälschlich »Rückenmarks«spritze genannt wird, kann es (selten!) vorkommen, dass bei größerem Abfluss von Spinal-Flüssigkeit (Flüssigkeit im Rückenmarkskanal) bei einigen Patienten ein – in der Regel vorübergehender – Tieftontinnitus, meist zusammen mit einer Tieftonsenke, im Hörvermögen zu bemerken ist (Michel 1990).

Weist ein Patient präoperativ schon ein schwankendes Hörvermögen, sei es im Rahmen eines M. Menière oder eines Endolymphgeschehens, auf, sollte der Einsatz einer Spinalanästhesie genau abgewogen werden – und im Zweifelsfall die »normale Vollnarkose« bevorzugt werden.

Zeigt sich nach einer Spinalanästhesie ein tieffrequenter Tinnitus mit Hörveränderungen im Tieftonbereich als Bestandteil eines »postspinalen« Syndroms, sollte Bettruhe eingehalten werden und die Gabe von reichlich Flüssigkeit erfolgen.

Wenn das nicht hilft, können Anästhesisten meist einen sog. in »blood patch« vornehmen, der die kleine Lücke schließen kann (Schaaf et al. 2004).

Hinsichtlich der Tinnitus-Lautheit wirken alle modernen Narkoseverfahren prinzipiell lautheitsmindernd, weil diese Medikamente von ihrer Struktur her ähnlich wirken wie Schlafmittel und Betäubungsmittel. Von daher ist zumindest im Normalbetrieb keine Gefahr von solchen Anästhetika zu erwarten. Dennoch geschehen während der Operation und dabei natürlich auch in der Narkose vielfältige Veränderungen, von der Lagerung des Patienten bis eben zu dem operativen Eingriff selbst, die durchaus Einfluss auf ein verändertes Gleichgewicht des Menschen haben können.

In diesem Gefolge können – glücklicherweise aber zum größten Teil unberechtigterweise – Ängste mit der Narkose selbst oder dem operativen Eingriff verbunden werden, die sich auf das Tinnituserleben und die eigene Sicherheit auswirken können.

Und was nützt noch etwas?

Nützlich sein kann die Hilfe in und durch Selbsthilfegruppen (s. Anhang) und Informationen auf der Webseite www.drhschaaf.de.

Anhang

A   Leitlinie der Arbeitsgemeinschaft Deutschsprachiger Audiologen und Neurootologen (ADANO)

Leitlinien geben – so die Einleitung der ADANO zu den folgenden Ausführungen – den zum Zeitpunkt ihrer Veröffentlichung gültigen Stand des medizinischen Wissens wieder. Sie bedürfen einer kontinuierlichen Anpassung an die Entwicklung des medizinischen Fortschritts.

Leitlinien sind Handlungsanweisungen an den sorgfältig handelnden Arzt. Die **Leitlinien** gehen von einem Krankheitsbild aus und geben Anleitung für diagnostische und therapeutische Maßnahmen. Sie nehmen eine Mittelstellung ein zwischen der unverbindlichen »Empfehlung« und der verpflichtenden »Richtlinie«.

Eine Leitlinie soll demnach grundsätzlich befolgt werden, ein Abweichen davon ist jedoch möglich, wenn die Nichtbeachtung begründet werden kann. Leitlinien entbinden den Arzt nicht von seiner Verantwortung für den einzelnen Krankheitsfall.

Über die nachstehend veröffentlichte Leitlinie wurde innerhalb der Deutschen Gesellschaft für Hals-Nasen-Ohren-Heilkunde, Kopf- und Hals-Chirurgie unter Anwendung des Delphi-Verfahrens Konsens erzielt. Sie wurden mit einstimmigem Beschluß des Präsidiums der Gesellschaft am 16. Mai 1996 verabschiedet und 2001 überarbeitet.

Leitlinien-Kommission der Dt. Ges. f. HNO-Heilkunde, Kopf- und Halschirurgie (2001):
- Prof. Dr. med. Uwe Ganzer, Direktor der Univ.-HNO-Klinik Düsseldorf (Vorsitz)
- Prof. Dr. Gerhard Grevers, Ltd. Oberarzt der Univ.-HNO-Klinik, München
- Prof. Dr. Rudolf Leuwer, Ltd. Oberarzt der Univ.-HNO-Klinik, Hamburg
- Prof. Dr. Ralph Mösges, Leiter des Inst. f. Med. Statistik, Informatik und Epidemiologie der Universität, Köln
- Prof. Dr. Jochen A. Werner, Direktor der Univ.-HNO-Klinik, Marburg

Leitlinie M. Menière

Definition Morbus Menière
Ätiologisch unklare, überwiegend (70%) einseitige Erkrankung des kochleovestibulären Organs mit den charakeristischen Symptomen: anfallsweiser, heftiger Drehschwindel (Minuten bis Stunden anhaltend), anfangs fluktuierendes Gehör, Tinnitus (meist tieffrequent) und Druckgefühl im betroffenen Ohr.

Untersuchungen
Notwendig
- HNO-Status,
- Ohrmikroskopie,

- Hörprüfung (Stimmgabel, Audiogramm, Sprachaudiogramm, Recruitment),
- BERA,
- Gleichgewichtsuntersuchung (Frenzel-Brille: spontaner oder latenter Nystagmus, Lage- und Lagerungsnystagmus, vestibulo-spinale Prüfungen, thermische Prüfungen).

Im Einzelfall nützlich
- Tympanometrie, Stapediusreflexmessung,
- Evozierte otoakustische Emission,
- Glyzeroltest nach Klockhoff oder Lasix-Test,
- Elektronystagmographie,
- Elektrokochleographie,
- Röntgen: Schüller,
- CT/MRT: Felsenbein, Schädel,
- Serologie: Viren (z. B. Herpes simplex Typ 1, HIV), Spirochäten (Treponema pallidum [Lues], Borrelien),
- Funktionsuntersuchung der HWS,
- Interdisziplinäre Untersuchungen (z. B. Neurologie).

Therapie
Konservativ
- Im akuten Anfall Bettruhe, milde Sedierung, Antiemetika, evtl. Antivertiginosa (erschweren die Diagnostik im Anfall),
- Glukokortikoide,
- Infusionen z. B. mit Rheologika,
- Bei anhaltendem Schwindel: Betahistidin langfristig, evtl. orale Rheologika,
- Transtympanale medikamentöse Zerstörung der Sinnesendstellen des Vestibularorgans mit Gentamicin (chemische Labyrinthausschaltung).

Operationsindikationen/(-prinzipien)
- Mangelndes Ansprechen auf konservative Therapiemaßnahmen,
- Invalidisierende Schwindelanfälle (Sakkotomie, Sakkusdekompression, Vestibulotomie, Labyrinthektomie, Neurektomie des N. vestibularis).

Ambulant/stationär
- Konservative Behandlung ambulant möglich,
- Bei ausgeprägtem Krankheitsverlauf mit starker vegetativer Reaktion stationäre Therapie,
- Medikamentöse Labyrinthausschaltung und alle operativen Eingriffe stationär.

(http://www.hno.org/leitl.htm, Erstellungsdatum:03. August 1996, Überarbeitung: Juni 2001 – Eine Überprüfung war geplant: 2003)

B Selbsthilfegruppen

Deutsche Tinnitus-Liga e.V.
Am Lohsiepen 18, Postfach 210351, 42353 Wuppertal
Telefon 0202/24652-0   E-Mail dtl@tinnitus-liga.de
Telefax 0202/24652-20   Internet www.tinnitus-liga.de

K.I.M.M. e.V.
c/o Inge v. d. Bussche, Strümpfelbacher Straße 63,
71384 Weinstadt-Endersbach
Telefon 07151/64113   E-Mail ingebussche@gmx.de und
                      ingevdbussche@kimmev.de
Telefax 07151/600599   Internet www.kimm-ev.de

Internet Forum für M. Menière Betroffene
http://www.sh-meniere.de/forum

Deutscher Schwerhörigenbund e. V. (DSB)
Breite Straße 23, 13187 Berlin
Telefon 030/47541114   E-Mail dsb@schwerhoerigkeit.de
Telefax 030/47541116   Internet www.schwerhoerigen-netz.de

Österreichischer Schwerhörigenbund (ÖSB)
Triesterstraße 172/1, A-8029 Graz, Österreich
Telefon +43/(0)316/2621571   E-Mail info@oesb.or.at
Telefax +43/(0)316/2621574   Internet http://www.schwerhoerigen-netz.at

Schweizerische Tinnitus-Liga (STL)
Sekretariat, Judith Massera, Ziegelgut 18, CH-7206 Igis, Schweiz
Telefon +41/(0)81/3308551   E-Mail info@tinnitus-liga.ch
Telefax +41/(0)81/3308550   Internet www.tinnitus-liga.ch

pro audito schweiz – Organisation für Menschen mit Hörproblemen
Schaffhauserstraße 7, 8042 Zürich, Schweiz
Telefon +41/(0)44363/1200   E-Mail info@pro-audito.ch
Telefax +41/(0)44363/1303   Internet www.bssv.ch

Deutscher Gehörlosenbund e. V.
Bundesgeschäftsstelle, Bernadottestraße 126, 22605 Hamburg
Telefon 040/4600362-0   E-Mail info@gehoerlosen-bund.de
Telefax 040/4600362-10   Internet www.gehoerlosen-bund.de
Bildtelefon 040/4600362-13

Vereinigung Akustikus Neurinom e. V.
Vorsitzender, Dieter Marten, Leinenweberstraße 13, 31655 Stadthagen
Telefon 05721/76366 **E-Mail** dieter-marten@t-online.de
Telefax 05721/76366 **Internet** www.akustikus.de

Deutsche Cochlear Implant Gesellschaft e. V.
Rosenstraße 6, 89257 Illertissen oder Postfach 3032, 89253 Illertissen
Telefon 07303/3955 **E-Mail** dcig@dcig.de
Telefax 707303/43998 **Internet** www.dcig.de
Bildtelefon 07303/900197

Feldenkrais-Gilde Deutschland e. V.
Jägerwirtstraße 3, 81373 München
Telefon 089/52310171 **E-Mail** Gilde@Feldenkrais.de
Telefax 089/52310172 **Internet** www.feldenkrais.de

Deutscher Dachverband Qigong und Taijiquan e. V.
Schongauerstraße 5, 63739 Aschaffenburg
Telefon 06021/4424691 **E-Mail** info@ddqt.de
Internet www.ddqt.de

Auflösung des Rätsels von S. 127

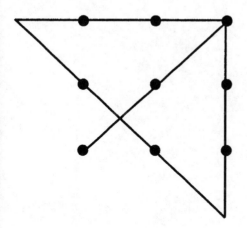

C Glossar

Hier werden die in den Kapiteln (halbfett) markierten Fachwörter erklärt. Einige Begriffe können dabei in ihrer Bedeutung nur angerissen werden, zu manchen würde es sich sicherlich lohnen, einen eigenen Aufsatz zu schreiben.

Allergie: Überempfindlichkeit gegenüber bestimmten Stoffen

Aminoglykoside: eine Antibiotikumklasse, zu der die bei der Innenohrausschaltung verwendeten Substanzen Gentamycin und Streptomycin gehören

Anatomie: Lehre von Form und Aufbau des Körpers

Anamnese: medizinisch und/oder psychologisch erhobene Krankheitsgeschichte

antiemetisch: emesis (gr.): Erbrechen, anti (gr.): gegen

autonomes (auch unbewusstes) Nervensystem: besteht aus 2 Gegenspielern: dem sympathischen Anteil und dem parasympathischen Anteil. Der sympathische Anteil trägt z. B. dazu bei, dass sich die Blutgefäße verengen, der parasympathische Anteil bewirkt, dass sich die Gefäße erweitern können

Ätiologie (gr.): Lehre von der Krankheitsursache, wird aber im weitesten Sinne für die Ursache selbst gebraucht

BERA: hier werden Schalleindrücke auf das Ohr gespielt und wie bei einem EEG die dadurch erzeugten Hirnströme am Kopf abgeleitet und ausgewertet. Dies dient v. a. zum Ausschluss eines Hirntumors entlang des Hörnerven (Akustikusneurinom)

Bogengänge: anatomische Struktur des Innenohres mit Fühlorganen für Drehbewegungen

Cholesteatom: fortschreitende Entzündung im Innenohr, die sich in den Knochen »einfressen kann« und operiert werden muss. Macht sich oft als »laufendes Ohr« bemerkbar, meist riecht die auslaufende Flüssigkeit, sodass der Ohrenarzt aufgesucht wird.

Corti-Organ: Sinnesorgan; auch hier eine Benennung nach dem Erstbeschreiber, dem Grafen A. Corti (1851)

Diagnose: Krankheitsbezeichnung

Diuretika: harntreibende Medikamente

Ductus cochlearis: Ductus: Gang, cochlearis: der Schnecke, Schneckengang; entspricht dem Gehörgang

Ductus endolymphaticus: mit Endolymphe gefüllter Gang des häutigen Labyrinths

Dura: med. für Hirnhaut

efferent (lat.): vom Gehirn weg; im Gegensatz zu afferent: zum Gehirn hin

Elektrokochleographie: Spezialuntersuchung im Innenohr; hierbei werden Reizströme über eine kleine Sonde durch das Mittelohr gemessen

Elektrolyte: kleine geladene Teilchen, z. B. Natrium und Kalium

Endolymphe: Flüssigkeit im häutigen Anteil des Innenohrs

endolymphatischer Hydrops: überprall gefüllte Gleichgewichts- und Gehörschläuchelchen. Ansammlung der Flüssigkeit »Endolymphe« in den Bogengängen und dem Gehörgang

Epithel (gr.): Zellverband

Fibrose: bei einer Fibrose wird Funktionsgewebe »durch einfaches« Bindegewebe ersetzt; dies ist in Bezug auf die vorher ausgeübte Funktion natürlich ein Verlust

Fraktur: med. für (Knochen-)Bruch

Ganglion stellatum: Ganglion (gr.): Nervenknoten, stellatum (lat.): sternförmig, also »Sternknoten«, sitzt tief am Übergang von Brustkorb zum Hals

HBO: (hyperbare Oxygenation): Eine Therapie mit Sauerstoff, der in einer Druckkammer eingeatmet wird. Durch den erhöhten Druck (meist 26 m Meerestiefe) ist der (physikalisch gelöste) Sauerstoffdruck im Blut sehr viel höher, sodass schlecht durchblutetes Gewebe (Innenohr) mehr Sauerstoffversorgung erlangt

Helicotrema: Schneckenloch

Hydrops (gr.): Wassersucht, Ansammlung von (Körper-)Wasser: s. endolymphatischer Hydrops

Hyperbare Sauerstofftherapie: s. HBO

Hypoxie: Sauerstoffmangel

Glossar

Ich/Es/Überich: Das Instanzenmodell mit Ich, Es und Überich ist eine wichtige Theorie Freuds vom Seelischen: Das »Ich« ist nach Freud der Kern der Persönlichkeit. Das »Ich« wird abgegrenzt vom »Es« und »Überich«, das »Es« will dauernd etwas, das »Überich« will es meist verhindern, das »Ich« muss gucken, wie es mit sich und den beiden klarkommt

idiopathisch: (nur) aus sich selbst erklärlich, ohne erkennbare Ursache

intratympanal: ins Mittelohr (den Raum zwischen Trommelfell und Innenohr)

invasiv: eingreifend; meist sind operative Verfahren gemeint

Ischämie: Blutleere

kausal (lat.): an den Ursachen ansetzend

Kochlea (lat.): Schnecke, s. dort

kochleär: dem Hörorgan (Kochlea) zugeordnet

Kognition: automatischer, meist sekundenschneller, kaum bewusster Gedanke, der zwischen einem Auslöser (»es kommt ein freundlicher Mensch«) und einer Reaktion (Lächeln) steht und der bei Nachdenken heißen könnte: den finde ich nett. Eine ungünstige Kognition kann sein: es gibt eine Anforderung – ich versuche sie zu vermeiden, weil ich »automatisch« davon ausgehe: es wird mir schwindlig

konservativ: darunter verstehen Mediziner bewahrende v. a. nichtchirurgische Eingriffe. Allerdings ist diese Trennung sicher nicht immer zutreffend, denn auch Medikamente können zerstörend wirken, z. B. bei der Innenohrausschaltung mit Gentamycin. Hingegen können auch chirurgische Eingriffe durchaus funktionserhaltend sein

Konversionsneurose: Lösungsversuch eines unbewältigten seelischen Konflikts, der auch auf der körperlichen Ebene zu Organstörungen oder -schädigungen führt

Lokalanästhetika: lokale Betäubungsmittel

Lamina: dünne Struktur, Leiste

Membrana tectoria (lat.): zum Dach gehörende Membran, also Dachmembran

Modiolus (lat.): Achse

Morbus (lat.): Krankheit

Morbus Menière: Lehrbuchbezeichnung für die Menière-Krankheit; Morbus (lat.): Krankheit, Menière: Eigenname des Erstbeschreibers

morphologisch: der Form nach, der Struktur nach

Morphologie (gr.): Lehre von der Form des Körpers, einschließlich der Form und Strukturen der inneren Organe

Neurektomie: neur (gr.): Nerv-, ektomie (gr.): herausschneiden; der Nerv wird herausgeschnitten bzw. vollständig durchtrennt und damit werden alle Verbindungen gekappt

neurootologische Untersuchung: Untersuchung der ohrspezifischen Nervenbahnen

Neurose: Lösungsversuch eines unbewältigten seelischen Konfliktes. Dieser muss nicht krankhaft sein, kann aber zu Problemen in der Alltagsbewältigung führen. Nach Watzlawick ist Neurose der Versuch, mit »immer mehr vom selben« ein Ziel zu verwirklichen, wo eine qualitativ andere Lösung Erfolg versprechender wäre

Nystagmus: Augenzittern durch ruckartige, unwillkürliche Augenbewegungen. Dabei werden eine schnelle und eine langsame Phase beobachtet; nach der schnellen Phase wird die Richtung angegeben

Osmolalität: Ein Maß für die Konzentration der Anzahl der elektrisch geladenen Teilchen (Ionen)

Osmolarität: Ein Maß für die Konzentration der Anzahl der Teilchen, die imstande sind, Wasser durch eine halbdurchlässige Wand an sich zu ziehen

Osmose (gr.): Ein Vorhang, bei dem Konzentrationsausgleiche durch eine halbdurchlässige Wand stattfinden. Diese Wand muss so beschaffen sein, dass sie für Wasser durchlässig ist, nicht aber für die Stoffe, die die Zugwirkung auf das Wasser ausüben. Diffusion ist im Gegensatz dazu eine einfache Vermischung, etwa von Milch im Kaffee

otoakustische Emissionen: die äußeren Haarzellen im Innenohr können selbst Schallwellen erzeugen, die mit Hilfe feinster Mikrophone im Außenohr aufgenommen und einer speziellen Diagnostik zugeführt werden können

Otolithen: wörtlich: Ohrsteinchen; Kalkkristalle in der Gleichgewichtsmembran

Parasympathikus: s. autonomes Nervensystem

Glossar

Pathophysiologie: Lehre von den krankhaften Lebensvorgängen

Perilymphe: Flüssigkeit um den häutigen Anteil des Innenohrs, bzw. zwischen dem häutigen und dem knöchernen Anteil

Physiologie (gr.): Lehre von den normalen Lebensvorgängen

Plazebo (lat.): ich möge gefallen; Plazeboeffekte bedeuten, dass eine (schulmedizinisch) als unwirksam angenommene Maßnahme vorgenommen wurde, wohl aber suggeriert wird, dass diese wirkt. Oft treten dennoch Besserungen ein, weil die Patienten annehmen, dass ihnen geholfen wird. Sicher werden aber bei jedem Plazebo hochwirksam körpereigene Stoffe mobilisiert, die »ganz objektiv« zur Heilung beitragen können, Gegenbegriff »Verum«

polypragmatische Therapie: vielfältige Therapie, meist eine Kombination vieler Behandlungsformen, wenn eine sichere, klare Therapieform fehlt

Prognose: Vorhersage über den Verlauf einer Krankheit

prospektive (lat.) Studie: eine vorausschauende Studie; dabei werden Versuchs- und Erfolgskriterien vor Beginn der Studie überlegt; im Gegenteil zur retrospektiven (zurückblickenden) Studie. Eine prospektive Studie ist daher deutlich aussagekräftiger für das, was sie untersucht, als eine retrospektive

Psyche: griechisches Fachwort für Seele

psychoneurohormonell: bezeichnet Zusammenhänge zwischen der Seele, dem Nervensystem und Hormonen

Psychopathogenese: eine »Entstehungsgeschichte« der Krankheit der Psyche

psychovegetativ: von der Psyche auf das unbewusste Nervensystem, das Vegetativum, bestehend aus den beiden miteinander agierenden Gegenspielern Sympathikus und Parasympathikus

Reissner-Membran: Häutchen im Innenohr, das den Gehörgang von der umgebenden Flüssigkeit abgrenzt. Benannt wurde es nach ihrem Erstbeschreiber Reissner

retrospektiv: zurückblickend, im Gegensatz zu prospektiv

Sakkotomie (eingedeutscht, aus dem Lat.): »Schneiden« am Saccus

Saccus endolymphaticus (lat.): Sack, in dem die Endolymphe aufgenommen und abtransportiert (resorbiert) wird, nicht zu verwechseln mit dem Sacculus

Sacculus (lat.): Säckchen; Teil des Gleichgewichtsorgans, nicht zu verwechseln mit dem Saccus

Scala (lat.): Treppe; die eine liegt in der Nähe des Gleichgewichtsorgans (Scala vestibuli), die andere in der Nähe der Paukenhöhle, dem Tympanon (Scala tympani). Die Bezeichnung richtet sich nach der Räumlichkeit

Schnecke: hier anatomische Struktur im Innenohr; enthält das Hörorgan

Stapes: »Steigbügel«, kleiner Knochen im Mittelohr

Steal-Effekt: wenn dem eigentlichen Erfolgsorgan, z. B. dem Innenohr, durch eine allgemeine oder auch als spezifisch ausgegebene Maßnahme mehr Blut entzogen als zugeführt wird; wenn z. B. die allgemeine Maßnahme nur auf den Umgebungsbereich, nicht aber das Organ selbst wirkt

Stria vascularis: Stria (lat.): Streifen, vascularis (lat.): gefäßführend, d. h. hier sind Blutgefäße zu finden

Spontanregression: Regression meint ein meist unbewusstes »Zurückgreifen« auf frühere, meist frühkindliche Lösungsversuche seelischer Problemstellung

Subarachnoidalraum: flüssigkeitsgefüllte, weiche Hirnhaut

Sympathikus: s. autonomes Nervensystem

Symptome: klinische Zeichen

symptomatische Behandlung: eine Behandlung, die nur die Krankheitserscheinungen und -auswirkungen bekämpft, nicht aber die Ursache

Tinnitus: Ohrensausen, Ohrenklingen; tinnire (lat.): klingeln, brausen, summen

Tonschwellenaudiogramm: graphische Darstellung der bei der Ermittlung der Tonschwellen gefundenen Werte

Trauma (gr.): Wunde; wird heute in umfangreicherer Bedeutung verwandt, z. B. für eine, in der Regel unerwartete, Gewalteinwirkung von außen auf den Körper. Dazu gehört z. B. auch eine Operation. Psychisch bezeichnet es eine Kränkung und/oder Verletzung beim Umgang mit Menschen

Trigger: (engl. Begriff aus der Kybernetik): Schaltelement zum Auslösen eines Schaltvorgangs; hier auslösendes Moment

Tuba auditiva: Ohrtrompete

Tympanometrie: Untersuchung des Mittelohrs, bei der die Funktion des Trommelfells und die Reflexe der Mittelohrmüskelchen auf Schallreize geprüft werden

uniform: gleichförmig

Utrikulus: anatomische Struktur im Gleichgewichtsorgan: das Bläschen, auf dem die 3 Bogengänge aufsitzen

Verum: Medikament mit schulmedizinisch nachgewiesener Wirkung, Gegenbegriff zu »Plazebo«, s. dort

vestibulär: dem Gleichgewichtsorgan zugeordnet

Vestibularapparat: Gleichgewichtsapparat

vestibulookulärer Reflex: der Reflex, der durch direkte Nervenschaltungen zwischen dem Gleichgewichtsorgan (Vestibulum) und dem Auge (Oculum) installiert ist

Viskosität: Zähigkeit einer Flüssigkeit

Zonulae occludentes: Zonula (lat.): kleiner, umschriebener Bezirk; occludens (lat.): verschlossen

Literatur

Empfohlene Bücher für Betroffene* und für Therapeuten

Brandt T, Dieterich M, Strupp M (2004) Vertigo. Leitsymptom Schwindel. Steinkopff, Darmstadt

Haid C-T (Hrsg) (2003) Schwindel aus interdisziplinärer Sicht. Thieme, Stuttgart

*Haid C-T (2004) Ärztlicher Ratgeber Schwindel und Gleichgewichtsstörungen. 3. Aufl. Wort und Bild, Baierbrunn

Haid C-T, Hofferberth B, Hortmann G (2002) Schwindel und Gleichgewichtsstörungen. Ein neurootologischer Leitfaden, 2. Aufl. Ullstein, Berlin

Hesse G, Schaaf H (2005) Schwerhörigkeit und Tinnitus, 2. Aufl. Profil, München, Wien

*Lempert T (2003) Wirksame Hilfe bei Schwindel, 2. Aufl. Trias, Stuttgart

Maurer J (Hrsg) (1999) Neurootologie mit Schwerpunkt Untersuchungstechniken. Thieme, Stuttgart

*Schaaf H (2004) Gleichgewicht und Schwindel der Seele, 2. Aufl. Profil, München Wien

Schaaf H (2006) Psychotherapie bei Schwindelerkrankungen. Kröningen, Asanger

*Schaaf H, Hesse G (2004) Endolymphschwankungen. Profil, München Wien

Scherer H (1997) Das Gleichgewicht, 2. Aufl. Springer, Berlin Heidelberg New York Tokio

Stoll W, Most E, Tegenthoff M (Hrsg) Schwindel und Gleichgewichtsstörungen. 4. Aufl. Thieme, Stuttgart

Weiterführende Literatur

Bárány R (1921) Diagnose von Krankheitserscheinungen im Bereich des Otolithenapparates. Acta Otolaryngol 2: 434–437

Benkert O, Hippius H (2003) Kompendium der Psychiatrischen Pharmakotherapie, 4. Aufl. Springer, Berlin Heidelberg New York Tokio, S 464

Calatzis A, Loew Th (2003) Weniger ist mehr: Auswahlkriterien für Psychopharmaka. PDP 2: 33–42

Dix MR, Hallpike CS (1952) The pathology, symptomatology and diagnosis of certain common disorders of the vestibular system. Ann Otol 61: 987–1016

Eckhardt A, Tettenborn B, Krauthauser H (1996) Schwindel und Angsterkrankungen. Ergebnisse einer interdisziplinären Untersuchung. Laryngorhinootologie 75: 517–522

Epley JM (1992) The canalith repositioning procedure: for treatment of benign paroxysmal positional vertigo. Otolaryngol Head Neck Surg 107: 399–404

Ermann M (2004) Psychosomatische Medizin und Psychotherapie. Ein Lehrbuch auf psychoanalytischer Grundlage, 4. Aufl. Kohlhammer, Stuttgart

Hallpike CS, Cairns H (1938) Observations on the pathology of Menière's syndrome. J Laryngol Otol 53: 625–655

Herdman SJ (2000) Vestibular Rehabilitation (Contemporary Perspectives in Rehabilitation), 2. ed. F.A. Davis Company, Philadelphia

Jacobson GP, Newman CW (1990) The development of the Dizziness Handicap Inventory. Arch Otolaryngol Head Neck Surg 116(4): 424–427

Semont A, Freyss G, Vitte E (1988) Curing the BPPV with a liberatory maneuver. Adv Otorhinolaryngol 42: 290–293

Zitierte Literatur

Adunka O, Moustaklis E, Weber A et al. (2003) Labyrinth anesthesia – a forgotten but practical treatment option in Menière's disease. ORL J Otorhinolaryngol Relat Spec 65: 84–90

Ahrens S, Schneider W (2002) Lehrbuch der Psychotherapie und psychosomatischen Medizin, 2. Aufl. Schattauer, Stuttgart

Alexander F (1977) Psychosomatische Medizin, 3. Aufl. De Gruyter, Berlin

Alexander FM (1993) Der Gebrauch des Selbst. Die Grundlagen der Alexandertechnik. Goldmann, München

American Committee on Hearing and Equilibrium (1972) Report of Subcommittee on Equilibrium and its Measurement. Meniere's disease: criteria for diagnosis and evaluation of therapy for reporting. Trans Am Acad Ophthalmol Otolaryngol 76: 1462–1464

Ammon HPT (1991) Arzneimittelneben- und -wechselwirkungen. Wissenschaftliche Verlagsgesellschaft, Stuttgart

Andersson G, Hagnebo C, Yardley L (1997) Stress and symptoms of Meniere's disease: a time-series analysis. J Psychosom Res 43(6): 595–603

Anft D, Jamali Y, Scholz G, Mrowinski D (2001) Elektrokochleographie und Phasenaudiometrie zur Diagnostik des Morbus Menière. HNO 49: 102–108

Arbeitskreis Operationalisierte Psychodynamische Diagnostik (Hrsg) (1998) Operationalisierte Psychodynamische Diagnostik. 2. Aufl. Bern, Huber, S 112

Arenberg IK, Lemke C, Shambaugh GE Jr (1997) Viral theory for Menière's disease and endolymphatic hydrops: overview and new therapeutic options for viral labyrinthitis. Ann N Y Acad Sci 830: 306–313

Arnold W (1981) Zur Pathophysiologie und Klinik des Morbus Menière. Laryngol Rhinol 60: 601–608

Arnold W (2001) Die Qual der Wahl bei der Behandlung des Morbus Menière. HNO 49: 163–165

Arnold W, Niedermeyer HP (1997) Herpes simplex virus antibodies in the perilymph of patients with Menière disease. Arch Otolaryngol Head Neck Surg 123: 53–56

Arnold W, Altermatt HJ, Gebbers JO (1995) Qualitativer Nachweis von Immunglobulinen im menschlichen Saccus endolymphaticus. Acta Otolaryngol (Suppl 519): 36–42

Arweiler DJ, Jahnke K, Grosse-Wilde H (1995) Morbus Menière als autosomal dominant vererbte Erkrankung. Laryngol Rhinol Otol 74: 412–415

Baier G, Frimberger V, Schwager K, Helms J (2005) Stellenwert der operativen Therapie in der Behandlung des Morbus Menière. HNO Informationen (Kongressabstracts) 84 DOI: 10.1055/s-2005-868917

Barbara M, Attanasio G, Petrozza V et al. (1997) The endolymphatic sac as the immunocompetent organ of the inner ear. Ann N Y Acad Sci 830: 243–252

Basecqz G (1969) Aspects psychodynamiques de la maladie Menière. Laval Med 40: 838–843

Best C, Eckhardt-Henn A, Diener G et al. (2005) Interaktion vestibulärer und somatoformer Schwindelsyndrome. Akt Neurol 32, DOI: 10.1055/s-2005-919270

Blakley BW. (2000) Update on intratympanic gentamicin for Menière's disease. Laryngoscope 110: 236–240

Blumenbach L (1955) Menière's Originalarbeiten. Musterschmidt, Göttingen

Boenninghaus HG (1990) Hals-Nasen-Ohrenheilkunde. Springer, Berlin Heidelberg New York

Böhmer A (1993) Bilateral vestibular neurectomy for treatment of vertigo. Otolaryngol Head Neck Surg 109: 101–107

Brand H (1999) Tai Chi und Chi Gong bei Schwindelpatienten. In: Schaaf H, Nelting M, Hesse G (Hrsg) Schwindel – psychosomatisch gesehen. Profil, München, S 87–101

Brandt T, Dieterich M (1986) Phobischer Attackenschwindel. Münch Med Wochenschr 128: 247–250

Brandt T, Steddin S (1993) Current view of the mechanism of benign paroxysmal positional vertigo: cupulolithiasis or canalolithiasis? J Vestib Res 3: 373–382

Brandt T, Dieterich M, Strupp M (2004) Vertigo. Leitsymptom Schwindel. Steinkopff, Darmstadt

Brookes GB (1983) Menière's disease. A practical approach to management. Drugs 25: 77–89

Bundesministerium für Arbeits- und Sozialordnung (1996) Anhaltspunkte für die ärztliche Gutachtertätigkeit im sozialen Entschädigungsrecht nach dem Schwerbehindertengesetz. Köllen, Bonn

Bussche I von der (1999) Leben mit Morbus Menière. In: Tinnitus Klinik Arolsen, K.I.M.M (Kontakte und Informationen für Morbus Menière) und DTL (Deutsche Tinnitus-Liga) (Hrsg) Die Menièresche Erkrankung. Schwindel, Tinnitus, Hörverlust. Ein Einstieg für Betroffene und Angehörige. Arolser Schriften IV. Profil, München, S 41–46

Cawthorne TE, Friedmann G (1969) Head movement exercises in the therapy of disorders of the equilibrium. Schweiz Med Wochenschr 99: 156–158

Celestino D, Rosini E, Carucci ML et al. (2003) Menière`s disease ans anxiety disorders. Acta Otorhinolaryngol Ital 23(6), 421–427

Chia SH, Gamst AC, Anderson JP, Harris JP (2004) Intratympanic gentamicin therapy for Menière's disease: a meta-analysis. Otol Neurotol 25: 544–552

Chüden H, Arnold W (1984) Die Therapie des Morbus Menière. Dtsch Med Wochenschr 109/41: 1569–1570

Claussen CF, Claussen E (1987) Die Craniocorpographie – ein neues einfaches Verfahren zur äquiliometrischen Analyse von Schwindelzuständen. Sandorma 20: 8–13

Committee on Hearing and Equilibrium (1995) Guidelines for the diagnosis and evaluation of therapy in Menière's disease. Otolaryngol Head Neck Surg 113: 181–185

Cooksey FS (1946) Rehabilitation in vestibular injuries. Proc R Soc Med 39: 273–278

Cruijsen van N, Wit H, Albers F (2003) Psychological aspects of Meniere's disease. Acta Otolaryngol 123(3): 340–7

Dandy W (1933) Treatment of Menière's disease by section of only the vestibular portion of the acoustic nerve. Bull Johns Hopkins Hosp 53: 53

Dandy W (1937) Menière's disease: its diagnosis and treatment. South Med J 30: 621–623

Decot E (2005) Psychosomatische Störungen. Therapeutische Verfahren bei psychosomatischen Störungen im HNO-Bereich. Laryngo-Rhino-Otol 2005; 84: 272–287

Deelen GW van, Hulk J, Huizing EH (1987) The use of the underpressure chamber in the treatment of patients with Menière's disease. J Laryngol Otol 101: 229–35

Densert B, Densert O (1982) Overpressure in treatment of Menière's disease. Laryngoscope 92: 1285–1292

Diamond C, O'Connell DA, Hornig JD, Liu R (2003) Systematic review of intratympanic gentamicin in Menière's disease. J Otolaryngol 32: 351–361

Dieterich M, Eckhardt-Henn A (2004) Neurologische und somatoforme Schwindelsyndrome. Nervenarzt 75: 281–302

Dieterich M (2006) Vestibulärer Kortex: Hirnaktivierungsmuster und klinisches Syndrom. In: Westhofen M (Hg) (2006) Vestibularfunktion. Brücke zwischen Forschung und Praxis. Springer, Berlin Heidelberg New York Tokio, S 21–28

Düwel P, Westhofen M (2006) Otolithenfunktion – Vom klinischen Test zur experimentellen Studie. In Westhofen M (Hrsg) Vestibularfunktion. Brücke zwischen Forschung und Praxis. Springer, Berlin Heidelberg New York Tokio, S 189–198

Düwel P, Jüngling E, Westhofen M, Lückhoff A (2003) Potassium currents in vestibular type II hair cells activated by hydrostatic pressure. Neuroscience 116: 963–972

Düwel P, Ilgner J, Westhofen M (2004) Differentialdiagnose der Otolithenfunktionsstörung – ein Indikator für den zeitlichen Verlauf des endolymphatischen Hydrops? Laryngorhinootologie 83, DOI: 10.1055/s-2004-823464

Düwel P, Walther L-E, Haasler T et al. (2005b) Neue Konzepte zu einer Pathophysiologie des M. Menière auf zellulärer Ebene. Laryngorhinootologie 84: 412–417

Eagger S, Luxon SM, Davies RA et al. (1992) Psychiatric morbidity in patients with peripheral vestibular disorder: a clinical and neuro-otological study. J Neurol Neurosur Ps 55: 383–387

Eckhardt-Henn A (1997) Der Schwindel als Ausdruck einer psychosomatischen Störung. Nervenheilkunde 16: 530–534

Eckhardt-Henn A (2000) Psychogener Schwindel legt Patienten langer lahm. Welche seelischen Erkrankungen hinter Schwindel stecken können. MMW Fortschr Med 142 (3):30–32

Literatur

Eckhardt-Henn A, Hoffmann SO, Tettenborn B et al. (1997) »Phobischer Schwankschwindel« – Eine weitere Differenzierung psychogener Schwindelzustände erscheint erforderlich. Nervenarzt 68: 806–812

Eckhardt-Henn A, Breuer P, Thomalske C et al. (2003) Anxiety disorders and other psychiatric subgroups in patients complaining of dizziness J Anxiety Disord 17(4): 369–88

Ernst K (1998) Psychiatrische Versorgung heute. Konzepte, Konflikte, Konsequenzen. Kohlhammer, Stuttgart

Feldenkrais M (1978) Bewußtheit durch Bewegung. Der aufrechte Gang. Suhrkamp, Frankfurt aM

Feldenkrais M (1987) Die Entdeckung des Selbstverständlichen. Suhrkamp, Frankfurt aM

Feldmann H, Lennarz H, Wedel H von (1998) Tinnitus, 2. Aufl. Thieme, Stuttgart

Forge A, Li L, Nevill G (1998) Hair cell recovery in the vestibular sensory epithelia of mature guinea pigs. J Comp Neurol 397: 69–88

Fowler EP (1948) Streptomycine treatment of vertigo. Trans Am Acad Ophthalmol Otol 53: 293–301

Fowler EP Jr, Zeckel A (1952) Psychosomatic aspects of Menière's disease. JAMA 148: 1265–1271

Frankl V (1996) Der Mensch vor der Frage nach dem Sinn. Eine Auswahl aus dem Gesamtwerk, 8. Aufl. Piper, München

Franz P, Hamzavi JS, Schneider B, Ehrenberger K (2003) Do middle ear muscles trigger attacks of Menière's disease? Acta Otolaryngol 123: 133–137

Freud S (1895) Über die Berechtigung, von der Neurasthenie einen bestimmen Symptomenkomplex als Angstneurose abzutrennen. In: Studienausgabe (1971), Bd. 6. Fischer, Frankfurt, S 25f

Friedrichs I, Thornton A (2001) Endolymphatic hydrops in asymptomatic ears in unilateral Meniere's disease. Laryngoscope 111(5): 857–860

Friese K (1995) Erweiterung unserer Therapiemöglichkeiten durch Homöopathie bei Tinnitus und Morbus Menière. Tinnitus Forum 2: 11–14

Furman JM, Jacob RG (2001) A clinical taxonomy of dizziness and anxiety in the otoneurological setting. J Anxiety Disord 15(1–2): 9–26

Füsgen I (1998). Vertigo. Schwindel. MMV, München

Goebel G (1993) Buchbesprechung zu »Biomentale Therapie der Streßerkrankungen«. Tinnitus Forum 1: 28

Goebel G (Hrsg) (2000) Ohrgeräusche. Psychosomatische Aspekte des komplexen chronischen Tinnitus, 2. Aufl. Urban & Vogel, München

Goebel (2002) Tinnitus und Hyperakusis. Hogrefe, Göttingen

Gottshall KR, Hoffer ME, Moore RJ (2005) The role of vestibular rehabilitation in the treatment of Meniere's disease. Otolaryngol Head Neck Surg 133(3): 326–328

Green D, Blum DJ, Harner SG (1991) Longitudinal follow-up of patients with Meniere's disease. Otolaryngol Head Neck Surg 104: 783–788

Greuel H (1992) Die biomentale Therapie der Stresserkrankungen. VDG, Düsseldorf

Greuel H (1993) Viel um die Ohren. Hörsturz, Schwindel, Ohrensausen. VDG, Düsseldorf

Groen JJ (1983) Psychosomatic aspects of Menière's disease. Acta Otolaryngol 95: 407–416

Gstöttner W, Adunka O (2004) Labyrinthanästhesie bei M. Menière. HNO 52: 265

Haid C-T, Hofferberth B, Hortmann G (2002) Schwindel und Gleichgewichtsstörungen. Ein neurootologischer Leitfaden, 2. Aufl. Ullstein, Berlin

Hall MC, Brackmann DE (1977) Eustachian tube blockage and Menière's disease. Arch Otolaryngol 103: 355–357

Hamann KF (2002) Fahrtüchtigkeit bei vestibulären Läsionen. HNO 50: 1086–1088

Hamann KF, Schwab W (1995) Schwindel, 2. Aufl. Trias, Stuttgart

Hanna T (1990) Beweglich sein – ein Leben lang. Kösel, Kempten

Häusler R (1992) Morbus Menière: Wie behandeln die Experten? Medical Tribune 17, 24.4.92

Helms J (1985) Die chirurgische Therapie des Morbus Menière. In: Verhandlungsbericht der Deutschen Gesellschaft für Hals-Nasen-Ohrenheilkunde. Arch Otorhinolaryngol Suppl 1: 67–118

Hennebert C (1911) Un syndrom nouveau dans labyrinthide heredosyphülitique. Presse Med Belge 63: 467–470

Henningsen P, Hartkamp N, Loew T (2002) Somatoforme Störungen. Leitlinien und Quellentexte. Schattauer, Stuttgart

Herdman SJ, Whitney SL (2000) Treatment of vestibular hypofunction. In: Herdman SJ (2000) Vestibular Rehabilitation, 2 ed. F.A. Davis Company, Philadelphia, pp 387–423

Hesse G (Hrsg) (1999) Retraining und Hörtherapie. Thieme, Stuttgart

Heuft G, Schneider G, Nehen HG, Kruse A (2000): Funktionelle Störungen bei Älteren Menschen. Dtsch Ärztebl 36: A 2310–2313

Hillman TA, Chen DA, Arriaga MA (2004) Vestibular nerve section versus intratympanic gentamicin for Meniere's disease. Laryngoscope 114(2): 216–222

Hinchcliffe R (1967) Emotions as a precipitating factor in Menière's disease. J Laryngol Otol 81: 471–475

Hirschfelder A, Goßow-Müller-Hohenstein E, Hensel J et al. (2005) Diagnostik des endolymphatischen Hydrops mit tieftonmodulierten DPOAE. HNO 53: 612–617

Hoffmann F, Beck C, Stratulat S (1993) Subablative Gentamycintherapie bei Morbus Menière. HNO 41: 296–300

Hoffmann SO, Hochapfel G (2004) Neurosenlehre, Psychotherapeutische und Psychosomatische Medizin, 7. Aufl. Schattauer, Stuttgart

Holtmann H (1998) Angst und Schwindel. Therapeutische Ansätze bei Angstschwindel im Rahmen einer sozialen Phobie. Psychomed 10: 78–81

Hooper R, Cheng-Weil L, Cousins V (1993) Bilateral Menière's disease. Aust J Otolaryngol 4: 335–338

Hoth, S (2005) Nachweis des endolymphatischen Hydrops. HNO 53: 597–599

Huang TS (1991) (ed) Menière's disease: recent advances in basic and clinical aspects. Acta Otolaryngol (Suppl 485): 7–154

Hülse M, Hölz M (2000) Vestibulospinale Reaktionen bei der zervikogenen Gleichgewichtstörung. HNO 48: 295–301

Hülse M, Neuhuber W, Wolff H-D (Hrsg) (2005) Die obere Halswirbelsäule, Pathophysiologie und Klinik. Springer, Berlin Heidelberg New York Tokio, S 237

Hüther G (2001) Bedienungsanleitung für ein menschliches Gehirn. Vandenhoeck & Ruprecht, Göttingen

Hüttenbrink KB (1998) Vestibuläre Symptome durch mechanische Interaktion zwischen Mittel- und Innenohr. In: Stoll W (Hrsg) Differentialdiagnose Schwindel. Springer, Berlin Heidelberg New York Tokio

Igarashi M (1986) Compensation for peripheral vestibular disturbances - animal studies. In: Bles W, Brandt T (eds) Disorders of posture and gait. Elsevier, Amsterdam, pp 337–351

Iro R, Waldfahrer SR, Wolf M et al. (2001) Chirurgische Therapieoptionen bei Schwindel. In: Stoll W (Hrsg) Vestibuläre Erkrankungen. Thieme, Stuttgart, S 80

Jäger L, Strupp M, Brandt T, Reiser M (1997) Bildgebung von Labyrinth und Nervus vestibularis. Nervenarzt 68: 443–458

Jahnke K (1977) Zur Pathogenese der akuten Symptome des Morbus Menière. Laryngorhinootologie 56: 402–406

Jahnke K (1994) Stadiengerechte Therapie der Menièreschen Krankheit. Dtsch Arztebl 91: 428–434

Jahnke K (1999) Interview zu M. Menière. Tinnitus Forum 2: 14

Jahnke K, Arweiler D (1997) Die intravenöse Gentamycintherapie bei beidseitigem M. Menière. Laryngorhinootologie 76: 519–522

Jahnke K, Arweiler-Harbeck D (1999) Gentamycin treatment in unilateral and bilateral Morbus Menière, long term results. Proceedings of the 4th international symposium of Menière's disease, April 11–14

James Al, Burton MJ (2001) Betahistine for Menière's disease syndrome. Cochrane Database Syst Rev CD001873

Jaspers K (1973) Allgemeine Psychopathologie. Springer, Berlin Heidelberg New York Tokio

Jongkees LBW (1980) Some remarks on Menières disease. ORL J Otorhinolaryngol Relat Spec 42: 1–9

Kentala E, Havia M, Pyykko I (2001) Short-lasting drop attacks in Menière's disease. Otolaryngol Head Neck Surg 124: 526–530

Kerr A, Toner JG (1999) The effect of planning surgery for Menière's disease. Proceedings of the 4th international symposium of Menière's disease, April 11–14, Paris, France

Kitahara M (ed) (1990) Menière's disease. Springer, Berlin Heidelberg New York Tokio

Kleespies W (1998) Vom Sinn der Depressionen. Selbstwertstörungen im Blickwinkel der Analytischen Psychologie. Reinhardt, München

Klinke R (1980) Physiologie des Gleichgewichtsorgans, des Hörens und des Sprechens. In: Schmidt RF, Thews G (Hrsg) Physiologie des Menschen. Springer, Berlin Heidelberg New York Tokio

Koitschev A (2003) Die transtympanale Applikation von Gentamicin bei Morbus Menière – weniger ist mehr!? HNO 51(11): 871–875

Kolbe U (2000) Analyse zu Kardinalsymptomen im Langzeitverlauf des Mobus Menière. Vertigo, Schwerhörigkeit, Tinnitus. Dissertationsschrift der Universität Herdecke

König K (1995) Kleine psychoanalytische Charakterkunde. Vandenhoeck & Ruprecht, Göttingen

König K (1996) Abwehrmechanismen. Vandenhoeck & Ruprecht, Göttingen

König K (1997) Einführung in die psychoanalytische Krankheitslehre. Vandenhoeck & Ruprecht, Göttingen

König K (2001) Mit dem eigenen Charakter umgehen. Walter, Düsseldorf

Kraft R (1992) Das Schleifchen. Tinnitus Forum 4: 89

Kratzsch V, Schaaf H (2004) Fahrtauglichkeit bei Morbus Menière. Die Problematik für Arzt und Patient. Tinnitus Forum 3, S 46–60 und KIMM aktuell II, S 9–14

Krausbeck C (1984) Therapieergebnisse beim Morbus Menière. Dissertation, Universität Mainz

Kroenke K, Lucas CA, Rosenberg ML et al. (1992) Causes of persistent dizziness – a prospective study of 100 patients on ambulatory care. Ann Intern Med 117: 898–904

Krombach GA, Schmitz-Rode T, Tacke J et al. (2001) Kernspintomografische Darstellung des Innenohrs bei Patienten mit sensorineuralem Hörverlust und Schwindel. Laryngo Rhino Otol 80: 177–181

Kuo SW, Yang TH, Young YH (2005) Changes in vestibular evoked myogenic potentials after Meniere attacks. Ann Otol Rhinol Laryngol 114(9): 717–721

Lamm K (1995) Rationale Grundlagen einer Innenohrtherapie. Otorhinolaryngol Nova 5: 153–160

Lamparter U (1995) Schwindel. In: Ahrens S, Hasenbring M, Schultz-Venrath U, Strenge H (Hrsg) Psychosomatik in der Neurologie. Schattauer, Stuttgart, S 122–151

Lamparter U (2002) Schwindel. In: Ahrens S, Schneider W (Hrsg) Lehrbuch der Psychotherapie und psychosomatischen Medizin, 2. Aufl. Schattauer, Stuttgart, S 354–361

Landino A (1985) Zur Psychosomatik des Morbus Menière. Material Psychoanal 11: 104–147

Lang J (2003) Anatomie des vestibulären Systems. In: Haid CT (Hrsg) Schwindel aus interdisziplinärer Sicht. Thieme, Stuttgart, S 4–16

Lange G (1977) Die intratympanale Behandlung des Morbus Menière mit ototoxischen Antibiotika. Laryngorhinotologie 56: 409–411

Lange G (1995) 27 Jahre Erfahrung mit der transtympanalen Aminoglykosid-Behandlung des Morbus Menière. Laryngorhinootologie 74: 720–723

Lange G (1998) Die Gentamycin-Injektionstechnik, eine Vereinfachung der transtympanalen Therapie des M. Menière. HNO 46: 1000–1002

Lange G, Mann W, Maurer J (2003) Intratympanale Intervalltherapie des Morbus Menière mit Gentamicin unter Erhalt der Cochleafunktion. HNO 51: 898–902

Langs, G (2004) Verhaltensmedizinische Aspekte des Schwindels. psychoneuro 30: 317–321

Lehnhardt E (1984) Klinik der Innenohrschwerhörigkeiten: Tieftonschwerhörigkeit. Arch Otorhinolaryngol (Suppl 1): 58–218

Literatur

Lehnhardt E, Hesch RD (1980) Übersichten über verschiedene Typen der Innenohrschwerhörigkeit. Kritisches zur Therapie. HNO 28: 73–79

Lempert T (1994) Schwindel – was steckt dahinter? Informationen und Ratschläge. Piper, München

Lempert T (1995) Benign positional vertigo: recognition and treatment. BMJ 311: 489–491

Lempert T (2003) Wirksame Hilfe bei Schwindel, 2. Aufl. Trias, Stuttgart

Lempert T (2005) Schwindelattacken: Differenzialdiagnose und Therapie. Fortschr Neurol Psychiat 10: 605–620

Lempert T, Neuhauser H (2001) Vestibulärer Schwindel als Symptom der Migräne. Med Klin 96: 475–479

Lermoyez M (1919) Le vertige qui fait entendre. Presse Mèd 27: 13

Link R, Berendes J, Zöller F (Hrsg) (1980) Handbuch der HNO-Heilkunde, Bd III, Teil II. Thieme, Stuttgart

Linßen O, Schultz-Coulon HJ (1997) Prognostische Kriterien beim Hörsturz. HNO 45: 22–29

Löhle E (1980) Der Einfluss einer sechswöchigen Vitaminmangelernährung auf die Sinneszellen des Innenohrs. Z Ernährungswiss 19: 203–214

Luborsky L (1995) Einführung in die analytische Psychotherapie. Vandenhoeck, Göttingen

Lukas E (1997) Sehnsucht nach Sinn. Profil, München

Martinez D (1972) The effect of Serc (betahistine hydrochloride) on the circulation of the inner ear in experimental animals. Acta Otolaryngol 305: 29–47

Martini A (1982) Hereditary Menière's disease. Report of two families. Am J Otolaryngol 3: 163–167

Menière P (1861) Mémoire sur les lésions de l'oreille interne donnant lieu à des symptômes de congestion cérébrale apoplectiforme. Gaz Méd Paris Sér 16: 597–601

Meyer ED (1985) Zur Behandlung des Morbus Menière mit Bestahistindimesilat (Aequamen) – Doppelblindstudie gegen Placebo. Laryngorhinootologie 64: 269–272

Meyer zum Gottesberge A, Stupp H (1980) Menièresche Krankheit. In: Link R, Berendes J, Zöller F (Hrsg) Handbuch der HNO-Heilkunde, Bd III, Teil II. Thieme, Stuttgart

Michel J, Fouillet J, Trovero A (1977) Recherches concernant l'évolution spontanée de 135 cas de maladie de Menière. Ann Otolaryngol Paris 94: 377–381

Michel O (1994) Der Hörsturz. Thieme, Stuttgart

Michel O (1998) Morbus Menière und verwandte Gleichgewichtsstörungen. Thieme, Stuttgart

Michel O (2000) Druckpuls gegen Schwindel. HNO Nachrichten 5: 41–42

Michel O, Brusis T, Loennecken I, Matthias R (1990) Innenohrschwerhörigkeit nach Liquorpunktion: HNO 38: 71–76

Modestin J (1983) Schwindel als psychosomatisches Phänomen. Psychother Psychosom Med Psychol 33: 77–86

Moffat D, Baguley DM, Harries ML (1992) Bilateral electrocochleographic findings in unilateral Menière's disease. Otolaryngol Head Neck Surg 107: 370–373

Montandon PB, Häusler RJ, Kimura RS (1985) Treatment of endolymphatic hydrops with cochleosacculotomy. Clinical results and experimental findings. Otolaryngol Head Neck Surg 93: 615–621

Morgan E, Engel GL (1997) Der klinische Zugang zum Patienten. Huber, Bern

Morgenstern C (1985) Pathophysiologie, Klinik und konservative Therapie der Menièreschen Erkrankung. Arch Otorhinolaryngol 1: 1–66

Morgenstern C (1994a) Morbus Menière. In: Naumann HH, Helms J, Herberhold C, Kastenabuer C (Hrsg) Oto-Rhino-Laryngologie in Klinik und Praxis, Bd 1: Ohr. Thieme, Stuttgart, S 768–775

Morgenstern C (1994b) Indikation der Gentamycin-Behandlung bei M. Menière. HNO 7: 446

Morgenstern C (1994c) Hörsturz – die akute Schallempfindungsscherhörigkeit. In: Naumann HH, Helms J, Herberhold C, Kastenabuer C (Hrsg) Oto-Rhino-Laryngologie in Klinik und Praxis, Bd 1: Ohr. Thieme, Stuttgart, S 775–777

Morgenstern C, Zabel A, Lambrecht J (1983) Zur Pathogenese und Klinik des Morbus Menière. HNO 31: 140–143

Morrison AW (1995) Anticipation in Menière's disease. J Laryngol Otol 109: 499–502

Mrowinski D, Scholz G, Krompaß S, Nubel K (1996) Diagnosis of endolymphatic hydrops by low-frequency masking. Audiol Neurootol 1: 125–134

Nadol JB (ed) (1989) Menière's disease. Pathogenesis, pathophysiology, diagnosis and treatment. Kugler & Ghendi, Den Haag

Niedermeyer HP, Arnold W, Lehn N (1996) Antikörper gegen Viren in der Perilymphe von Patienten mit M. Menière. HNO Informationen 4: 141

Odkvist LM, Arlinger S, Billermark E (2000) Effects of middle ear pressure changes on clinical symptoms in patients with Meniere's disease—a clinical multicentre placebo-controlled study. Acta Otolaryngol (Suppl 543): 99–101

Paparella MM (1991) Methods of diagnosis and treatment of Menière's disease. In: Huang TS (ed) Menière's disease: recent advances in basic and clinical aspects. Acta Otolaryngol (Suppl 485): 108–119

Paparella MM, Djalilian HR (2002) Etiology, pathophysiology of symptoms, and pathogenesis of Menière's disease. Otolaryngol Clin North Am 35: 529–545

Pappas DG, McGuinn MG (1993) Unpublished letters from Prosper Menière. A personal silhouette. Am J Otol 14: 318–325

Pawlow IP (1927) Conditioned reflexes. Claredon, London

Pérez N (1996) Distorsions product otoacoustic emissions in Menière's syndrome. In: Vesterhauge S, Katholm M, Mikines P (eds) Menière's disease. 16. Danavox Symposium, Kolding, pp 189–213

Perez R, Chen JM, Nedzelski JM (2004) The status of the contralateral ear in established unilateral Meniere's disease. Laryngoscope 114(8): 1373–1376

Pfaltz CR (ed) (1986) Controversial aspects of Menière's disease. Thieme, Stuttgart

Pfaltz CR, Thomsen J (1986) Symptomatology and definition of Menière's disease. In: Pfaltz CR (ed) Controversial aspects of Menière's disease. Thieme, Stuttgart, pp 2f

Plester D (1979) Morbus Menière. Therapiewoche 29: 1334–1342

Portmann G (1927) The saccus endolymphaticus and an operation for draining the same for relief of vertigo. J Laryngol 42: 809

Praetorius C (1995) Krankheitserleben und Bewältigungsformen bei Morbus Menière-Patienten. Neuthor, Michelstadt

Praetorius C (1999) Auswirkungen der Menièreschen Erkrankung auf die Partnerschaft. In: Tinnitus Klinik Arolsen, K.I.M.M (Kontakte und Informationen für Morbus Menière) und DTL (Deutsche Tinnitus-Liga) (Hrsg) Die Menièresche Erkrankung. Schwindel, Tinnitus, Hörverlust. Ein Einstieg für Betroffene und Angehörige. Arolser Schriften IV. Profil, München, S 63–67

Preyer S, Bootz F (1995) Tinnitusmodelle zur Verwendung bei der Tinnituscounsellingtherapie des chronischen Tinnitus. HNO 43: 338–351

Pyykkö I, Ishizaki H, Kaasinien S, Aalto H (1994) Intratympanic Gentamycin in bilateral Menière's disease. Otolaryngol Head Neck Surg 110: 162–167

Rajan GP, Din S, Atlas MD (2005) Long-term effects of the Meniett device in Meniere's disease: the Western Australian experience. J Laryngol Otol 119(5): 391

Rask-Andersen H, Danckwardt-Lilliestrom N, Friberg U et al. (1991) Lymphocyte-macrophage activity in the human endolymphatic sac. Acta Otolaryngol Suppl 485: 15–17

Rasmussen GL, Gacek RR (1958) Concerning the question of efferent fiber component of the vestibular nerve of the cat. Anat Rec 130: 361–385

Rauch SD, Zhou G, Kujawa SG, et al. (2004) Vestibular evoked myogenic potentials show altered tuning in patients with Meniere's disease.Otol Neurotol 25(3): 333-338

Reimer C, Rüger U (2000) Psychodynamische Psychotherapien. Lehrbuch der tiefenpsychologisch orientierten Psychotherapien. Springer, Berlin Heidelberg New York Tokio

Reineke, M (2002) Morbus Menière – Behandlungsmöglichkeiten aus rehabilitationspädagogischer Sicht. Eine Untersuchung zu Krankheitsauswirkungen und Bewältigungshilfen. Diplomarbeit am Institut für Rehabilitationswissenschaften an der Humboldt-Universität zu Berlin

Reiss G, Walkowiak W, Zennert HP et al. (1998) Das stato-akustische Organ. Ein Bildatlas zur Evolution, Physiologie und Morphologie. Duphar, Hannover

Rigatelli M, Casolari G, Bergamini G, Guidette G (1984) Psychosomatic study of 60 patients with vertigo. Psychother Psychosom 41: 91–99

Ristow W (1968) Zur Behandlung der Menière-Krankheit mittels temporärer Labyrinthanästhesie. Z Laryngol Rhinol 47: 442–448

Rosa KR (1986) Das ist autogenes Training. Fischer, Frankfurt aM

Rudack C (1995) Immunologie des Innenohres. Ein Überblick. HNO 43: 275–281

Rudolf G (2002) Psychotherapeutische Medizin. Ein einführendes Lehrbuch auf psychodynamischer Grundlage, 4. Aufl. Enke, Stuttgart

Rudolph GAE (1998) Schwindel bei seelischen Erkrankungen. In: Stoll W (Hrsg) Differentialdiagnose Schwindel. Thieme, Stuttgart, S 139–148

Rüster P (1989) Psychosomatik und Psychopathologie von Morbus Menière. Diss, Universität Hamburg

Sacks O (1990) Stumme Stimmen. Reise in die Welt der Gehörlosen. Rowohlt, Berlin

Schaaf H (1998) Verhaltenstherapeutische Ansätze bei Schwindelerkrankungen. Psychomed 10: 93–95

Schaaf H (1999) Die cochleäre Endolymphschwankung. Rezidivierende Hörverluste mit tieffrequentem Tinnitus. In: Hesse G (Hrsg) Retraining und Hörtherapie. Thieme, Stuttgart, S 84–87

Schaaf H (2001a) Morbus Menière: Klinik und psychosomatische Behandlungsansätze. In: Goebel G (Hrsg) Ohrgeräusche – Psychosomatische Aspekte des komplexen chronischen Tinnitus, 2. Aufl. Urban & Vogel, München S 239–256

Schaaf H (2001b) Psychogener Schwindel in der HNO-Heilkunde. HNO 49: 307–315

Schaaf H (2003) Vom Betroffenen zum Behandler. Schnecke 39: 14–16

Schaaf H (2004) Das Gleichgewicht und der Schwindel der Seele, 2. Aufl. Profil, München Wien

Schaaf H (2005) Das psychosomatische Erstgespräch nach Morgan und Engel in der HNO Heilkunde. Forum HNO (7): 204–216

Schaaf, H (2006) Psychotherapie bei Schwindelerkrankungen. Asanger, Kröning, S 135

Schaaf H, Haid C-T (2003) Reaktiver psychogener Schwindel bei M. Menière. Dtsch Arztebl 13: 853–857

Schaaf H, Hesse G (2003) Kasuistik: Multifaktorielles Schwindelgeschehen. Komplexes überwiegend psychogenes (»Menièreformes«) Schwindelgeschehen, angestoßen durch einen benignem paroxysmalen Lagerungsschwindel. HNO 51: 61–63

Schaaf H, Hesse G (2004a) Tinnitus: Leiden und Chance, 2. Aufl. Profil, München Wien

Schaaf H, Hesse G (2004b) Endolymphschwankungen im Ohr (Gehör) und im Gleichgewichtsorgan. Profil, München Wien

Schaaf H, Holtmann H (1999) Psychotherapie in der ambulanten Tinnitusbehandlung. Verhaltenstherapeutische Ansätze. In: Hesse G (Hrsg) Retraining und Hörtherapie. Thieme, Stuttgart, S 71–81

Schaaf H, Holtmann H (2002) Psychotherapie bei Tinnitus. Schattauer, Stuttgart

Schaaf H, Holtmann H (2005) Patientenführung bei M. Menière. Klare Diagnose, meist schwindelerregende Perspektiven. HNO. Für die Praxis 53: 889–894

Schaaf H, Nelting M (2003) Wenn Geräusche zur Qual werden. TRIAS, Stuttgart, S 104

Schaaf H, Holtmann H, Hesse G et al. (1999a) Der (reaktive) psychogene Schwindel – eine wichtige Teilkomponente bei wiederholten M. Menière-Anfällen. HNO 47: 924–932

Schaaf H, Nelting M, Hesse G (1999b) Schwindel – psychosomatisch gesehen. Profil, München Wien

Schaaf H, Holtmann H, Hesse G et al. (2000) Reactive psychogenic dizziness in Menière's disease. In: Sterkers O, Ferrary E, Daumann R et al. (eds) Menière's disease 1999 – update. Kugler, Den Haag, pp 505–511

Schaaf H, Seling B, Rienhoff NK et al. (2001) Sind rezidivierende Tiefton-Hörverluste ohne Schwindel die Vorstufe eines M. Menière? HNO 49: 543–547

Schaaf H, Hesse G, Nelting M (2002) Die Zusammenarbeit im TRT Team. Möglichkeiten und Gefahren. HNO 50: 572–577

Schaaf H, Klofat B, Hesse G (2003) Hyperakusis, Phonophobie und Recruitment als mit Geräuschempfindlichkeit assoziierte sonstige abnorme Hörabweichungen. HNO 51: 1005–1011

Schaaf H, Kampe S, Hesse G (2004) Tinnitus nach Anästhesie. Der Anaesthesist 53: 358–361

Scherer H (1997) Das Gleichgewicht, 2. Aufl. Springer, Berlin Heidelberg New York Tokio

Scherer H, Clark AH (1986) Der lockere Steigbügel. Videofilm präsentiert auf der 57. Jahrestagung der Deutschen Gesellschaft für HNO-Heilkunde, Würzburg

Schilder P (1942) The vestibular apparatus. In: Schilder P (ed) Mind, perception & thought in their constructive aspects. Columbia University Press, New York, pp 83–134

Schmäl F, Stoll W (2000) Kinetosen. HNO 48: 346–356

Schmäl F, Stoll W (2003a) Medikamentöse Schwindeltherapie. Laryngorhinootologie 82: 44–66

Schmäl F, Stoll W (2003b) Episodisch auftretendes Schwindelgefühl. HNO 51(10): 845–859

Schmalzing G (2006) Wie gut ist die Arzneimitteltherapie des Hörsturzes wissenschaftlich belegt? In Westhofen M (Hrsg) Vestibularfunktion. Brücke zwischen Forschung und Praxis. Springer, Berlin Heidelberg New York Tokio, S 43–62

Scholz AW, Schrott-Fischer A (2001) Neurotransmission in vestibulären Endorganen. In: Stoll W (Hrsg) Vestibuläre Erkrankungen. Thieme, Stuttgart, S 30–37

Schöndorf J, Neugebauer P, Michel O (2001) Continuous intratympanic infusion of gentamycin via a microcatheter in Menières disease. Otolaryngol Head Neck Surg 124: 203–207

Schuknecht HF (1957) Ablation therapy in the management of Meniere's disease. Acta Otolaryngol (Suppl 132): 1–42

Schuknecht HF (1983) The cochlear endolymphatic (CE) shunt: Update on results. Spring Meeting of the American Neurotology Society, New Orleans, April 8

Schwöbel G (1954) Zur Psychotherapie des Schwindels. Psyche 8: 367–387

Seifert K (1990) Zur Differentialdiagnose und Therapie des vertebragenen Schwindels. Laryngorhinootologie 69: 394–397

Seling B (2005) Vorgehen und Behandlungsmaßnahmen bei psychiatrischer Co-Morbidität. In: Biesinger E (2005) HNO-Praxis heute, Bd 25, Schwerpunktthema: Tinnitus im ambulanten Bereich. Springer, Berlin Heidelberg New York Tokio, S 151–162

Shea JJ (1999) Low dose streptomcin/dexamethasone perfusion for Menière's disease. In: Sterkers O, Ferrary E, Daumann R et al. (eds) Menière's disease 1999 – update. Kugler, Den Haag, pp 649–654

Soderman AC, Moller J, Bagger-Sjoback D (2004) Stress as a trigger of attacks in Meniere's disease. A case-crossover study. Laryngoscope 114(10): 1843–1848

Sparwald E, Merck W, Leupe M (1973) Restitutionsvorgänge an den dunklen Zellen und Sinneszellen der Crista ampularis des Meerschweinchens nach Streptomycinintoxikation. Arch Klin Exp Ohren Nasen Kehlkopfheilkd 204: 17–26

Stoll W (1998) Morbus Menière: In: Stoll W (Hrsg) Differentialdiagnose Schwindel. Springer, Berlin Heidelberg New York Tokio, S 19–25

Stoll W (2006) "Morbus Menière" – Eine einzelne Entität. In: Westhofen M (Hrsg) Vestibularfunktion. Brücke zwischen Forschung und Praxis. Springer, Berlin Heidelberg New York Tokio, pp 123–130

Stoll W, Matz DR, Most E (1992) Schwindel und Gleichgewichtsstörungen. Diagnostik – Klinik – Therapie – Begutachtung. Thieme, Stuttgart

Stoll W, Most E, Tegenthoff M (2004) (Hrsg) Schwindel und Gleichgewichtsstörungen. 4. Aufl. Thieme, Stuttgart

Straube A, Sostak P (2004) Migräne und ihre Komorbidität als Hinweis für gemeinsame pathophysiologische Mechanismen. Nervenheilkunde 1: 35–38

Streek U, Ahrens S, Schneider W (2002) Konzept und Indikation stationärer Psychotherapie. In: Ahrens S, Schneider W (Hrsg) Lehrbuch der Psychotherapie und psychosomatischen Medizin, 2. Aufl. Schattauer, Stuttgart, S 615–623

Strupp M, Arbusow V (1998) Therapie bei Schwindel. Dtsch Med Wochenschr 4, 123(36): 1041–1045

Strupp M, Arbusow V, Maag KP et al. (1998) Vestibular exercises improve central vestibulo-spinal compensation after vestibular neuritis. Neurology 51: 838–844

Strupp M, Arbusow V, Brandt T (2001) Exercise and drug therapy after recovery from labyrinth lesion in humans. Ann NY Acad Sci 942: 79–94

Strupp M, Zingler VC, Arbusow V et al. (2004) Methylprednisolone, valacyclovir, or the combination for vestibular neuritis. N Engl J Med 351: 354–361

Takahashi M, Odagiri K, Sato R et al. (2005) Personal factors involved in onset or progression of Meniere`s disease and low-tone sensorineural hearing loss. ORL J Otorhinolaryngol Relat Spec 67(5): 300–304

Tauber S, Jäger L, Issing WJ (2002) Retrospektive Untersuchung zur intratympanalen Gentamicin-Behandlung und Saccotomie bei einseitigem Morbus Menière. Laryngorhinootologie 81: 335–341

Thomas K, Harrison MS (1971) Long-term follow-up of 610 cases of Menière's disease. Proc R Soc Med 64: 853–856

Thomsen J, Bretlau P, Bretlau P et al. (1981) Placebo effect in the surgery of Menière's disease: a double blind, placebo-controlled study on endolymphatic sac surgery. Arch Otolaryngol 107: 271–277

Thomsen J, Kerr A, Bretlau P, Tos M (1996) Endolymphatic sac surgery: why we don't do it. In: Vesterhauge S, Katholm M, Mikines P (eds) Ménière's disease. 16. Danavox Symposium, Kolding, pp 357–364

Thomsen J, Sass K, Odkvist L (2005) Local overpressure treatment reduces vestibular symptoms in patients with Meniere's disease: a clinical, randomized, multicenter, double-blind, placebo-controlled study. Otol Neurotol 26(1): 68–73

Thorp MA, Shehab ZP, Bance ML (2003) The AAO-HNS Committee on Hearing and Equilibrium guidelines for the diagnosis and evaluation of therapy in Meniere's disease: have they been applied in the published literature of the last decade? Clin Otolaryngol 28(3): 173–176

Tonndorf J (1976) Endolymphatic hydrops: mechanical causes of hearing loss. Arch Otorhinolaryngol 212: 293–299

Trimble MR (1984) Psychiatric aspects of vertigo. In: Dix MR, Hood DD (eds) Vertigo. Wiley, Chichester, pp 345–358

Tullio P (1929) Das Ohr und die Entstehung der Sprache und Schrift. Urban & Schwarzenbeck, Berlin

Tumarkin L (1936) Otolithic catastrophe. A new syndrome. BMJ 2: 175–177

Uexküll T von (1986) Psychosomatische Medizin. Urban & Schwarzenberg, München

Verbraucherzentrale NRW (2001) Chance Psychotherapie. Angebote sinnvoll nutzen. Düsseldorf, S 200

Vesterhauge S, Katholm M, Mikines P (eds) (1996) Ménière's disease. 16. Danavox Symposium, Kolding

Voss H, Herlinger R (1976) Taschenbuch der Anatomie, 15. Aufl. G. Fischer, Stuttgart

Vosteen KH (ed) (1981) Ménière's disease. International symposium Düsseldorf. Thieme, Stuttgart

Walkowiak W (1998) Evolution. In: Reiss G, Walkowiak W, Zennert HP et al. (Hrsg) Das stato-akustische Organ. Ein Bildatlas zur Evolution, Physiologie und Morphologie. Duphar, Hannover, S 8–16

Walther LE (2005) Gestörtes Gleichgewicht: Wiederherstellende Verfahren bei gestörtem Gleichgewicht. Laryngo-Rhino-Otol 84: 70–98

Wang D, Wang Z (1997) Regeneration and functional restoration of vestibular hair cells in guinea pigs after gentamicin damage. Zhonghua Er Bi Yan Hou Ke Za Zhi 32: 153–156

Watzlawick P (1995) Anleitung zum Unglücklichsein. Piper, München

Watzlawick P, Weakland JH, Fisch R (1992) Lösungen. Zur Theorie und Praxis menschlichen Wandels. Huber, Bern

Weikert S, Hoelzl M, Scherer H (2005) Picrotoxin als Therapeutikum bei M. Menière? HNO-Informationen 84, DOI: 10.1055/s-2005-869101

Weizsäcker V von (1956) Pathosophie. Vandenhoeck & Ruprecht, Göttingen

Welling DB, Nagaraja HN (2000) Endolymphatic mastoid shunt: a reevaluation of efficacy. Otolaryngol Head Neck Surg 122: 340–345

Westhofen M (2001) Aktueller Stand der Diagnostik und operativen Therapie von Otolithenerkrankungen. In: Stoll W (Hrsg) Vestibuläre Erkrankungen: eine interdisziplinäre Herausforderung. Thieme, Stuttgart, S 83–97

Westhofen M (2003a) Krankheitsbilder mit isolierten und kombinierten Otolithenfunktionsstörungen. In: Haid C-T (Hrsg) Schwindel aus interdisziplinärer Sicht. Thieme, Stuttgart

Westhofen M (2003b) Klinische und okulographische Otolithendiagnostik. In: Haid C-T (Hrsg) Schwindel aus interdisziplinärer Sicht. Thieme, Stuttgart, S 78–89

Westhofen M (2006) Destruierende und funktionserhaltene Verfahren in der Therapie peripher vestibulärer Erkrankungen. In Westhofen M (Hrsg) (2006) Vestibularfunktion. Brücke zwischen Forschung und Praxis. Springer, Berlin Heidelberg New York Tokio, S 233–240

Westhofen M (Hg) (2006) Vestibularfunktion. Brücke zwischen Forschung und Praxis. Springer, Berlin Heidelberg New York Tokio, S 255

Wexler M, Crary W (1986) Menière's disease: the psychosomatic hypothesis. Am J Otol 7: 93–96

Wilson WR, Byl FM, Laird N (1980) The efficacy of steroids in the treatment of idiopathic sudden hearing loss. Arch Otolaryngol 106: 772–776

Wolf C (1995) Kein Ort. Nirgends. DTV, München

Yamakawa K (1938) Über pathologische Veränderungen bei einem Menière Kranken. J Otolaryngol Soc Jpn 4: 2310–2312

Yamasoba T, Kikuchi S, Sugaswa M et al. (1994) Acute low-tone sensorineural hearing loss without vertigo. Arch Otololaryngol Head Neck Surg 120: 532–535

Zemach-Bersin D, Zemach-Bersin K, Reese M (1992) Gesundheit und Beweglichkeit. 10 Feldenkraislektionen. Kösel, München

Zenner HP (1989) Pathological motility and depolarisation of outer hair cells. Basic steps in K+ induced attacks of Menière's disease. In: Nadol JB (ed) Menière's disease. Pathogenesis, pathophysiology, diagnosis and treatment. Kugler & Ghendi, Amsterdam, pp 247–252

Zenner HP (1994) Hören. Physiologie, Biochemie, Zell- und Neurobiologie. Thieme, Stuttgart, S 168

Zenner HP, Ernst A (1993) Cochlear-motor, transduction and signal transfer tinnitus: models for three types of cochlear tinnitus. Eur Arch Otorhinolaryngol 249: 447–454

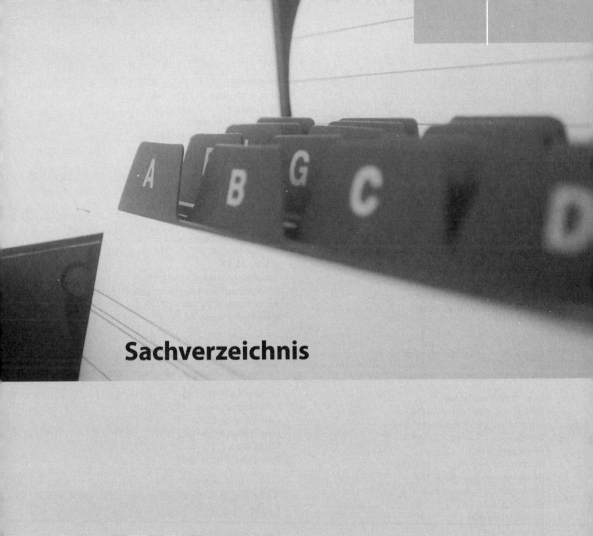

Sachverzeichnis

A

Akustikusneurinome 70
Alkohol 64, 77f., 111, 147
Als-ob-Geschehen 55
Aminoglykoside 75f., 138, 143
Angst 2f., 6, 8, 11, 21f., 25, 35ff., 41, 45, 55, 62ff., 72, 78, 88, 95, 101, 107, 113, 116, 121, 161, 170, 172, 176, 180, 182,
– psychogene 8
Angsterkrankungen 45
Angstschwindel 35, 38, 101
Antidepressiva 65, 75f., 147
Antiemetika 101f., 181
Arbeitsfähigkeit 133, 150, 163ff.
Arbeitsunfähigkeit 7, 109, 164ff.
Attackenschwankschwindel, phobischer 63
Ausfallnystagmus 30, 48, 140ff.
Auto fahren 169, 183

B

Bahnen, vestibulospinale 15
Behandlung, stationäre 150, 152
Behinderung(en) 108f., 163, 166f., 183
Belastungen 22, 58, 60, 64f., 167f.
Berufsfahrer 164
Berufsunfähigkeit 101, 140, 166, 182
Bescheinigungen, ärztliche 164
Bewältigungsmöglichkeiten 8, 110, 117, 147, 171
Beziehung 6, 40, 64f., 78, 81, 96f., 115, 118, 152, 170
Bezugssystem 114
Bindung 22, 157
Bogengang/Bogengänge 13f., 29, 48, 54, 66f., 71, 86, 193
Brechzentrum 28, 34

C

Cawthorne-Cooksey-Übungen 124
Chinidin 75f.
Chinin 75f.
Cholesteatom 68
Chronifizierung 165
Contralateral-routing-of-signals-(CROS-)Geräte 149, 184
Corti-Organ 18, 23f., 31, 88

D

Dandy-Phänomen 144
Depression(en) 6, 54, 56, 60, 63, 65, 101, 121, 147, 171, 176, 182
Diazepam 102f., 105, 183
Dimenhydrinat 102ff., 120
Diuretika 75f., 110, 121, 147

DP-Gram 91
Druckentlastung 113, 134, 146f.
Druckpuls 157
Druckpulsgenerator 157
Ductus endolymphaticus 24

E

Eigeninitiative 80, 171, 177
Eigenverantwortung 171
Elektronystagmographie 85
Endolymphe 10, 12f., 23f., 27ff., 59, 68, 84f., 111, 134
– Stau 31, 58
Endolymphflüssigkeit 13, 23, 136
Endolymphschwankungen 29, 57ff., 152f., 180f.
(Erst-)Interview 94, 110
Erwartungshaltung 62, 96, 107

F

Feldenkrais, Moshé 125
Feldenkrais-Übungen 125, 151
Felsenbein 82, 83
Felsenbeinknochen 14
Frankl, Viktor E. 175
Frenzel-Brille 41, 66, 84f.

G

Ganglion stellatum 123
Geborgenheit 22
Gentamycin 48, 75f., 137ff., 145, 155, 160f.,
– Ausschaltung 141f.
– Behandlung 205
– Gabe 140f.
Geräuschempfindlichkeit 25, 31f.
Gestaltungsfähigkeit 169, 174
Gleichgewichtskerne 19, 28, 78
Gleichgewichtsorgan 4, 10, 14, 19f., 23, 38f., 42, 59, 67f., 78, 82ff., 93, 125, 135, 138, 140, 147, 156, 167
Gleichgewichtsstörungen 4, 51, 72f., 77f., 80, 84, 94, 108, 141, 167f.
Gleichgewichtssystem 11, 14, 16, 63, 78, 123, 147f.
Gleichgewichtstraining 71f., 80, 126, 151, 161, 165, 182
Gleichgewichtsübungen 110, 123, 147, 148
Gogh, Vincent van 7
Gutachtertätigkeit 166f.

H

Hals 123
Halsrezeptoren 19

Sachverzeichnis

Halswirbelsäule 19, 53, 72, 94
Häufigkeit 2, 82, 121, 134, 164, 166, 180
Henneberg-Symptom 52
Hennebert-Fistelsymptom 68f.
Hennebert-Symptom 51, 68, 134
Herzinfarkt 4, 76
Hilflosigkeit 2, 21, 40, 53, 61, 79, 96, 171f.
Hirnstamm 19f., 74, 77, 111
Höhenarbeiter 164
Hören 17f., 20, 25, 32, 34, 69, 73, 88, 90, 94, 149, 155, 177
Hörgerät(e) 90f., 110, 131ff., 148f., 161, 164f., 182, 184
Hörminderung 4, 32, 70, 74, 108, 142
Hörschädigung 57
Hörstörung(en) 5, 31, 76f., 90, 92, 138, 144f., 167f.
Hörverlust 2, 4f., 10, 30f., 39, 52, 70, 73, 75, 90f., 100, 106, 108, 115, 131f., 147, 180f.
Hörvermögen 31, 44, 48, 58f., 73, 88, 108, 110, 133ff., 140f., 144ff., 160, 181, 184
Hydrops 10, 26ff., 30, 41, 44, 87f., 110, 156ff., 180
– endolymphatischer 10, 6, 58, 88, 92, 180

I

Immunabwehraufgaben 26, 180
Innenohrausschaltung 120, 125, 138, 141, 155, 161, 182
Intervall 5, 74, 85, 118, 164

K

Kognitionen 39f.
Konflikte 60, 63f, 78f., 115, 177
Körpereigenfühler 19, 78, 123, 127, 151, 182
Kortison 71, 103, 110, 130, 148
Kreislaufkollaps 4
Krisen, depressive 150, 181

L

Labyrinth 11, 15, 20, 41, 68, 93, 122, 134, 138
Lagerungsschwindel 55, 66f., 82, 150
– gutartiger 52, 66
Lageschwindel 74
Lärm 33, 57
Lärmschäden 33
Lebensqualität 101, 133, 145, 150f.
Leere 85
Leidensstrecke 174
Lernen 36, 72, 125, 153
Lernvorgänge 38
Lidocain 143
Lippenablesetraining 100, 162
Lorazepam 102, 104
Luther, Martin 7

M

Menière, Prosper 3, 26, 157
Menière-Tage 6, 35
Menière-Typ 45
Migräne 43f., 48f., 53, 74f., 109, 182
Missempfindungen 34, 58, 74
Motivation 119, 152
multiple Sklerose 73, 78
Muster 20, 115f.
– unbewusste 115

N

N. vagus 17
Neuerkrankungen 2, 180
Neurektomie 144ff., 148f., 170, 183
Neuroleptika 102, 147
Neurose 62, 114
Nystagmus/Nystagmen 28f., 36, 41, 45, 48, 54, 56, 66, 72f., 82, 84, 86, 105, 139
– Ausfall- 30, 48, 140ff.
– Reiz- 28, 30

O

Ohrgeräusche (s. auch Tinnitus) 3f., 32f., 44, 49, 70, 73, 76f., 167ff., 181
Ohrpfropf 83
Ohrtrompete 139
Otolithen 12, 48, 54, 66f.
Otolithenorgane 13, 67, 85ff., 146
otolithische Katastrophe 48
Otosklerose 69

P

Parasympathikus 62
Partner 5, 118, 170ff.
Paukenröhrchen 69, 134, 138f., 157
Pawlow, I. 36
Perilymphe 10, 13, 23, 27ff., 41, 69
Picrotoxin: 121
Procain 143
Psychiatrie 62, 65, 96, 102
Psychopharmaka 42, 64, 107, 120f., 147
Psychose(n) 64f.

R

recruitment 31f.
Reizgeneralisierung 37
Revisionseingriff 137
Rückbildungsfähigkeit 31
Rückstellbewegungen 17

S

Sacculus 14, 20, 23f., 29, 48, 68, 71, 85ff.
Saccus 24, 26f., 134ff., 146, 180
Saccus endolymphaticus 24, 26, 27, 134
Sauerstofftherapie, hyperbare 58
Schilder, Paul 41
Schizophrenie 65f.
Schlüssel-Schloss-Mechanismus 43
Schnecke 17f., 23, 58, 91, 122, 135, 142, 161, 181
Schwangerschaft 102, 183
Schwerhörigkeit 2, 5, 8, 31ff., 45, 52f., 53, 55, 90ff., 131f., 134, 151, 164ff., 182, 184
Schwindel 2ff., 17, 26ff., 34ff., 40f., 45f., 49, 52ff., 60ff., 70, 72ff., 85, 88, 92, 95ff., 100ff., 106ff, 115ff., 120f., 126, 129, 133f., 136f., 140, 143f., 147f., 150, 152f., 160, 166, 176, 180ff.
– psychogener 2, 6, 34, 41, 56, 60, 180
Schwindelangst 35, 38
Schwindelgefühl 2, 6, 34, 39, 54, 78, 82
Selbsterfahrung 177
Selbsthilfegruppen 7, 101, 167, 184
Sinn 6, 119, 153, 170, 174ff.
sprachlos 129
Stammhirn 20, 31
Stapediusreflex 31, 158
Steal-(=Raub-)Effekt 103
Stoffwechselstörungen 29
Straßenverkehr 150, 169
Streptomycin 75f., 138, 141
Stress 38, 42, 44, 110, 112f., 156, 182
Sucht 120
Sympathikus 62
Syphilis 68, 75
System, limbisches 21

T

Therapiestudien 106
Therapieversager 148
Tinnitus 2, 4ff., 32ff., 39, 44f., 52f., 55ff., 70, 75ff., 91, 101, 106ff., 113, 115, 131,148, 153, 156, 160, 162, 164ff., 180, 184
Trigger 28, 42
Tullio-Phänomen 67ff.
Tumarkin-Anfälle 169, 183
Tumarkin-Drops 82
Tumor(en) 70, 92f.

U

Unsicherheit 2, 5ff., 11, 35f., 54, 61, 96, 100, 106, 147, 150, 165ff., 181
Unterberger, Tretversuch nach 873
Utrikulus 20, 23, 68, 71, 85

V

Verkehrsfähigkeit 104
Versorgungsamt 166
Viren 57, 71, 180

W

Wortbedeutung 61

Druck: Krips bv, Meppel
Verarbeitung: Stürtz, Würzburg